# 医学心理学

张海音　主　编
仇剑崟　副主编

上海交通大學出版社

**内容提要**

本书从心理学和医学的关系、疾病的心理学和治疗学等角度系统讲述了医学心理学的理论和临床应用过程。全书分 11 章，主要阐述了基础心理学知识、心理发展和心理健康、应激、心身关系和心身医学、患者心理、医患沟通、健康心理问题、心理评估、心理咨询和心理治疗及医学心理学研究方法等内容。除对基本理论的文字性阐述外，本书着重增加了案例的分析和使用，不仅贴近于临床工作所需，更有利于学生理解和应用理论知识。

本书适用于医学院校师生及其他医药相关专业师生，也可为心理学专业师生、临床各科医护人员、心理治疗师和心理咨询师提供参考。

**图书在版编目(CIP)数据**

医学心理学/张海音主编.—上海:上海交通大学出版社,2015(2021重印)
ISBN 978-7-313-12960-4

Ⅰ.①医…　Ⅱ.①张…　Ⅲ.①医学心理学-医学院校-教材　Ⅳ.①R395.1

中国版本图书馆 CIP 数据核字(2015)第 094488 号

**医学心理学**

| | | | |
|---|---|---|---|
| 主　　编: | 张海音 | | |
| 出版发行: | 上海交通大学出版社 | 地　　址: | 上海市番禺路 951 号 |
| 邮政编码: | 200030 | 电　　话: | 021-64071208 |
| 印　　制: | 常熟市文化印刷有限公司 | 经　　销: | 全国新华书店 |
| 开　　本: | 787mm×960mm　1/16 | 印　　张: | 21.75 |
| 字　　数: | 408 千字 | | |
| 版　　次: | 2015 年 6 月第 1 版 | 印　　次: | 2021 年 7 月第 6 次印刷 |
| 书　　号: | ISBN 978-7-313-12960-4 | | |
| 定　　价: | 39.50 元 | | |

# 编委会名单

# Preface  前　言

　　医学院校开设医学心理学课程始于 20 世纪 80 年代。在当时,这一领域几乎空白,因此教材内容大多为"拿来主义""洋为中用"。过去的 30 多年,医学心理学经历了最为迅速的发展,作为心理学和医学相结合的交叉学科,它向人们传递出健康和疾病之间关系的复杂性和多样性,以及运用"生物-心理-社会"模式认识人类疾病和健康的必要性。

　　近年来,国内医学心理学的研究和临床实践成果丰硕,其主要体现在以下相关分支学科的发展上。首先,众多综合性医院开设临床心理科和精神科,心身医学已成为临床医学的重要组成部分。2005 年底,中国医师协会精神科医师分会综合性医院精神卫生工作者联盟正式成立。其次,临床心理学蓬勃发展。心理诊断技术的成熟催生出临床评定量表的广泛使用。心理咨询和心理治疗在经过最初的引进、本土化实践,正步入专业化、职业化发展阶段。2002 年,卫生部首次将"心理治疗"列为中级职称考试中的一个技术职务类别。2014 年,中国首部精神卫生法正式实施,并对心理治疗做出规范。2015 年,卫计委首次开设"心理治疗初级师"考试。上述举措的实施,直接促进了专业化心理治疗服务向临床医学和社会大众的深入。第三,侧重预防的健康心理学日益兴起。人类的各种疾病可以被视为是个体由内向外的一种自我表达方式,伴随对健康本质的认识和自我保健意识的增强,以疾病预防为目的的健康促进行为和技术越来越多地显现出造福人类的重要作用。

　　医学心理学的发展如此之快,教科书也需要与时俱进。本教材汇集了国内外最新研究成果,参编作者大多为实践经验丰富的临床专家。全书分 11 章,主要内容包含绪论、基础心理学知识、心理发展与心理健康、应激和应对、心身关系和心身医学、患者心理、医患沟通、健康心理问题、心理评估、心理咨询与心理治疗、医学心理学研究方法。本教材力求遵循科学性、先进性和实用性的原则,努力做到体系规范,内容充实,条理清晰,深入浅出,从而提升读者的阅读兴趣。本书适用于医学院校本科生、研究生以及临床各科医生学习参考。

柏拉图曾说,"正如你不会尝试去治疗一对无脑袋的眼睛,或者无躯体的头一样,你无须去治疗一个没有灵魂的身体……因为只有整体的健康才能保证局部的正常"。带着先哲的启示,中国医学心理学事业任重而道远。期待更多志向远大的专业人员加入我们,并谋求未来更高更快的发展。

张海音　仇剑崟
2015 年 2 月于上海

# Contents

目 录

第一章

绪　　论

## 第一节　医学心理学概述

### 一、医学心理学的概念

医学心理学(medical psychology)是心理学与医学相结合的一门交叉学科,是心理学在医学领域中的应用。医学心理学不仅研究医学领域中的心理学问题,研究心理因素对人类健康与疾病的影响以及在二者相互转化过程中的作用和规律,还可运用心理学的原理和方法,对疾病的发生、发展、诊断、治疗、康复及预防等多方面的心理问题进行研究、评估和干预。在理论方面,医学心理学是把心理学中关于人的心理过程和人格特征的知识以及基本规律应用于医学;在临床实践中,医学心理学则主要研究精神疾病的心理障碍和人体的各种疾病的心理问题及转化机制。

医学心理学是一门交叉学科,涉及普通心理学、实验心理学、教育心理学、发展心理学,还涉及哲学、人类学、社会学等各类学科领域。在我国将此学科的门类归在应用心理学中,但是也存在不同的观点。有的观点认为,此学科属于医学的分支,因此可称其为"心理医学"(psychological medicine);也有学者认为,医学心理学既是心理学的分支也是医学的分支,是医学和心理学交叉的一组学科群。

另外,国外有一门很成熟的学科称为"临床心理学"(clinical psychology),是运用心理学的原理和方法,对人们在智力、情绪和行为方面所存在的问题及病理现象进行分类、评估、治疗、预防和科学研究的学科。尽管医学心理学与临床心理学不是等同的学科,但是在某些理论和技术的应用方面也有不少相仿之处。

## 二、医学心理学的研究任务

医学心理学是一门具有明确研究对象的学科,旨在研究人体健康与疾病的相互转化中,除了生物因素的参与之外,人的心理因素与所处的社会环境因素所起的相关作用。医学心理学的研究范围很广,几乎涉及所有医学领域,其研究任务主要包括以下一些方面。

**1. 心理社会因素在疾病的发生、发展和变化过程中的作用**

人类的疾病谱大体可分成 3 类疾病:躯体疾病、心身疾病和精神疾病。在心身疾病和精神疾病中,心理社会因素不仅是疾病的致病或诱发因素,也是疾病在症状方面的表现。尽管心理社会因素在躯体疾病中并非是主要的发病因素,但是患者在患病后会出现各种心理反应,因患病而产生的社会效应也会对患者躯体疾病的治疗和康复带来一定的影响。心理社会因素在影响疾病的发生、发展和变化过程中具有一定的规律,这正是医学心理学需要研究的内容。

**2. 心理评估技术在疾病的诊断、治疗、护理及预防中的作用**

心理评估技术以及评估技术的临床应用是医学心理学的研究任务之一。在疾病的诊断、治疗、护理及预防中使用心理评估技术是必不可少的重要手段。患者有其独特的心理特征,在患病和接受诊治的过程中,都会产生各种心理反应,因此医护人员需要全面地掌握患者心理动态和心理需要,这样就能有的放矢地对患者实施心理干预。心理评估是了解患者心理状态的有效方法。心理评估方法的完善、选用、操作、结果分析等都是医学心理学需要研究的课题。

**3. 运用心理治疗的方法达到治病、防病与养生保健的目的**

心理治疗是医学心理学研究的核心和精华。大量研究证实,心理治疗的疗效可以与药物治疗相媲美。在某些方面,尤其是对某些疾病的疗效以及在疗效的稳定方面,心理治疗具有独特的优势。近年来,有关心理治疗与大脑结构、功能等的深入研究结果表明,心理治疗的临床实际效果已经不只是停留并体现在心理测试中量表评定结果的改善,而且还能通过功能性磁共振检测技术(fMRI)实证性地反映出大脑结构的变化以及大脑代谢的各种指标的改变。对于心理治疗的应用研究,尤其是如何进一步推广适合中国国情及文化特征的心理治疗,使心理治疗在治病、防病与养生保健等方面充分发挥作用,一直是我国医学心理学研究的重要方面。

4. 掌握患者心理活动的特点,搞好医患关系,做好心理护理工作

在医疗过程中,只有清晰地了解患者的心理活动,掌握患者心理活动的特点,才能针对患者的需要给予心理支持和心理干预。在护理方面,心理护理也是现代护理工作的重要组成部分。当患者在身心各方面都得到完整的护理时,其疾病就能得到尽快地康复,而且能够获得稳定持久的治疗效果。现代医学研究表明,良好的医患关系能产生一定的疗效。医学心理学对于医患关系建立的规律以及如何应用好医患关系、充分发挥医患关系的积极作用等方面也需要进行深入研究。

## 三、医学心理学的基本观点

医学心理学作为一门理论和实践相结合的学科,在对待人的健康和疾病的关系问题上有着完整的理论体系及基本观点。基本观点包括以下 6 个方面:

1. 心身统一的观点

对于一个完整的个体,包括"心"和"身"两个部分,这两者之间既有区别又相互影响、相互统一。机体在对待外界刺激的过程中,总是心身的整体反应。因此,人们在研究医学心理学时,总持有"心身统一观",认为心和身是相辅相成的。对于个体的患病、治疗、康复,不仅需要从躯体的角度进行处理,还需要从心理方面进行观察和应对。

2. 社会对个体影响的观点

作为社会群体中的个体,身处在特定的社会环境、人际关系网络中生活、工作和学习,社会对每一个人都有影响,而个体对社会也会产生一定的影响。医学心理学重视研究社会对人们健康与患病的影响,并希望通过社会的力量来提高人们的健康水准。

3. 认知评价的观点

心理社会因素之所以能影响人们的健康、导致人群的患病,不完全取决于来自外界的各种因素,也取决于个体对于外界环境的刺激及对于自身的认知和评价。有时人们的认知是否客观、理性、合理,会直接影响到人们的情绪及行为方式。所以,认知评价也会影响到人们的患病、就医及预后过程。

4. 主动适应与调节的观点

个体在对外界刺激反应时具有自己独特的反应模式,这种模式是在个体成长发展过程中逐渐形成的,而且比较稳定。但这些模式也不是一成不变的,随着环境的变化或外来刺激的变化,个体会做出相应的调整,主动地适应各种变化以达到和保持动态的平衡。人们在心理方面同样具有调适功能,能够通过主动的心理行为方面的调节来与外界保持一致性。这正是个体保持身心健康和抵御疾患的重要内在力量。

5. 情绪因素作用的观点

情绪与健康、疾病有着密切的关系。人们的情绪状态可以影响到机体神经系统、内分泌系统、免疫系统、消化系统等多个系统,机体可以随着情绪的变化而出现各种功能失调。因此,如何调整情绪,如何通过情绪的调整来达到机体健康的目的,这也是医学心理学的基本观点及研究方向。

6. 个性特征作用的观点

对于同样的应激性生活事件或处于相同的环境和压力下,不同的人所产生的反应以及患病的情况会截然不同,这是由于每个人的个性特征在其中所起的作用不同导致。尤其是在一些心身疾病和心理障碍方面,个性基础会成为疾病的易患因素。医学心理学重视研究个性、行为模式与患病及预后的关系,使疾病的预防扩展到个性塑造的领域。

## 第二节　医学模式

所谓医学模式(medical model),是指一定时期内人们对疾病和健康的总体认识,并成为医学发展的指导思想。随着人类对健康需求的不断提高,社会生产力、生产关系以及医学科技水平的不断进步,医学模式也不断发展和完善。医学模式的转变与医学心理学有着密切的内在联系,开设医学心理学课程,也是适应医学模式由"生物医学"模式向"生物-心理-社会医学"模式转变的需要。

人类社会医学模式的发展和转变大致经历了以下 5 个阶段。

### 一、神灵主义医学模式

在人类的原始社会时期,由于生产力水平十分低下,医学科学思想尚未确立,人们对于健康与疾病的理解是超自然的,认为人类的生命和健康都是由神灵主宰,人类只能听命于神灵。因此,当时人们只能通过祈求神灵来获得健康,而巫医和巫术则是人们对付疾病的通常方法。尽管这种医学模式随着社会及科学的发展早已失去意义,但如今在一些偏远地区和某些民族的文化群体中还存在一些痕迹。有些学者对于神灵主义医学模式的存在还在进行着一些深入的研究。

### 二、自然哲学医学模式

公元前 3000 年左右出现了以朴素的唯物论、整体观和心身一元论为基础的自然哲学医学模式(natural philosophical medical model)。我国的中医学便是这种医学模式的产物。中医学典籍《黄帝内经》全面总结了以往的医学成就,提出了"天人合一""天人相应""内伤七情""外感六淫"等观点。中医将人与宇宙结合在一起探索健康与疾病问题,强调心身统一,也注重自然环境与人们患病之间的密切关系。在西方,古希腊 Hippocrates(希波克拉底)是西方医学的奠基人,他认为"治病先治人",提出"知道患病的人为如何的人比知道某人患何种病更重要"及"一是语言,二是药物"等观点。这些正是自然哲学医学模式的体现。东西方有关自然哲学医学模式中的许多观点对于当前的医学仍有十分重要的启示和指导意义,但是由于受到社会形态和科学技术发展水平的限制,在对生命的本质及疾病和健康的观点方面依然有其局限性。

## 三、生物医学模式

随着文艺复兴运动,自然科学迅速发展,西方医学开始摆脱宗教的禁锢,对生命及生物体进行了实验研究。Harvey(哈维)创立了血液循环学说,奠定了实验生理学的基础,把医学推向了一个新时期。Morgagni(莫尔加尼)关于疾病的器官定位研究,Virchow(魏尔啸)创立的细胞病理学等,这一系列重大研究成果为现代医学的发展奠定了基础。医学相应地采用了自然科学的认识论和方法论,生物医学模式也随之逐步形成。人们运用生物与医学相联系的观点认识生命、健康与疾病。在关于健康与疾病的认识方面,人们认为健康是宿主(人体)、环境与病因三者之间的动态平衡,这种平衡被打破便发生疾病。基于维持生态平衡的医学观所形成的医学模式,即为生物医学模式。

生物医学模式为推动医学的发展以及人类的健康事业做出了重大贡献。但是随着社会的发展及科学技术的进步,生物医学模式也开始显露出它的缺陷和负面影响。存在的主要问题如下。

1. 仅注重生物医学方面的诊治

生物医学模式在对疾病、健康的认识和应对方面只是从生物的角度进行思考,却忽略了心理和社会因素的参与。在现代社会,传染病、寄生虫病、营养缺乏症已经不再是人类健康的主要威胁,而心脑血管疾病、癌症、公害病、意外事故、精神疾病、自杀、吸毒和酗酒等已成为对人类健康的主要威胁。某些心因性、功能性疾病很难用单一的生物医学方法予以科学的解释。此外,人既是自然的人,又是社会的人,患者的患病状态也不只是一种生物学状态,它同时又是一种社会状态。因此,只从生物学的角度对患者进行诊治已很难达到世界卫生组织所提出的"健康不仅是没有疾病和虚弱,而且是身体上、精神上和社会适应上的完好状态"的标准。因此,单一的生物医学模式便出现了一定的局限性。

2. 用静态的观点看待人体

生物医学模式擅长于用静态的观点来看待人体,把人体看成是一架精密的"机器"。在许多学科的发展中都是使用分门别类的研究方法,在近代医学积累中的许多新进展也稳定了这种静态的医学观。例如,微生物学的发展,揭示了传染病的发病原因。但某些微生物学家常常只看到外因对机体的损害,却不注意内、外因素之间的相互作用以及环境因素对微生物和机体的影响。受这种外因论的影响,在临床工作中往往只依赖于药物和手术消除病灶,不能辩证地对待内因和外因、局部和整体、平衡和运动等关系,因而在科学实验和临床实践中遇到了许多问题,也出现了一系列突出的矛盾。

　　3. 导致医患关系疏远

　　生物医学模式会导致医患关系疏远。生物医学模式只从生物学的角度、利用还原方法分析研究人,为了探求发病因素,找出病原体及关键的生物学变量材料,往往把患者机体的标本孤立地进行检验、检测。在处理疾病的过程中也只是关注生物学意义上的患者,因而忽略了患者是具有整体社会生活的人。当把患者的心理、社会因素放置一旁时,了解并关心患者的心态及伦理观念方面也就相应淡漠了,从而使疾病与患者分割开来,这很容易导致医患关系的疏远。

## 四、机械论的医学模式

　　Descartes(笛卡儿)等学者主张把人体看作一台机器,人体的所有脏器和系统都是机器的部件和运作模式。他们把血液循环系统看成是由心脏及动静脉所组成的流体管道系统,把肺看成是鼓风机,把胃看成是碾磨机,把医学诊断和治疗过程看成是机器的保养和维修工作。这种模式不仅忽略了人体生命的复杂性,更忽视了人们在患病过程中所伴随的心理活动及其社会属性。尽管机械论的医学模式有其明显的局限性,但是这些观点对于当时医学的发展具有一定的推动作用。

## 五、生物-心理-社会医学模式

　　美国精神病学和内科学教授 G. L. Engel(恩格尔)1977 年在《科学》杂志上撰文提出,需要新的医学模式对生物医学模式进行挑战。他指出了生物医学模式的"还原论"和"心身二元论"具有局限性,并提出:"为理解疾病的决定因素,以及达到合理的治疗和卫生保健模式,医学模式必须考虑到患者、患者生活所处的环境以及由社会设计来对付疾病的破坏作用的补充系统,即医生的作用和卫生保健制度。"这就要求提倡一种新的医学模式,即"生物-心理-社会医学"模式(bio-psycho-social-medical model)。其主要特征有以下 6 个方面。

　　(1) 心理社会因素是致病的重要原因。

　　(2) 关注与心理社会因素有关的疾病日趋增多的趋势。

　　(3) 全面了解患者,尤其是他们的心理状态,是诊断、治疗的重要前提。

（4）心理状态的改变常常为机体的功能改变提供早期信息。

（5）应用心理治疗和心理护理，是提高医疗质量的重要措施。

（6）良好的医患关系可以提高治疗效果。

"生物-心理-社会医学"模式并不排斥生物学的研究，而是要求以生物医学为概念框架，以"心身一元论"为基本原则，既考虑到患者患病的生物学因素，也要充分考虑到患者的心理因素及环境和社会因素。现代科学技术的快速发展及多学科的研究成果表明，对疾病表现形式的认识，已由传统的单因单果向多因单果以及多因多果的表现转化，因而对疾病的认识已不能仅限于生物医学模式，而需发展成为"生物-心理-社会医学"模式。过去临床医生对待患者的基本任务是诊断及治疗，关注患者在生物学方面的问题而忽视患者的心理、社会环境方面的问题，导致许多心身疾病久治不愈。现代医学模式则要求临床医生在了解患者疾病和病史的同时，也应从患者的社会背景和心理状态出发，对患者所患疾病进行全面的分析及评估，从而制订有效的综合治疗方案，提高对患者的心理社会因素致病作用的观察和分析能力，提高治疗效果。

预防保健工作一贯重视生物、物理、化学及自然环境等因素的作用，但往往忽视不良的心理、行为以及社会因素对人群健康的影响与作用，如艾滋病（AIDS）、吸毒、贫穷造成的营养不良、不良卫生习惯造成的流行性疾病等。尤其是在现代社会，生活的节奏加快，竞争日益加剧，使人们的心理压力加重，表现出恐惧、焦虑、抑郁等多种负面情绪和精神疾患。这些心理症状或疾病又是心脑血管疾病、恶性肿瘤、溃疡病等多种心身疾病的重要致病因素。现代医学模式将从以生物病因为主的预防保健扩大到生物-心理-社会多方位的综合预防，从而能更全面、有效地做好疾病的预防工作。

## 第三节　医学心理学的发展简史

心理学是一门渊源数千年却只有百年历史的古老而又年轻的学科。科学心理学的发展有两个源头：一是古代哲学；二是兴起于 18 世纪的生物学与生理学。

### 一、古代心理学思想

1. 中国古代心理学思想

中国古代思想家在哲学、伦理、教育、医学、军事等问题的论述中都已经包含有丰富的心理学思想，其中比较有影响的观点如下。

（1）人贵论："人为万物之灵""人定胜天"等理论，表达了万物以人为贵的思想,这也是中国古代提倡"以人为本"的基本观点。

（2）形神论:荀子提出"形具而神生"的观点(《荀子·天论》),就是形神论。该思想强调了"心身统一"的观念。

（3）性习论:这是阐述有关人性、个性与习染之间关系的思想。孔子说过"性相近也,习相远也"(《论语·阳货篇》)。意思是每个人的基础素质是差不多的,但由于环境、教育等因素的影响,每个人的个性出现了较大的差别。

（4）知形论:这是阐述人的认知和行为关系的观点。中国古代曾经有过关于"是知先行后还是行先知后"的长期争论。清朝初期,王夫子提出过"知行相资以互用",这样的观点更接近客观实际。

（5）情欲论:这是关于情感、欲望和需求的思想。中国古代的"七情说"把人们的情绪表现描述为"喜、怒、忧、思、悲、恐、惊"七种不同的类型。还有把人的欲望分为"声色、货利、权势、高功"四种。此外,还有"四情说"和"六情说"等不同的观点。

除了理论观点之外,在中国古代历史上还出现了多种心理实验与测验的萌芽。明代李时珍提出"脑为元神之府",清代初期刘智提出"大脑功能定位",清朝王清任在解剖生理的基础上提出了"脑髓说"。另外,中国传统的"七巧板""九连环"等都含有非文字智力测验的内涵。这些观点和方法都体现了中国古代的心理学思想。

2. 西方古代心理学思想

在西方哲学家的思想中,对心理学发展影响最大的有 3 个主要人物:Aristotle(亚里士多德,公元前 384 年—公元前 322 年)、Descartes(笛卡儿,1596—1650)和 John Locke(约翰·洛克,1632—1740)。Aristotle 在他的著作中已经讨论到关于人类本性、人类知识的来源、五官的运用以及记忆功能等问题。Descartes 提出了"先天"的观念,认为人类具备足以产生感官经验的生理功能,人的机体活动系由生而具有理性的心所控制。Descartes 的心支配身的理念后来成了 Immanuel Kant(康德,1724—1804)的主流哲学思想之一的理性主义。Locke 认为人类一切知识均来自后天的经验,人类的本性如同一块白板,其后的一切改变完全取决于后天的经验。尽管理性主义和经验主义的观点不一致,但是两派哲学主张对以后科学心理学的发展都产生了极大的影响。

## 二、现代心理学的诞生与演变

科学心理学的诞生,一般公认始自德国 Wilhelm Maximilian Wundt(冯特,1832—1920)的实验室工作。Wundt 是莱比锡大学的教授,1879 年他在该校建立了世界上第一个心理实验室,正式开始了系统的心理物理学实验工作。因此,心理学界公认,1879 年为科学心理学的开始时间。Wundt 的学术贡献主要在于采用了系统的科学实验方法,以突破性的构想来探究人的心理结构。从 Wundt 以后,心理学也可以像其他科学一样进行实验研究,被视为是具备客观性、验证性、系统性这三大科学特征的一种科学。

此后,大批的哲学、生理学、医学、教育学家都按照各自的理论对心理现象进行了研究,最终形成了 20 世纪心理学蓬勃发展的局面。其中比较有影响力的学派如下:

1. 结构主义

心理学界一般将从 Wundt 开始的心理学称为结构主义。Wundt 的一位英国学生 Edward B. Titchener(铁钦纳)在心理实验中,让被试以内省的方式表达物理刺激所引起的主观体验,从而分析被试在意识中的三种元素,即知觉元素、观念元素和情绪元素。但是不久之后却出现了许多不同的学术观点,心理学学派林立的新局面由此开始呈现。

2. 功能主义

功能主义又称为功能学派,由美国心理学家 William James(詹姆斯,1842—1910)和 John Dewey(杜威,1859—1952)两位学者在 20 世纪初创立。功能主义的基本观点认为,心理学的目的应该是研究个体适应环境时的心理或意识的功能,而不是意识的元素,了解个体在适应环境中的心理状态远比心理结构重要。同时认为,心理学研究的对象不应只局限于成人,其范围可以扩大到儿童与动物。在研究方法方面除了内省法之外,观察、测验以及问卷调查等方法都可以采用。

3. 行为主义

行为主义也称为行为学派。由美国心理学家 John B. Watson(华生,1878—1958)创建。Watson 认为,心理学是一门科学,因此研究就是以客观的方法来处理客观的资料。行为主义最重要的主张包括:①科学心理学所研究的对象只是能客观观察和测量的外显行为;②构成行为的基础是个体的反应,或者是可知行为的整体;③个体的行为不是与生俱来的,不是遗传决定的,而是受环境因素的影响被动学习的;④经由对动物或儿童实验研究所得到的行为的原理和原则,可被推论解释一般人的同类行为。

行为主义发展到 20 世纪 30 年代,其自然科学的取向受到了质疑。有些学者不再坚持"客观的客观"原则,也开始接受意识成为心理学研究主题之一的理念。行为主义研究在科学心理学发展史上做出了巨大的贡献。

4. 完形心理学

完形心理学(Gestalt psychology)由德国心理学家 Max Wertheimer(韦特海默,1880—1943)于 1912 年在法兰克福大学创立。Gestalt 为德语,有"完形"或"组型"的含意。完形心理学主要研究的是知觉与意识,其目的在探究意识的心理组织历程。

完形心理学反对结构主义,也不同意行为主义的整体行为的观点,认为知觉经验虽然来自于外界的刺激,但是每个刺激并非是孤立的、分散的,而是整体的、有组织的。完形心理学的学者们认为,心理现象未必只是反应物理现象的现实,尽管物理刺激是客观的存在,而心理现象则是由个人对刺激经过选择和组织之后的反应。完形心理学在知觉方面的研究做出了极大的贡献,知觉的组织与注意、识别、记忆等心理过程有着密切的关系,因此,完形心理学的研究为后来的认知心理学的发展奠定了基础。

5. 精神分析论

精神分析论由奥地利精神医学家 Sigmund Freud(弗洛伊德,1856—1938)创立。精神分析论不但是现代心理学中影响最大的理论之一,而且也是 20 世纪影响人类文化最大的理论之一。精神分析论的内容极为复杂,Freud 关于人格和人性的解释其重点有三方面的阐述:①人格动力观。Freud 用潜意识、欲望、生的本能、死的本能等观点,来解释人类行为的内在动力。②人格发展观。Freud 以口唇期、肛门期、性器期、两性期,以及认同、恋母情结等观点解释个体心理发展的过程。③人格结构。Freud 用本我、自我和超我三者来解释个体的人格结构,并以冲突、焦虑以及各种心理防御机制等观点来解释人格结构中三个"我"之间的复杂关系。

Freud 对于精神疾病患者所用的一套治疗方法称为精神分析论。Freud 是著名的精神科医生,其学术背景并非是心理学,他对于人性所持有的观点,是以多年对患者的观察记录为依据,然后演绎到一般的人群,所以难免有以偏概全的倾向。随着精神分析理论 100 多年来的发展,精神分析论后继者为避免理论的偏颇将其研究的层面放大,包括现实社会中对于一般人行为的解释。这些学者被称为新弗洛伊德学派(neo-Freudian)。

6. 人本心理学

人本心理学由美国心理学家 Abraham Maslow(马斯洛)和 Carl Rogers(罗杰斯)两位学者于 20 世纪 60 年代创始。由于人本心理学兴起的年代比精神分析论和行为主义要晚,而且在心理学界的影响也小于前两者,故被称为现代心理学中的"第三思潮"。

人本心理学认为精神分析论和行为主义都具有一定的局限性,心理学研究的人群不应只是以精神病患者、动物或儿童为对象,而应以正常人为对象。有关动机、价值、快乐、幽默、情感、生活责任、生命意义以及爱情、嫉妒、仇恨等,才是属于人性各种层面的问题。人本心理学对于人性持有乐观的看法,认为人类的本性是善的,而且人类的本性中原本就蕴藏着无限的潜力。因此人本心理学的研究不只是了解人性,而且主张如何改善环境,以利于人性的充分发展,达到"自我实现"(self-actualization)的境界。

人本心理学的理念有两大特征：①人本心理学是从人的需要出发去讲究人性，而不是从科学上的需要出发进行研究；②淡化了以往的纯科学的研究倾向。但需要指出的是，人本心理学的理论方向虽然是正确的，但是在从事实际研究时，在方法和操作方面却是十分困难。人本心理学的兴起，在很大程度上推进了教育心理学、发展心理学、心理咨询以及心理治疗的发展。

7. 认知心理学

认知心理学（Cognitive psychology）不是由某个学者独创的，而是在多因素的影响下逐渐演变而成。认知，是指人们对事物知晓的过程，包括对事物的注意、辨别、理解、思考等复杂的心理活动。认知心理学的研究范围有广义和狭义之分：广义是指人们的记忆、理解、想象、思考等心理过程；狭义是指通过感官搜集、贮存、处理和运用信息的过程。

8. 神经心理学

神经心理学（Neuropsychology）是现代心理学中研究大脑神经生理功能与个体行为及心理过程之间关系的一种新的研究方向。神经心理学的研究旨在了解大脑整体及其不同部位在个体表现某种行为或出现某种心理活动时所发生的变化。通过直接观察个体在不同意识状态下（如睡眠、清醒、思考、情绪紧张）大脑各部位的活动情况，推论和解释大脑分区的功能情况。对于行为异常者，也可以将所获的资料作为诊断和治疗的依据。

## 三、中国医学心理学的发展

19 世纪末，西方的心理学传入中国。1917 年，北大哲学系开设了心理学课程，陈大齐教授首次在中国建立了心理实验室，这标志着中国的心理学进入了科学的时代；1920 年，南京高等师范学校筹建了心理学系；1921 年，中华心理学会成立；1922 年，创办了中国第一份心理学杂志，名为《心理》；1936 年 4 月，中国心理卫生学会在南京成立。在第二次世界大战结束后，中国曾有少数医学院校开设了心理学课程，少数心理学专业人员从事病理心理的研究，在精神病学机构中从事心理诊断和心理治疗工作。

中华人民共和国成立后，因为学习苏联的巴甫洛夫学说，将心理学视为唯心主义的产物，原有的所有研究被停止。直到 1958 年，心理学工作者与精神科医生协作，推广对神经衰弱患者的快速综合治疗，得到了医学界的关注。1966 年后的 10 年中，心理学和医学心理学的发展再次被迫停顿。直到 1979 年，卫生部要求在有条件的医学院校开设医学心理学课程。1980 年后，医学心理学被纳入到医学教育的课程中。1987 年起，医学心理学在中国的医学院校中被列为必修课程。1999 年 5 月 1 日，《中华人民共和国执业医师法》正式施行，医学心理学被列入国家医师执业资格考试的医学综合笔试的大纲中。医学心理学在中国的逐步发展为中国人民的心身健康事业做出了积极的贡献。

## 第四节 | 医学心理学的分支

医学心理学研究的范围较广,涉及的内容也较宽泛,所以研究者往往都有各自研究的侧重点。根据不同的研究范围,医学心理学又可分成若干个分支。

1. 病理心理学(Pathological psychology)

病理心理学又称变态心理学,是医学心理学的重要分支。它是一门从心理学的角度来研究病理心理现象与精神疾病的病因、机制、临床转归及其变化规律的学科。对于临床心理评估、治疗、康复及维护心理健康具有重要意义。

2. 临床心理学(Clinical psychology)

临床心理学是一门运用心理学的理论和实践来理解、预测和改善人们的适应不良、能力缺乏、情绪不佳,并促进人们的适应、应对和个人发展的学科。临床心理学直接解决心理学的临床问题,主要研究包括心理评估、心理诊断、心理治疗,以及咨询、会谈等工作,它所关注的是人们在智力、情绪、生物、心理、社会及行为等诸方面的问题,旨在提高人们的社会适应能力。

3. 康复心理学(Rehabilitation psychology)

康复心理学是运用心理学的理论和技术研究人们在疾病康复过程中的心理活动、心理现象及心理规律的学科。目的是解决人们在康复期间出现的心理障碍,帮助患者接受疾病以及疾病所带来的各种后果,使患者能够逐步地适应,挖掘潜能,降低残疾程度,恢复社会功能。康复心理学还探索残疾患者与社会的相互影响,躯体残疾与心理之间的关系以及精神残疾特有的现象与规律。

4. 神经心理学(Neuropsychology)

神经心理学是专门研究大脑及神经系统与心理活动关系的一门学科,也是心理学与神经解剖学、神经生理学、神经病理学和神经生化学等相结合的学科。神经心理学又可分为实验神经心理学与临床神经心理学两部分。神经心理学是医学心理学的基础分支学科,为医学心理学提供重要的关于脑和心理活动关系的基础理论知识,同时也可以运用到临床工作上,用神经心理学测验及其他检测方法来分析和诊断人脑的器质性疾病。

5. 心身医学(Psychosomatic medicine)

关于心身医学是否能归属于医学心理学的分支,至今尚有争议。心身医学一般被认为就是心理生理医学(Psychophysiological medicine),其主要任务是研究

"心"与"身",即心理与躯体之间的相互转化关系及其中介机制。心身医学涉及健康和疾病的整体性和综合性的理论与实践,并非是单纯从一个角度研究某一器官和系统的疾病,而是研究在心理、社会、躯体相互作用影响下的有关疾病的病因、病症、治疗和预防的一门学科。

6. 健康心理学(Health psychology)

美国前心理学会主席 Matarazzo 博士是健康心理学的倡导者。1978 年美国心理学会正式提出,将健康心理学作为心理学的一门学科分支。Stone 等学者编写了第一本健康心理学专著。第一本以"健康心理学"命名的杂志在 1982 年出版发行。Matarazzo 对健康心理学的最初定义为:"是促进和维护健康,预防疾病,识别健康、患病和相关功能障碍的病因和诊断关系,以促进健康服务体系和健康教育政策形成的融教育、医学和心理学专业为一体的学科。"经 20 多年的研究,健康心理学的内涵也有所发展。健康心理学的任务是研究人的行为与健康的关系,两者关系之间的规律,运用这些规律指导和预防各种躯体疾病和心理障碍,使人们保持最佳的健康水平。所以,健康心理学又是预防医学和心理学结合的一个医学心理学的分支。

7. 心理诊断学(Psychodiagnosis)

心理诊断学是主要借助于各种心理测验方法,评估心理状态、心理差异、智力水平、人格特征等,以评估被测量者心理状态的性质和程度的学科。常用的心理诊断技术有两类,一类是心理测验,如智力测验、人格测验、神经心理测验等;另一类是临床评定量表,有自评量表和他评量表之分。自评量表可以用于了解患者的一般心理问题,也可作为个体或群体心理卫生的调查工具;他评量表由专业人员为被测个体进行测量,评估其存在的各种心理问题或障碍。

8. 心理治疗学(Psychotherapy)

心理治疗是一种治疗形式和特殊的人际关系过程,主要通过在治疗者与患者之间,或者在集体环境下小组成员之间建立起语言或非语言的交流或沟通,其目的为帮助患者减轻情绪障碍,改变适应不良的行为方式和思维模式,促进人格成长发展,以及更加有效地应对和处理生活中的事件和问题。

长期的研究结果表明,心理治疗具有其独特的功效,不仅疗效显著稳定,而且在对一些心理障碍的治疗中,能产生药物治疗所难以达到的效果。如今有的心理治疗(认知治疗)的疗效及对人脑结构的影响已经能够用仪器进行实证性检测。

9. 医学心理咨询(Psychological counseling in medicine)

医学心理咨询是运用医学和心理学知识,帮助来访者处理应激及心理压力、防治心身疾病、促进健康行为、传播心理卫生知识、解答来访者的各种心理困扰并给予积极的应对建议的一门学科。临床心理咨询的形式有多种,常用的有门诊心理咨询、院内心理咨询、信函心理咨询、电话心理咨询、专栏心理咨询和网络心理咨询等。

10. 心理护理(Psychological nursing)

心理护理是心理学与护理学相结合的学科,是医学心理学的一个分支。主要研究护理工作中的心理学问题,应用心理学的理论和技术指导护理工作。根据患者的心理需求和疾病状态下心理活动的特点,进行针对性的心理护理干预,使护理工作从以往以躯体护理为主转向心身全面护理。

**参考文献**

[1] 陈福国.医学心理学[M].上海:上海科学技术出版社,2012.
[2] 姜乾金.医学心理学[M].2版.北京:人民卫生出版社,2010.

(陈福国 鲁 威 王 振)

# 第二章

# 基础心理学知识

## 第一节 | 心理的生物学基础

在学习心理学时,应该先了解一个基本原则,即所有的心理现象同时也是生物现象。对于人类来说,所有的想法、心情、冲动都是生物过程。古代哲学家柏拉图就正确地把人的精神活动定位于人的头部。直至 20 世纪,科学家们已经发现了以下几个事实:

(1)身体由细胞组成。

(2)其中的神经细胞能够导电,并通过释放化学信息使其穿越细胞间的微小间隙进行信息交换。

(3)特定的脑系统具备特定的功能。

(4)从不同大脑系统的信息加工中,个体构建出各种经验,如感知、情感及记忆等。

(5)大脑具有适应性,受经验的塑造。

人们已经认识到,每个个体都是一个由许多不同的子系统构成的系统,而这些子系统又由更小的子系统所组成。微小的细胞组织起来形成诸如胃、心脏等器官,器官又进一步构成消化、循环等更大的系统。这些系统是个体的一部分,个体又是家庭、社区和文化中的一部分。从这个意义上说，我们是一个生物-心理-社会系统。为深入地理解我们的行为，就需要研究生物、心理和社会系统是如何工作的，它们之间又是如何相互作用的。下面我们将先从小处入手，以自下而上的方式逐步介绍人类心理的生物学基础。

## 一、神经网络

### 1. 神经元

神经信息系统的构成由简单到复杂，构成这个系统的单元是神经元（neuron），或称神经细胞。神经元分为感觉神经元（sensory neuron）、中间神经元（interneuron）和运动神经元（motor neuron）。感觉神经元接收来自身体组织和感觉器官的信息并将它们传送到脊髓和大脑，在中枢神经系统中进行内部联络的大量中间神经元将这些信息进行加工后，由运动神经元把指令传达给身体各个器官组织。

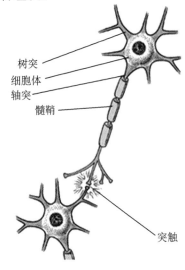

树突
细胞体
轴突
髓鞘

突触

图 2-1　神经元的基本结构

神经元有许多不同类型，但却具有相同的结构（见图 2-1）。每个神经元由细胞体（soma）和分支纤维构成，浓密的树突（dendrite）纤维接收信息，而轴突（axon）负责将信息传递到其他的神经元、肌肉和腺体。树突一般较短，而有些神经元（例如控制腿部肌肉的运动神经元）的轴突非常长，甚至可以达到 1 m。某些神经元的轴突外包裹着一层脂肪组织，称为髓鞘（myelin sheath），具有绝缘和提高传导速度的作用。在不同的纤维类型中，神经冲动的传导速度存在很大的差异，其中最缓慢的只有 3 km/h，最快的甚至可以达到 300 km/h 以上。

当感觉接收器受到压力、光或热的刺激，并将信号传递到某个神经元时，该神经元就会释放冲动，或者当某个神经元受到邻近神经元所释放的化学信息的刺激时也会释放冲动。这种冲动称为动作电位（action potential）。类似于电池，神经元通过化学作用来产生电。静息时轴突内部液体含有过多的带负电的离子，而轴突膜外的液体中有较多的带正电的离子，这种内负外正的极化状态称为静息电位。轴突的表面带有一些膜通道，类似于"阀门"，对于准许何种性质的离子可以通过具有很高的选择性。然而当神经元开始放电，"阀门"的安全系数就会改变。首先，轴突前端的一小部分"阀门"会打开，带正电的钠离子受到电荷吸引，通过膜通道涌入，从而使这部分轴突发生去极化,引起轴突下一个通道开放,然后再引起再下一个通道的开放,一个接一个发生。在静息状态时,神经元把带正电的钠离子泵出膜外,这样就可以使神经元再次放电。这样的电化学过程可以在 1 s 内重复成百上千次。

神经元是一个微型决策装置,能执行许多复杂的计算。神经元的树突和胞体接收成百上千个其他神经元传来的信号,这些信号有些是兴奋性的,有些是抑制性的,它们相互消减后最终形成的联合信号若超过了一定强度,就会引发一个动作电位,而这个最小强度就被称为阈限(threshold)。动作电位沿着轴突向下传导,轴突的分支与成百上千的其他神经元相连,并与肌肉和腺体形成联结,引发肌肉动作或腺体分泌过程。然而在阈限以上,增加刺激并不能增加神经元动作电位的强度,就像用力按键盘打出来的字体并不会更大一样,它只能引起更多的神经元更多次地放电,我们以此来区分强烈刺激和轻柔刺激。

2. 神经元之间的信息交换

人体大量的神经元互相交织聚合在一起,称为神经网络。神经元彼此间的汇合点叫作突触(synapse),神经元轴突末梢与接收神经元之间的微小间隙称为突触间隙。当动作电位传递到轴突末端时,会引发一种称为神经递质(neurotransmitter)的化学信使的释放。神经递质能够在万分之一秒内快速地通过突触间隙,并且依附在接收神经元的受体位置上,并打开该处的膜通道,允许离子进入接收神经元,从而引发兴奋性或抑制性的神经冲动释放(见图 2-2)。

过量的神经递质会被释放它的神经元所吸收,这个过程称为再摄取(reuptake)。许多药物

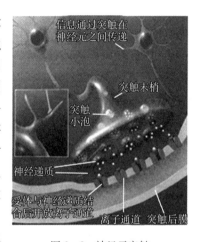

图 2-2 神经元突触

通过阻碍这种再摄取过程来有选择性地增加神经递质的有效性。在脑中特定的神经通路中只使用一种或两种神经递质,并且特定的神经递质对行为和情绪具有特定的作用。乙酰胆碱(Acetylcholine,ACh)是目前了解得最多的神经递质之一,它在学习和记忆中具有重要作用,并且是连接每个运动神经元和骨骼肌之间的信使。

3. 药物和其他化学物质对神经递质的影响

研究者们发现,在人的大脑中含有多种与吗啡相似的神经递质分子,叫作内啡肽(endorphin),当人体感受到疼痛或剧烈运动时会得到释放,使人减轻疼痛振奋情绪。那么,是否可以通过注入这种人造鸦片来增强大脑内自我感觉"良好"的化学反应呢? 问题在于,当被注入大量的诸如海洛因或吗啡等鸦片类药物后,大脑本

身就立刻停止产生天然鸦片,即内啡肽,而一旦撤掉药物,大脑可能就被剥夺了产生任何形式鸦片的能力。这也就是为什么药物成瘾者停止用药会带来持续的痛苦,直到大脑重新产生或从外界获得该物质。

## 二、神经系统

神经元是神经系统的基本构建单位,而相互联络的神经元构成了我们身体的主要信息系统——神经系统(nervous system)(见图2-3)。脑和脊髓构成中枢神经系统(central nervous system,CNS),而外周神经系统(peripheral nervous system,PNS)则连接中枢神经系统和感觉器官、肌肉和腺体。

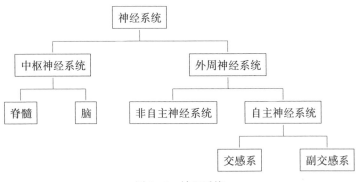

图2-3  神经系统

1. 外周神经系统

外周神经系统由躯体神经系统(somatic nervous system)和自主神经系统(autonomic nervous system)组成。躯体神经系统控制骨骼肌的运动。自主神经系统控制身体内部器官的腺体和肌肉,它是一个双系统。其中交感神经系统(sympathetic nervous system)负责唤醒人体的防御性行为,一旦受到惊吓或激怒,交感神经系统就会使心跳加速、消化减慢、血管扩张、血糖升高,使人处于警觉状态,为行动做好准备。而当压力降低,副交感神经系统(parasympathetic nervous system)就开始发挥与交感神经系统相反的作用,通过减慢心率及降低血糖水平等使人变得平静,以储备能量。人体通过交感和副交感神经系统的协同作用来维持内部状态的稳定。

2. 中枢神经系统

中枢神经系统包括脊髓和脑。其中,脊髓是连接外周神经系统和脑的信息高速公路。上行传导束上传感觉信息,下行传导束传导运动-控制信息。对刺激的自动反应称为反射(reflex),通常由感觉神经元、中间神经元和运动神经元共同完成。以疼痛反射为例,当我们的手指触碰到火焰时,热能所激活的神经活动通过感觉神经元传到脊髓的中间神经元,这些中间神经元激活运动神经元后,使手臂的肌肉做出缩手的动作。这个过程是脊髓直接做出的反应,因此,在大脑接受引起疼痛的信息并对此做出反应之前,手指已经从火焰中缩回。这就是为什么我们感到手好像是自动地缩回,而不是出于自己的选择。

## 三、内分泌系统

人体内除了快速电化学信息系统,还有一个身体慢速信息系统——内分泌系统(endocrine system)(见图2-4),它通过调节内分泌腺释放激素(hormone)入血,影响包括大脑在内的身体其他组织,当其作用于大脑时,将会激活性欲、食欲和攻击行为。

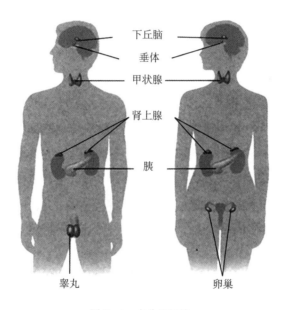

图2-4 内分泌系统

内分泌系统与神经系统一样,都通过释放化学递质激活其他感受器来传递信息。尽管内分泌系统的传递信息的速度比神经系统要慢得多,但是其作用却更持久,尤其是在生长、繁殖、新陈代谢和情绪调节方面作用显著。在机体处于应激状态下时,自主神经系统促使肾上腺(adrenal gland)释放肾上腺素和去甲肾上腺素,从而引起心率增加以及血压和血糖升高,为机体提供急需的能量。在应激状态过去之后,激素作用还会持续一段时间。

垂体(pituitary gland)是位于脑基底部的一个豌豆大小的结构,受到毗邻的下丘脑(hypothalamus)所控制。它是体内的主控腺体,调控着体内其他内分泌腺的激素释放。例如,垂体受到大脑影响,激发性腺分泌性激素,而性激素又影响到大脑和行为。这一"下丘脑-垂体-其他腺体-激素-下丘脑"反馈系统揭示了神经系统与内分泌系统互相影响的密切关系。

## 四、脑

人的心理就是大脑活动的结果。通过脑电图(electroencephalogram,EEG)、正电子放射层扫描(positron emission tomography scan,PET)、核磁共振成像(magnetic resonance imaging,MRI)、功能性核磁共振成像(function MRI,fMRI)等现代科技手段,人们已经获得关于人脑结构和功能方面的许多知识。

1. 脑干

脑干(brainstem)(见图 2-5)是人脑最古老的区域,其中延髓(medulla)是控制呼吸和心跳的中枢。在脑干内部,两耳之间的区域存在网状结构(reticular formation),它是一种神经元网络,会过滤来自脊髓的感觉输入中的某些刺激,把那些重要的信息传送到脑的其他区域,网状结构还能够帮助维持唤醒状态。脑干管理并维持着基本的生命功能,这部分不需要意识努力,从而使大脑的高级区域解放出来,行使思考、谈话或回忆等功能。事实上,大脑对大部分信息的加工是在意识之外进行的。

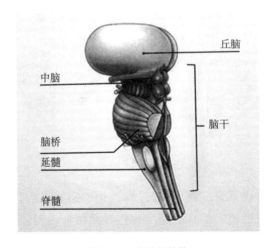

图 2-5 脑干的结构

2. 丘脑

丘脑(thalamus)位于脑干上部,是一对卵圆形的感觉交换平台,它能接收除嗅觉外的所有感觉信息,并将其传送到相应的高级脑区域,同时它也接收一些来自高级脑区的回复,并将其传送至小脑和延髓。

### 3. 小脑

小脑(cerebellum)形似一对半球状结构,位于自脑干后部扩展出来的区域,它的主要功能是协调随意运动。如果小脑受损,可能会出现共济失调、行走困难或动作不连贯。小脑还与判断时间、调节情绪、分辨声音和质地有关。

### 4. 边缘系统

在大脑较古老的部分和大脑半球交界处存在一个环状的神经系统,称为边缘系统(limbic system)(见图2－6)。它包括海马(hippocampus)、杏仁核(amygdala)、下丘脑等结构。海马与记忆加工有关,它像是一个信息集中地,大脑在这里登记并暂时储存记忆片段中的各种因素,如感觉、直觉、地点等(但我们的记忆并非仅仅定位于海马一个部位)。实验证实,杏仁核与愤怒和恐惧情绪有关,但并不是只有杏仁核参与攻击行为和恐惧行为。下丘脑位于丘脑下部,它影响着人的饥饿感、渴感、性行为及体温调节。下丘脑可以通过释放激素来控制毗邻的垂体对相应激素的分泌,从而影响人体内分泌系统。通过动物研究发现,下丘脑部位存在引发神经递质多巴胺释放的一般"快乐中枢",以及与吃、喝、性快感相联系的特定"快乐中枢",生物学家将它们称之为"奖赏中枢",有关该结构的实验可以解释个体的某些行为机制。一些研究者认为,酒精或药物滥用行为、暴饮暴食行为可能与遗传导致的大脑系统先天对快乐和幸福感的缺乏有关,导致他们强烈追求那些可以弥补其所缺失的快乐感的东西。

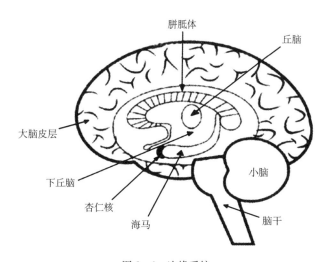

图2-6　边缘系统

### 5. 大脑

大脑(见图 2-7)是一个皱褶的形似大核桃仁的组织,有左右两个半球。大脑皮层(cerebral cortex)覆盖于大脑半球表面,是由大量相互交错联系的神经元构成的薄层,是人体最终的控制和信息加工中心。含有 200～230 亿个神经元和 300 万亿个轴突连接,约有 2 000 亿个神经胶质细胞(glial cell),来支持这些神经细胞进行联结,提供营养、隔离髓鞘,并有清理离子及神经递质的作用。每个大脑半球由其表面的沟回分成 4 个脑叶,分别为额叶(frontal lobes)、顶叶(parietal lobes)、枕叶(occipital lobes)、颞叶(temporal lobes)。每个脑叶执行多种功能,而许多功能也需要几个脑叶的共同协作完成。

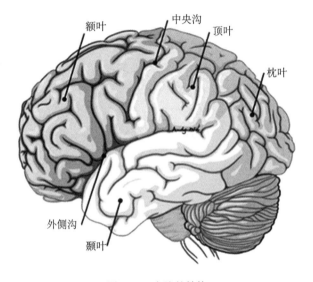

图 2-7　大脑的结构

在额叶背后横跨大脑顶部的位置,有一个拱形区域,当电刺激左侧或右侧该部位时,能引起对侧身体的运动,这一区域称为运动皮层(motor cortex)。皮层面积的大小与相对应的肢体部分的大小不成比例,敏感区域需要与精细控制的区域对应更多的脑组织。例如,手指就比手臂的皮质代表区更大。

在顶叶前部,运动皮层区域的后面,有一个与其平行的感觉皮层(sensory cortex),接收来自皮肤感觉和身体运动的部分信息。同样,身体区域的面积大小与相对应感觉皮层所占面积的大小也不成比例。身体某个区域越敏感,其对应的感觉皮层的面积就越大,因此人嘴唇所占的皮层面积就比十个脚趾加起来的皮层面积还大,而老鼠则有很大一部分的皮层区域用于它们的触须感觉(见图2-8)。

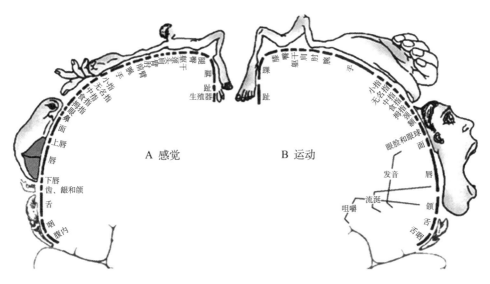

图 2-8　感觉皮层和运动皮层

　　处理视觉信息由大脑后部的枕叶负责完成,而颞叶则负责对听觉信息的加工。

　　除了已经明确的大脑皮层对应感觉和运动的区域之外,人类大脑还有四分之三的皮层区域不能被明确定位具有完成某特定任务的功能。目前认为,这片巨大脑区的神经元负责整合信息,将各种感觉信息与储存的记忆相联系,帮助完成思维过程。

　　研究发现,大脑并不仅仅由基因决定,同时也受到经验的塑造。例如,钢琴家编码钢琴声音的听觉皮层比普通人要大。这说明我们的大脑具有可塑性,在受到某些类型的损伤后具有一定的自我修复能力,而幼儿的大脑可塑性明显强于成人。尽管神经细胞通常无法再生,在医学上仍可通过限制使用功能完好的肢体,强制训练使用功能受损的肢体,利用大脑神经网络的可塑性,使脑损伤儿童甚至脑卒中患者逐步重新获得行动功能。对于盲人和聋人来说,失明和失聪会使得未使用的脑区用于其他用途。例如,用手指阅读盲文的盲人,其手指对应的脑区会延伸扩展,而聋人接收不到听觉刺激的颞叶区域,则可以对其他信号如视觉刺激进行搜索和加工,这有助于解释为什么盲人拥有更好的周边视觉。另外有研究发现,在一些脑外伤或脑肿瘤的患者当中,病侧脑半球的功能在一定程度上可以由对侧半球进行补偿,甚至有研究发现,因病患切除大脑一侧半球的儿童,其记忆、人格、情绪都能惊人地保持完好,年龄越小者功能保持越完好。以上这些均是大脑可塑性的有力证据,也对神经-精神医学的研究发展具有启示性。

　　临床证据表明,左右两侧大脑具有不同的功能。左半球是通常意义上的"优势半球",主导阅读、写作、语言、运算和理解能力,左脑也更多地参与人们的思考决策。右半球只能理解简单的问题,但是在绘图、面孔识别、知觉差别、觉察情绪等方面的能力强于左半球。

另外,神经外科专家在对连接大脑两半球并在其间传递信息的轴突纤维——胼胝体(corpus callosum)进行切断时发现,患者的人格和智力几乎没有受到任何影响,但出现了左右肢体动作的互相矛盾的现象,似乎左右半球各自有独立想法。当"两种想法"发生冲突时,意识性的左脑似乎充当了大脑的发言人,它总是能够立即组织理论来对行为进行解释,运用思维活动将来自右脑的没被理解的反应合理化。各种实验证明,我们的大脑是由专门化部分组成的统一体。

## 第二节 | 心理过程

### 一、感觉和知觉

1. 感觉

感觉是指人脑对直接作用于感觉器官的客观事物的个别属性的反映。可分为外部感觉和内部感觉两大类,外部感觉主要包括视觉、听觉、味觉、嗅觉、肤觉,内部感觉包括机体觉、运动觉和平衡觉。感觉通过感受器获得,由于感受器通常只对一种刺激产生兴奋,因此感觉反映的是事物的个别属性。感觉有以下几个特征:

1)感受性

各种感觉器官对适宜刺激的感觉能力称为感受性。感受性可以用感觉阈限来衡量。感觉阈限是指能引起感觉的、持续一段时间的刺激量,感受性与感觉阈限的大小呈反比关系,能引起感觉的最小刺激量称为绝对刺激阈限,对最小刺激量的感觉能力称为绝对感受性。能够引起差别感受的最小变化量就是差别感受阈限,而能感受出同类刺激物最小变化量的感觉能力就是差别感受性。

2)适应性

感觉具有适应性,同一感受器接收同一刺激的持续作用时感受性会发生变化。例如,经常使用香水的人,本人往往感觉不到香味,这就是嗅觉的适应性。从亮处进入暗室的人,一开始感到漆黑一片,但一段时间之后就能逐渐看清室内的东西,这个过程就是视觉的暗适应。

3)对比性

同一感受器在不同刺激的作用下,感受性在强度和性质上发生变化的现象叫作对比性。同时对比是指几个刺激物同时作用于同一感受器时产生的感受性变化。例如,黑白两色的物品放在一起,会显得黑色更黑、白色更白。先后对比是指刺激物先后作用于同一感受器时所产生的感受性变化。例如,西瓜再甜,在吃完糖后吃也会让人感到它并不是那么甜,这就是先后对比所导致。在一定条件下,各种感觉都可能发生相互作用,从而导致感受性发生变化。例如,色香俱全的食物往往能提高味觉的感受性,又如红色给人以温暖的感觉,蓝色给人以寒冷的感觉,这都是感觉的相互作用产生的结果。

4) 补偿性

由于某种感觉器官缺失或者功能不全,会促使其他感觉的感受性提高来进行弥补。例如,盲人的听觉和触觉往往比一般人要强很多,以补偿视觉功能的不足。这种补偿只能通过长期的锻炼才能获得。

5) 发展性

从事不同劳动的人,其感觉能力的发展水平也有很大的差异。例如,画家的辨色能力、音乐家的听音能力比普通人强很多,这与其长期从事辨色、听音的活动有关。这也说明人的感受性具有巨大潜力,通过实践训练可以得到发展。

2. 知觉

知觉是直接作用于感觉器官的客观事物的整体在人脑中的反映。它往往需要多个器官参与活动,反映事物的多种属性,但知觉不是感觉的简单相加,是对客观事物进行分析、综合后形成的事物完整的形象。知觉具有以下几个特征:

1) 整体性

人们对于知觉对象的不同属性或不同部分往往看作一个统一的整体来反映。如图 2-9 中,虽然构图的元素只有折线和带缺口的圆形,但我们很自然会在图中看到两个交错的三角形。

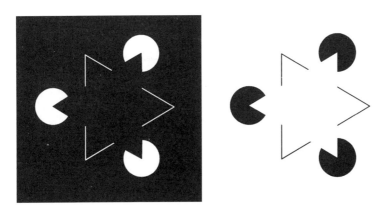

图 2-9　知觉的整体性

2）选择性

人们在感知事物的时候,常常会选择性地将某些事物或事物的某些属性作为知觉对象。知觉的选择性与被知觉事物的特点和个人的兴趣、需求有密切关系。例如,当你看到图 2-10 时,既可以把它看成是一个老妇人的侧面,也可以将其看成一位转头的少女。

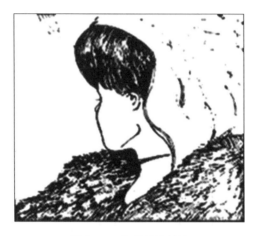

图 2-10　知觉的选择性

3）理解性

人们在知觉过程中,会根据自己的知识经验,对感知到的事物进行加工处理,通过语言加以概括,赋予确定意义。比如,当看到图 2-11 中那些不规则的点线时,会把这个图形理解成一匹抬起前腿的马。

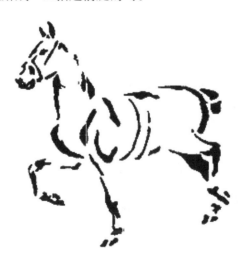

图 2-11　知觉的理解性

4）恒常性

知觉的条件在一定范围内发生变化后,人们对知觉的映像常常倾向于保持稳定不变。当看到图 2-12 中的 4 幅图像时,尽管形状不同,但仍会把它们看作是同一扇门在不同角度下展现。

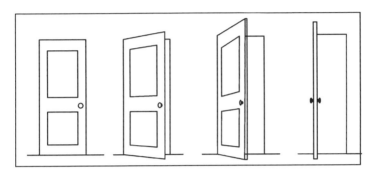

图 2-12　知觉的恒常性

3. 错觉和幻觉

在出现感知障碍的情况下,人们可以表现为错觉和幻觉。错觉是指对客观事物失真的或错误的知觉。在图 2-13 中,有两条一样长的线段,我们很容易感到下面的线段长度长于上面的线段,而图 2-14 中的线条实际上平行看起来却不平行这就是一种视错觉。产生错觉的原因有三方面,第一是感受性错觉,比如视力差的人容易认错人;第二是情绪性错觉,比如人在紧张的状态下容易“草木皆兵”;第三是想象性错觉,比如听见风吹门动的声音,以为是有人在开门。正常情况下通过验证可以纠正和消除错觉,如果通过验证仍不能纠正和消除,则是病理现象。一般来说,病理性错觉往往出现在意识障碍时,如器质性精神障碍的谵妄状态。

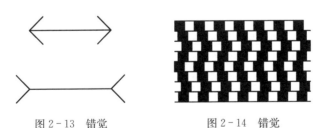

图 2-13　错觉　　　　　　　图 2-14　错觉

幻觉则是指在没有现实刺激作用于感官时所出现的知觉体验。正常人在意识模糊(如入睡前)或使用致幻剂时,可以出现幻觉。但在意识清晰时产生的幻觉往往提示精神病性疾病。例如,精神分裂症最常见的幻觉表现为言语性幻听。

## 二、记忆

记忆是指过去经历过得事物在人脑中的反映,它是人脑对外界信息的编码、存储和提取的过程。

1. 记忆的基本过程

记忆的基本过程包括识记、保持、再认和回忆三个过程。

1) 识记

识记是人们识别并记住事物的过程。它是记忆的首要环节,可分为有意识记和无意识记。有意识记是指有目的、有计划并有一定意志努力的识记,比如背诵古诗词的过程,无意识记则是不带有预先目的和计划性,也无需通过意志努力的识记,比如行走在马路上时偶然留意到的某个路牌名。

2) 保持

保持是识记的事物在大脑中储存和巩固的过程,它是实现回忆的必要前提。

3) 再认和回忆

再认和回忆是对大脑中保持的事物的提取过程。当经历过的事物再次出现时能够识别出来就是再认;而使过去经历过、并未呈现在眼前的事物在大脑中重新显现的过程称为回忆。

2. 记忆的分类

按信息在大脑中存留的时间长短可将记忆分为瞬时记忆、短时记忆和长时记忆三类。

1) 瞬时记忆

瞬时记忆又叫感觉记忆,在刺激过后事物映像在感觉系统内存留时间很短,仅$0.25 \sim 2$ s,相当于外界信息输入感觉系统的短暂登记过程。瞬时记忆具有鲜明的形象性,对其加以注意可以变成短时记忆;如果不加注意,很快就会消失。

2) 短时记忆

在刺激过后,事物映像在感觉系统内存留的时间约为$1 \sim 2$ min。短时记忆体现在大脑对来自感觉记忆和长时记忆的信息进行有意识的加工。大脑一方面通过注意接受从感觉记忆输入的信息,使其为当前的认知活动服务,另一方面又根据当前认知活动的需要,从长时记忆中提取先前储存的信息进行操作。这一关联短时记忆与当前任务处理的系统也称为工作记忆,可以被理解为一个临时的心理"工作平台"。在这个工作平台上,人们对信息进行操作处理和组装,以帮助我们理解语言、进行决策以及解决问题。它是一个容量有限的系统,一般认为是$7 \pm 2$个项目,这些项目可以是数字、无意义的文章或汉字、英文字母等。

3）长时记忆

长时记忆是记忆信息存储时间保持较长的记忆,通过编码可在大脑中保留数日、数年甚至终身。长时记忆的功能具有备用性,只在需要时才会被提取到短时记忆中。

3. 遗忘

识记过的信息不能再认和回忆或者错误地再认和回忆叫作遗忘。关于遗忘的原因,不同理论有不同解释。衰退理论认为,遗忘是由于记忆痕迹随时间推移而自然消退的结果;压抑学说认为,遗忘是由于经验和无意识冲突所导致;干扰理论则认为,遗忘是识记和回忆之间受到其他刺激干扰的结果。

德国心理学家艾宾浩斯通过研究发现,人的遗忘在数量上的变化是有规律的,在识记后的最初 20 min 至 2 天内,遗忘发展得很快,后来则逐渐减慢,10 天后遗忘程度的差异已经很小了(见图 2-15)。此后,其他多位研究者的实验也都支持了遗忘过程并不均匀这一结论。

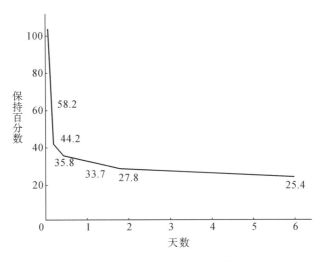

图 2-15　艾宾浩斯遗忘曲线

## 三、思维

思维是认识过程的高级阶段,是指人脑对客观事物的本质特征和内部联系的间接、概括的反映。

1. 思维的分类

按思维的方法可将思维分为 3 类:动作思维、形象思维和抽象思维。动作思维是指伴随实际动作进行的思维活动,形象思维是借助事物表象进行的思维活动,而抽象思维是指利用概念进行判断和逻辑推理的思维活动。

2. 思维的特征

思维的特征包括以下几个方面：

（1）间接性和概括性。间接性表现在思维是借助于其他事物为媒介间接地认识事物。概括性表现在思维对一类事物共同本质特征概括性地认识或对事物之间规律性的内在联系的认识。

（2）目的性和指向性。在解决问题和创造性活动中，思维具有明确的目的和对象。

（3）逻辑性和连贯性。思维往往是用概念作出判断和推理，使之前后衔接，合乎逻辑。

3. 思维过程

思维过程主要体现在解决问题的活动中。它主要包括分析和综合、比较和分类、抽象和概括以及具体化等一系列过程。

（1）分析和综合。分析是大脑将事物的整体分解成部分的心智活动，综合则相反，是把事物的各个部分联系起来的心智活动。

（2）比较和分类。比较是大脑确定事物之间异同的心智活动，分类是大脑根据事物的共同点和差异点，将其区分为不同种类的心智活动。

（3）抽象和概括。抽象是指大脑提炼出事物本质属性的心智活动，概括是大脑将提炼出来的事物的本质属性联合起来的心智活动。

（4）具体化。具体化是指把抽象概括形成的对事物的一般认识应用于具体事物的心智活动。

4. 想象和幻想

想象是思维的特殊形式。人在感知外界客观事物的过程中，会在大脑中留下它的形象，称为表象。而想象就是指大脑以已有的表象为基础，对其进行加工改造并形成新形象的过程。想象不是表象的直接再现，而是对大脑中储存的许多表象进行加工改造、重新编码、重新制作新形象的过程。人们可以想象现实中存在的事物，也可以想象现实中并不存在但经过努力也许就能实现的事物。正是因为人类具有想象的能力，才会有各种创造发明，促使社会文明进步。想象不仅可以影响人的智慧，还能影响人的生理功能。在心身医学中，利用生物反馈技术治疗心身疾病的过程，就是充分调动人的想象力来发挥作用的结果。

根据想象有无预定目的，可分为无意想象和有意想象。无意想象是指没有预定目的、不由自主地产生的想象，比如做梦。有意想象是指有目的、自觉产生的想象，它又可分为再造想象和创造想象两种。再造想象是指通过他人描述，间接地在大脑中形成新形象的过程。例如，听完白雪公主的童话故事后在脑海中浮现出来的画面。再造想象是否生动、丰富，与每个人的记忆表象有密切关系。创造想象是不依赖于现有的信息，大脑独立创造出新形象的过程，它是一切创造发明、科技进步所凭借的最重要的心理活动,在人类生活中具有重要意义。

幻想是想象的另一种形式,按照想象内容与现实分离的程度可分出不同的水平。我们往往把脱离现实不太远的幻想称为白日梦,这种形式也是人们经常用来减轻焦虑的一种心理防御机制;如果脱离现实较远,甚至无法与现实进行区分的,称之为异想天开,是一种接近病态的表现;如果坚持自己完全脱离现实甚至与现实相反的想法,则是一种病态的表现,称为妄想,常见于精神分裂症等多种精神疾病。

## 四、注意

注意是指人在清醒状态下伴随各种心理过程,并在其中起选择、保持和调节作用的特殊心理活动。其中,选择是记忆的首要功能,能使人们在某一瞬间选择对个体来说有意义的、符合当前活动需要的特定刺激;同时避开或忽略其他无关的刺激;保持功能是指人的心理活动能够较长时间保持在所选择的对象上,维持一种比较紧张的状态,从而保证活动的顺利进行;调节则是指当人的心理活动沿着一定方向和目标进行时,注意能够使人的心理活动根据当前的需要做出适当的分配或及时的转移,以适应环境的变化。

1. 注意的特点

人们在获取信息时,不可能在同时接收环境中所有对象的信息,这种在同一时间所能清楚把握的对象的数量或范围,称为注意的广度。注意广度的大小与很多因素有关。被注意的对象越是集中,排列得越有规律,越能成为相互联系的整体,注意的广度就越大。比如,与他们各自做不同动作相比,我们在观看集体舞演员表演相同动作时的注意范围会更广。当主体从事活动的经验越丰富,任务越明确,其注意的广度也会越大。例如,熟练的老驾驶员在驾车时比新手的视野更开阔。另外,当刺激物数量越多,呈现速度越快,注意的广度就越小。此外,个体心理生理状态的变化,也会影响到注意的广度。

人的感受性不能长时间地保持固定的状态,而是会间歇性地增强或减弱,这种周期性起伏是注意的一种基本规律,体现了注意稳定性的强弱。注意起伏的一个周期,经历一个感受性增高的正时相和一个感受性降低的负时相,通常历时 $8\sim10$ s,但个体之间也可能存在较大差异。一般认为,注意的起伏现象是由外周感受器和中枢神经系统的适应过程所造成。在年幼儿童中有一种注意障碍,称为注意缺陷障碍,这些儿童表现为注意不持久、不稳定,同时常常难以控制自己的行为或学习困难,就是在注意的稳定性方面出现了异常。

注意在心理活动中会对某些事物高度集中,同时离开其余的一切事物,这一特性称为注意的紧张性。要达到注意的紧张性,必须有能够引起足够注意的条件,比如对注意的对象有足够的兴趣,在背景上突出对象,注意的对象对个体完成当前任务有重要意义等。

我们在从事日常活动中,常常需要同时完成多个任务。比如,你可以在骑车的时候同时听广播,这种个体在同一时间对两种或两种以上不同对象注意的过程,称为注意的分配。通过练习,常常可以把复杂的活动简单化,使不同任务之间形成一定的联系系统,使其达到"自动化"的程度。这就是为什么新手在骑车的时候很难注意到广播里提到了哪些新闻,而那些骑车很熟练的人,则可以很容易地一边骑车一边接收到广播新闻中的信息。

个体根据新的任务,主动地将注意从一个对象转到另一个对象上的过程,称为注意的转移。注意转移的快慢和难易程度,取决于原来注意的紧张度,以及引起注意转移的新活动或新事物的性质。临床上,强迫症患者对其强迫性思维的注意紧张度较高,因此就很难注意到生活中的其他事物,治疗时只有通过增加较强烈的新活动的刺激,才有可能使其发生注意转移。

2. 注意的分类

注意可以分为不随意注意、随意注意和随意后注意。

(1)不随意注意:是指预先没有目的,并且不需要意志努力的注意。如在安静的自习教室里,一个同学突然大笑,这时候大家都会注意他。

(2)随意注意:是指有目的的、需要意志参与的注意。如老师在课堂上讲课,学生集中注意在讲课内容上。它是注意的高级形式,是一种积极主动的注意,但由于它需要意志的努力,所以往往比较耗费精力、容易产生疲劳。

(3)随意后注意:是在随意注意的基础上产生的一种与任务相关却又不需意志努力的注意。如学习转呼啦圈的人,一开始是需要较多的意志努力去做,但随着熟练程度的增加,开始不再需要意志努力,也能把活动完成。

注意的表现存在个体差异,这些差异与神经系统功能有关,也与实际生活中的教育、训练有关,通过锻炼可以使个体的注意改变和提高。

## 五、情绪和情感

1. 情绪

情绪是对一系列主观认知经验的通称,是多种感觉、思维和行为综合产生的心理和生理状态。情绪具有鲜明的情境性,经常带有冲动性,往往是比较外在的表现,多与个体的自然需求是否满足相联系,随着情境的改变和需要满足程度的改变而改变。

一般认为人有两个情绪系统,一个是快速反应系统,主要在潜意识水平进行工作,它会对受到的刺激信息进行快速筛选,帮助我们对潜在的重要事件的线索做出快速响应,这一速度甚至快于这些线索到达意识的速度。例如,当我们在深夜熟睡时突然听到巨响,会在还没明白发生什么事的瞬间做出恐惧逃避的反应,这一反应主要依靠脑深部自动运作的回路,并不需要意识的控制。另一个情绪系统则与意识处理有关,当我们在大脑中回想一次游乐场的经历时会感觉到兴奋刺激,这时产生情绪的速度比潜意识通路的速度慢,但它却会为意识提供更加完整的信息。这一系统依赖大脑皮层进行工作,因此在大脑中对某一事件的看法或认知会直接影响到我们对它的情绪反应。正因为此,恐怖症患者虽然在意识层面清楚自己的恐惧并不理性,但仍会感觉到紧张害怕。当这两个系统相互影响,可能导致潜意识和意识共同作用,产生所谓的"直觉"。

情绪状态一般有以下几种类型:

（1）心境:是指一种比较持久的、影响个体的整个心理状态和精神活动的情绪状态,具有渲染性和弥散性。临床上十分常见为抑郁症,属于心境障碍,即由各种原因引起的以显著而持久的心境低落或高涨为主要特征的一组疾病。

（2）激情:是一种短暂、激烈、爆发式的情绪状态,强度较大。个体处于激情状态时,往往失去意志力对行为的控制,具有冲动性。

（3）应激:指突然发生的紧急状况下所引起的高度紧张的情绪状态,引发应激反应的刺激称为应激源。在应激状态下,个体往往会在心理上感受到超乎寻常的压力,在生理上也承受着超过平常的负荷,以充分调动体内的各种资源去应付紧急、重大的事变。应激是我们用来评价和应对环境中的威胁和挑战的过程。除了心理上情绪体验(如恐惧、抑郁、焦虑等)的变化之外,在生理上常常表现为自主神经系统和内分泌系统的改变。这一过程通常会经历 3 个阶段:戒备反应阶段(动员资源)、对抗阶段(应对压力)和衰竭阶段(储备耗尽)。在这个过程中,机体的应激反应最初是保护性的,用以适应环境的急剧变化,但如果长期经受过于强烈的应激,容易对人体造成生理和心理上的伤害。

2. 情感

情感是人对客观事物是否满足自己的需要而产生的态度体验。情感相比情绪而言,往往表现得深刻而持久,具有较大的稳定性,它是以内心体验的形式稳定地蕴藏在人格当中,多与个体的社会需求是否满足相关,为人类所独有。

# 六、动机与意志

1. 动机

动机一般被认为涉及行为的发生、强度、指向性和持续性,与人的内在需求有关。人本主义心理学家马斯洛将人的多种不同需求按一定顺序描述为需求层次理论,认为人的需求分为五类,分别为生理的需求、安全的需求、归属与爱的需求、尊重的需求和自我实现的需求,依次由较低层次到较高层次排列(见图 2-16)。他认为当人的某一层级的需求得到最低限度满足后,才会追求更高一级的需求,如此逐级上升,成为推动继续努力的内在动力。

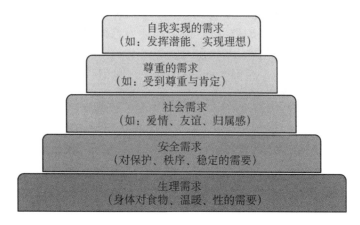

图 2-16 需求层次理论

2. 意志

意志是指个体根据预定的目标支配和调节行为,并克服阻碍实现预定目标的心理过程。人的意志行为与其从事某项活动动机的强烈程度有关,对某件事物的需求越强烈,个体从事获得该项需求的活动的动机就会越强,在这个过程中体现出来的意志活动也表现得越强烈。

在心理障碍或精神疾病的状态下,人的意志行为表现会发生改变,例如某些精神分裂症的患者在被害妄想的支配下意志增强,终日不断指控纠缠他人;抑郁状态的患者常常出现意志减退,对参加各种活动兴趣降低;而慢性精神分裂症或老年性痴呆患者则表现为意志缺乏,对任何活动都缺乏动机。

# 第三节 | 人　　格

## 一、人格的定义及人格形成的影响因素

1. 人格的定义

人格的定义很多。总体来说,人格是个体相对稳定的思维、情感反应、行为方式以及和他人联结的方式。思维包括了一个人的信念系统、价值系统、道德价值和理想,对自己和他人赋予意义的方式。每个人都有自己熟悉的情感池以及典型的处理方式,一些特征性的行为模式,特别是在人际关系中。人格的核心特征涉及适应功能,即实现目标、应对和处理生活中面临的挑战和问题。我们习惯性地处理生

活压力甚至危机,减少焦虑、悲伤、恐惧和对自尊的威胁的方式,是人格的重要方面,这些方式有些是有意识的,而有些是无意识、自动的。

克拉孔和莫瑞在一本关于文化与人格的书中总结了3个水平的人格。他们认为,每个人的人格都在某种程度上有以下某种特点:①与其他所有人相似(人类本性水平);②与某些人相似(个体和群体差异水平);③与任何人都不相似(个体独特性水平)。理解这些区别的另一种方法是,第一种水平指"普遍性"——我们都相似的方面;第二种水平指"特殊性"——我们与一些人相似但与另一些人不相似的方面;第三种水平指"唯一性"——我们和其他人都不相似的方面。人格在本质上所指的是我们究竟是怎么样的一个人,而不是我们拥有什么。

2. 人格形成的影响因素

人格形成受多种因素影响,包括生物学、环境、社会实践和自我教育等。

1)生物因素

生物因素是人格形成和发展的自然基础,其中遗传起主要作用。遗传基因携带着父母的生物特性传递给子女,对人格的作用在生命历程的早期比环境因素大。但是,生物因素只为人格的形成和发展提供了一种可能性,不能完全决定人格的发展。

2)环境因素

按照个体成长过程中接触环境的顺序,依次是家庭、学校以及社会文化环境。

(1)家庭因素:家庭是个体最早接触的环境,包括家庭情绪气氛、父母的教养态度和方式、言行举止的榜样和社会经济条件所造成的影响。父母对子女的教养方式是最重要的家庭因素。父母对孩子持有民主、平等的态度,容易建立良好融洽的亲子关系,这样有利于保持儿童稳定的情绪,形成自尊、自信、友善等人格特质。父母之间关系和睦,互相尊敬和理解,形成支持性的家庭气氛,这对孩子的人格形成也有积极影响。在多子女的家庭,出生顺序和性别会影响到兄弟姐妹在家庭中的地位和角色,对人格也存在影响。

(2)学校因素:人的一生有相当长的时间在学校度过。在各级教育机构里,课堂教学的内容和方式、班集体的气氛、师生之间的关系和老师的管理教育方式、老师的作风、态度以及思想品质等,对人格形成和发展有着深刻的影响。随着年龄增长,老师的影响力下降,同伴的影响力上升。

(3)社会文化环境:个体所处社会的风气、价值观、大众传媒等对人格形成的影响是十分明显的。

3)社会实践

个体所从事的实践活动,是影响人格形成和发展的要素之一。某种特定的实践活动,要求人反复地扮演与某种活动相适应的角色,长久下来,便形成和发展了这一活动所必须的人格特点。不同的实践活动要求不同的人格特质,同时又造就和发展了相应的人格特质。

4）自我教育

人在实践活动中,在接受环境影响的同时,个人的主观能动性也发挥积极的作用。人是一个自我调节的系统,环境因素及一切外来的影响都要通过个体的自我调节才能起作用。一个人在人格形成的过程中,从环境中接受什么、拒绝什么,希望成为什么样的人、不希望成为什么样的人,是有相当的自主权的,这取决于每个人对自己采取怎样的自我教育。因此,在一定的意义上,人格也是自己塑造的。

## 二、人格与特质及特质分类

1. 特质

什么是特质？有两种基本的表述:作为内因属性的特质和作为纯粹描述概括的特质。

1）作为内因属性的特质

特质被假定为内在的东西,因为它们使个体在不同的环境中表达着自己的欲望、需要与渴望。另外,这些欲望与需要被假定为与行为之间存在因果关系,是由于它们可以解释个体的行为。但是,把特质看作内在属性的心理学家并没有把特质等同于外在行为。比如,小明可能很想吃巧克力炸薯条,但是他正在追一个女孩子,想让自己减肥有好的身材,所以他在行为上控制自己的欲望,抑制想吃的诱惑。以玻璃做比喻,玻璃的特质是易碎,即使某块玻璃永远不碎,它仍然拥有易碎的属性。

2）作为纯粹描述概括的特质

这一观点的支持者把特质简单界定为对个体属性的描述性概括,他们没有任何关于内在性与因果关系的假设。比如,小明是个具有嫉妒特质的年轻人,他怒视聚会中与他的女朋友说话的男人,并把女友带离聚会。在这种情况下,嫉妒的特质只是概述了小明行为的一般倾向,没有给出任何关于导致小明行为的原因假设,即可能是源于内心深处的不安全感,或者是情境因素,即其他男人挑逗其女朋友而女朋友也给予了回应。

2. 特质分类

在过去的一个世纪里,许多人格特质分类法被提出来。这里主要介绍两种经过实践和理论验证的人格分类法。

1）艾森克的人格层次模型

在所有的人格分类中,艾森克的模型具有浓厚的生物学背景。他提出一种基于特质的人格模型,并相信这些特质具有高度的遗传性,并可能具有心理生理学基础。艾森克认为,有 3 个主要特质:①内-外向性;②神经质-情绪稳定性;③精神质。

艾森克将每一个高级特质的概念放在自己所属层级的最高层。外向性这一高级特质包含大量次级特质:好交际、主动、活泼、爱冒险、支配等。这些次级特质包含在外向性这个更高级特质之内,因为它们彼此间共变的程度足以使它们归类于同一个因素。反之,内向者喜欢独自一人打发时间,他们喜欢安静,热爱读书。内向者有时看上去冷漠、有距离感,但是他们通常会有少数几个分享秘密的亲密朋友。内向者通常比外向者严肃,更喜欢按适度的步调做事。他们易于管理,喜欢常规、可预测的生活方式。

神经质这一特质由更细化的特质组成,包括焦虑、易怒、感到内疚、缺乏自尊、紧张、害羞以及喜怒无常。从概念上讲,次级特质中焦虑和易怒有较大差异;然而,从经验上讲,感到焦虑的人也有易怒的倾向。实际上这两种特质是联系在一起的,在人群中有共同发生的倾向。这再次证明了因素分析是颇有价值的一种工具。

神经质上得分较高的人往往是自寻烦恼的人,经常感到焦虑和抑郁,常有睡眠问题,还会遭受许多心身病症的困扰。其特点为负面情绪过多,当面对日常生活的正常压力时,神经质上得分高的人较得分低的人有更高程度的情绪唤起。在经历情绪唤醒事件后,他们也更难恢复平静。而神经质上得分低的人,情绪稳定、平静,对压力事件反应慢,而且在痛苦事件后能很快恢复正常。

第三个高级特质是精神质。精神质包括诸如攻击、自我中心、有创造力、冲动、缺乏共情和反社会等次级特质。在对次级特质的分类中因素分析很有用。比如,因素分析显示冲动性与缺乏共情有共同发生的倾向。亦即不假思索就行事的人(冲动性)往往也缺乏站在他人角度看问题、感受他人感受(缺乏共情)的能力。

2)五因素模型

在过去 40 年里,人格研究者关注与支持最多的人格特质分类说是五因素模型。五因素模型有着不同的命名,被称为"大五"或"高五"。构成"大五"的高级特质被命名为:外向性,随和性,尽责性,情绪稳定性,开放性-智力。

根据戈德伯格的观点,"大五"模型的关键形容词成分如下:

(1)外向性:健谈、外向、自信、热心、坦率直言;与之相对的是:害羞、安静、内向、缺乏自信、羞怯。

(2)随和性:有同情心、亲切、热情、有洞察力、真诚;与之相对的是:缺乏同情心、不亲切、苛刻、残酷。

(3)尽责性:有秩序、整洁、实际、准时、做事谨慎;与之相对的是:无序、粗心、马虎、不切实际。

（4）情绪稳定性：平静、悠闲、稳定；与之相对的是：喜怒无常、焦虑、不安。

（5）智力或想象力：有创造力、有想象力、聪明；与之相对的是，缺少创造性、想象力贫乏、愚笨。

五因素模型在第五个因素的内容和可重复性验证上，仍然存在一些争议。不同的研究者对第五个因素的命名各不相同，即文化、才智智力、想象力、开放性、对经验的开放性等。造成这些差异的主要原因为，不同的研究者采用了不同的项目库来做因素分析。

五因素模型得到了经验证据的证明，且其倡导者对五因素之外的潜在因素也持开放态度。但是该模型也面临旗帜鲜明的批评者，如布洛克。他认为，这五个因素在日常生活中对外行或许有用，可是不能解释研究者真正感兴趣的人格过程的内在原因。

## 三、情绪与人格

人格心理学家为什么对情绪感兴趣？因为即使面对同样的事件，人们的情绪反应也各不相同。所以，情绪非常有助于把人们区别开来。理解人们在情绪上如何不同以及为何在情绪上有所不同，是理解人格的一个重要方面。

### 1. 情绪状态与情绪特质

我们通常把情绪看作是起伏的状态。一个人陷入愤怒，然后平息；一个人变得悲伤，然后重新振作。情绪状态是短暂的，而且更多是取决于个体所处的情境而不是特定的个体。

我们也可以把情绪视为气质或者特质。比如，我们经常可通过描述个体频繁体验或表达的某种情绪来概括其特点："小红是快乐的，充满激情的"，或者"小明经常愤怒，大发脾气"。在这里，情绪描述个体所拥有的气质或者持久的情绪特质。在个体的情绪生活中，情绪特质具有一致性。特质是指个体的行为或经验模式，它们至少具有跨时间的稳定性和跨情境的一致性。因此，情绪特质是指个体在不同情境中持续体验到的情绪反应模式。特质是人的内在属性，是导致个体产生特定行为和感受的原因。如果小红的快乐情绪是一种特质，那么我们假设，她的激情饱满的行为和愉快的举止是这一内部属性的反映，并不完全取决于外在事件。

### 2. 情绪生活的内容

情绪生活的内容是指个体经常会体验到的典型情绪。内容的提法可以使我们思索个体在不同生活时间、不同情境中体验到的情绪种类。我们要讨论的是愉快和不愉快的情绪特质。

#### 1）愉快的情绪特质

很多心理学家列出了基本的情绪清单，而在基本的情绪清单里，幸福或高兴是唯一被提及的愉快情绪。在情绪特质研究取向中,幸福以及对生活的满意度被视为主要的愉快特质。一个幸福的人通常有一个积极的自我观。换言之,幸福在一定程度上取决于对自我的积极感觉,如认为自己善良、有能力、有用,因为这些品质是幸福感的一部分。

2) 不愉快的情绪特质

与愉快的情绪不同,不愉快的情绪可被分为截然不同的种类。有 3 种重要的不愉快情绪:焦虑、抑郁和生气。神经质的人往往易于产生负面情绪。神经质是大五人格的一个维度,它几乎以不同形式出现在每一种主要的人格理论中。

3. 情绪管理

人格的一个核心功能是自我调节。自我调节的重要内容是压力管理、时间管理、认知调整和情绪管理。

学习在适当的情境中用成熟的方式真实地表达自己的情绪是情绪管理的一个重要方式。心理学家格罗斯设计了一个研究,要求部分被研究者在观看唤起欢乐和悲伤的影片时,控制住他们所感受到的任何情绪。一半被研究者被随机安排到抑制条件下,要求他们“在看电影时有任何感受都尽最大努力不要表露出来。换言之,你要表现得让观察你的人根本不知道你的感受是什么”;而另一半被研究者被安排到非抑制条件下,他们只是观看影片,没有任何要求抑制情绪的指导语。研究结果显示,与那些没有被要求抑制情绪的被研究者相比,被要求抑制情绪的被研究者表现出了生理唤起水平的增加,甚至在影片开始之前就如此。这种普遍的生理唤起反应意味着被试正在准备抑制情绪。与对照组相比,抑制组的被研究者自我报告对快乐影片的积极感受稍少,而对悲伤影片的伤感却并不减少。与善于表达情绪的人相比,抑制自己消极情绪的人的人际关系更差,幸福感也更低。由于不善于表达,抑制者破坏了正常形式的交流。这对关系的形成有阻碍作用,并且会减少人与人之间的和睦感。那些喜欢掩饰感情,不让其自然表露的人有可能会长期承受交感神经系统被唤醒带来的影响。例如,有研究表明,那些把消极情绪都隐藏于心的人比善于表达的人死亡率更高,癌症治疗后更有可能复发,免疫系统也更差。那些表达了消极情绪,与疾病斗争中表露情绪的癌症患者,比那些常常回避、抑制情绪并安静地接受治疗的患者活得更长久。一项关于恋爱中的情绪表达的研究充分说明了情绪表达的重要性。研究者发现,对伴侣表达感受越多,两个人关系中存在的问题就越少。了解他人的感受会让你相应地调适自己的行为。如果伴侣不表达他(她)的感受,那么你就难以知道什么会让他(她)开心,什么会让他(她)伤心。

与情绪表达有关的主题是表露,即告诉他人自己的隐私。心理学家彭尼贝克是研究表露作用的一个先行者。在一项研究中,他要求参与者回忆自己的苦恼或伤心事,也是他们从没有和任何人说过的事,并要求参与者写下这些秘密。人们写下了各种不开心的事,如各种尴尬时刻、轻率的性行为、非法或不道德的行为、耻辱等。有意思的是,所有参与者都能很快地记起他们所保守的秘密。这说明,我们每个人都有一些小秘密。彭尼贝克认为,对创伤、消极或郁闷事件避而不谈可能会引发问题。他认为,要抑制与这些事件有关的想法和感受需要消耗身体能量。换句话说,保守秘密是困难的,特别是当这个秘密是很大的创伤体验时,保守秘密更是件烦人的事,需要消耗大量精力。随着时间的流逝,这些压力积压起来,与压力有关的问题出现的可能性会增加,如睡眠问题、易怒、焦虑、抑郁、身体症状,甚至因免疫功能下降而导致疾病。按照彭尼贝克所说,说出秘密会减轻压力。通过告诉他人或记录事实的方式来正视创伤记忆,会帮助人从保守这些秘密的压力中得到解脱。

## 四、动机与人格

动机是一种驱使人进行活动,从而满足需要、达到目标的内部动力。动机可以促使人以满足需要的特殊方式来知觉、思考和行动。

研究者们提出了 3 种主要的动机,这些动机都是基于成就、权力和亲密的需要。

### 1. 成就需要

成就需要是一种想要做得更好,获得成功感和感到有能力的愿望。同所有的动机一样,成就需要在某种与成就相关的环境中导致相应的行为。富有挑战和多样性的刺激激发了个体的成就动机行为,同时还伴随着兴奋和惊讶的体验,以及好奇和探索等主观情感状态。高成就需要的个体从完成任务或预期完成任务中获得满足感,从具有挑战性的活动中得到享受。

高成就需要的个体喜欢中等难度的挑战。这一偏好是有意义的——它使高成就需要的个体比其他人做得更好。他们不会选择一项几乎不可能完成的任务,因为在这种任务中每个人都会做得很差,它不能提供做得更好的机会。同样,他们也不会选择一项太容易的任务,因为每个人都会把容易的事情做得很好,所有人都会成功。

### 2. 权力需要

权力需要是一种希望对他人施以影响的需要。

许多研究者考察了权力需要的个体间差异。权力需要与一些行为存在正相关,如喜欢与他人争论、在大学里被选为学生干部、在博弈情境中进行冒险行为、在一个小团体组织中果断而积极的行为,以及获得更多的"象征身份的财产",例如名车、信用卡和住宅等。

研究表明,高权力需要的个体很有控制欲——控制环境和他人。高权力需要的男性对"理想妻子"的要求是:妻子要受丈夫的控制、依赖于丈夫,因为这种关系能够为他们提供优越感。高权力需要的男性更有可能虐待自己的配偶。高权力需要的人喜欢和那些不出名或不受欢迎的人交朋友,因为这些人不会威胁到他们的威望和身份。温特还研究国家层面的权力需要水平,并把它与战争、和平这样的宏大主题关联起来。温特发现,如果首相在国会发言中的权力需求水平很高,那么战争就会发生。只有当首相在国会上的发言没有了对权力的渴望时,战争才会结束。温特在 2002 年研究了有效领导的动机维度,他认为各种动机都有强弱,最终他提出了一种有效领导的动机形式,即保持动机之间的平衡——合群动机平衡权力动机,权力关注平衡成就动机。总之,有责任的领导期望更高的成就,并希望利用权力来达成这些目标,与此同时,也希望与所有重要的人物或政府维持良好的关系。

不难想象,高权力需求的人难以很好地处理挫折和冲突。当没有达到自己的目的,或者其权力受到挑战或阻碍时,他们更可能表现出强烈的压力反应。麦克里兰称这样的阻碍为权力压力。一项对大学生的研究发现,当限制或抑制被试的权力动机时,他们的免疫功能降低。他们报告经常生病,例如伤寒和流行性感冒等。

### 3. 亲密需要

"大三"动机中的最后一种动机是对与他人建立让人感到温暖和满意的关系的期待,即亲密需要。麦克亚当斯把亲密需要定义为"对温暖、亲近和与他人交流的偏好或愿望"。与那些低亲密需要的人相比,高亲密需要的人希望在日常生活中体验更多亲密、有意义的人际交往。高亲密需要的人一般只拥有少数几个极其要好的朋友,在聚会中喜欢真诚而富有意义的交流。他们并不怎么外向、开朗,也不太参加聚会活动。如果让人们描述自己与朋友待在一起的典型表现,高亲密需要的人倾向于叙述一对一的互动,而不是群体互动。与朋友在一起时,他们更可能细心聆听朋友的讲话,和朋友分享一些亲密的或私人的话题,比如情感、希望、信念和期待等。也许这就是为什么高亲密需要的人总被评价为特别"真诚"、"友爱"、"不控制"和"不自我中心"。

有些研究考察了亲密需要与主观幸福感的关系。结果表明,对男性和女性来说,亲密需要与一定的利益和积极的生活事件存在相关。对于女性而言,亲密需要与幸福和生活满意度相关;对于男性而言,亲密需要与低生活压力相关。

目前研究还未发现权力需要和成就需要存在性别差异,然而亲密需要存在性别差异:女性的平均水平高于男性的平均水平。

## 五、认知与人格

### 1. 智力与人格

讨论个体在认知和信息加工方面的差异必须要提及智力。关于智力有多种界定方式,其中一种界定与所接受到的教育有关。与同龄人相比,一个人学到了多少知识,这是智力的成就观。另一种定义不是把智力视作教育的产物,而是更多看成是接受教育的能力,即学习的能力和天赋,这是智力的潜能观。传统的智力测量方法,即 IQ(Intelligence Quotient)测试,经常被当作潜能测试。加德纳认为,智力是指应用认知技能和知识解决问题、学习以及达到被个体和文化所认可的目标。

我们必须在文化背景中讨论智力概念,因为所谓的"智力行为"在不同文化和亚文化中是不同的。在一定程度上,文化是关于有效地解决问题的方法的共享观念。而文化观念的形成又与所处的生存环境、生存条件息息相关。例如,对于沿着海岸捕猎的因纽特人来说,掌握复杂的阿拉斯加海岸的认知地图是最重要的智力;而在西方文化中,强调口头和书面的言语能力,同时在技术先进的文化中数学及空间能力被认为是必须的。出于这些考虑,我们应该把智力看作是由特定生存环境、特定文化所看重的生活技能组成的。

生活中我们看到,有些人学业良好,但是在实践技能、人情世故方面却显得比较笨拙。心理学家 Peter Salovey 和 Jack Mayer 在 1990 年提出了情绪智力(Emotional intelligence)的概念,记者戈尔曼将之推广普及。情绪智力包括以下 5 个方面的能力:

(1) 意识到自己的感受和身体信号;能确定并区分自己的情绪(如觉知到隐藏在愤怒背后的恐惧感)。

(2) 管理和调节情绪的能力,特别是消极情绪;有能力进行压力管理。

(3) 克制冲动,引导注意力和努力;能够专注于目标任务,有延迟满足的能力。

(4) 能够分析理解他人的社交和情绪信号;能够倾听;能站在他人的立场看问题。

(5) 具有领导力:在不冒犯他人的情况下,影响和引导他人的能力;激发合作的能力;谈判和解决冲突的能力。

这些技巧和能力能够带来积极的生活成果,让生活更加富有活力与激情。它们与传统的智力概念,如学术成就和学术智力,有很大的不同。

### 2. 凯利的个人建构理论

心理学家凯利(George Kelly, 1905—1967)的理论掀起了人格心理学的认知革命。科学家用建构(constructs)来解释现象。建构本身并非真实的存在,而是概括一系列的观察并传递观察意义的言语。正如科学家解释物质世界一样,我们一直运用建构来解释个体的内在心理生活和社会生活。个体习惯性采用的解释和预测事件的建构被凯利称为个人建构。他认为，个体有少数几个用来解释周围世界特别是社会的关键建构，没有哪两个人具有完全相同的个人建构系统。因此，每个个体对世界的解释是独一无二的。对凯利来说，人格是由人们建构世界、特别是社会生活的不同方式构成的。这种差异是由于个体常用的个人建构系统不同而形成。当第一次看见一个人时你倾向于注意什么？对你而言，可能这个人是否聪明很重要，这构成了你对他第一印象的很大一部分；而对另一个人而言，他采用的可能是有趣-乏味的建构。因此，这个人与你看待目标个体的方式完全不一样。每个人都从自己的个人建构的独特视角出发，这个世界才丰富多彩。

凯利认为，焦虑是无法理解和预期生活事件的结果。用他的话说，焦虑是个体的建构系统不能解释周围的环境和自身以及两者的互动。当无法理解发生在自己身上的事件，当感到事件超出了自己的控制而无法预期时，个体就会感到焦虑。建构系统为什么会失败？有时候对于新经验，个人建构太刻板、缺乏灵活度，有些事情发展了却得不到理解。另一种情况是建构被运用得太过宽泛，没有界限，没有根据新情况进行调整。无论是建构过于刻板还是用得过于宽泛，本质上都是没有根据新出现的情况进行调整。当个体不能理解一些新经验或不能预测某事时，就是自己的建构系统出问题了。

凯利在很多方面都领先于其所处的时代。在后现代主义（post-modernism）开始流行之前，他就已经是后现代主义者了。后现代主义是一种理论视角，它基于这样的理念：现实是建构的。每个人、每种文化都有其独一无二的现实形式，任何一种形式都不比其他的更优越。凯利强调个人的建构系统如何形成了每个人的心理现实，这使得他进入了后现代主义的阵营。

## 六、自尊与人格

### 1. 自我概念与自尊

"认识你自己！"这是特尔斐神庙的希腊神谕。为什么我们需要了解自己？因为对很多人来说，自我感受就是他们的支柱，是他们解释周围所发生的每件事的出发点。自我感受以及因之形成的自我概念是人格的基石。自我认识并不是一下子形成的，而是随着时间不断发展，始于婴儿期，快速发展于青春期，完成于老年期。自我概念是自我了解的基础，它回答了"我是谁"这个问题。它是一个独特的知识结构系统，由许多不同元素组成，并保存在我们的记忆里，就如同我们对自己故乡的认知地图一样。术语"可能自我"是指人们拥有的关于自己将来可能变成什么样、希望变成什么样或害怕变成什么样的各种观念。对于将来的自我，人们总是有着特定的欲望、焦虑、幻想、恐惧、希冀和期待。心理学家希金斯详细阐述了可能自我的概念,并把它与理想自我和应然自我做了区分。理想自我是人们想要变成的自我;应然自我(ought self)是人们对他人希望他(她)变成的样子的理解。应然自我建立在个体对他人承担的责任和义务之上,是个体应该做的;理想自我则建立在个体自己的欲望和目标之上,是个体想要的。希金斯把理想自我和应然自我称为自我向导,是个体用来组织信息和激发适应行为的标准。

总的来说,自尊是个体自我评价的结果。自尊是依据好或坏、喜欢或不喜欢的尺度对自我概念进行的总体评价:你是否喜欢自己并认为自己有价值? 你是一个出色的人吗? 你是否觉得自己基本上是个正派、公平的人? 你是否对你所做的事、所扮演的角色以及想要成为的人感到骄傲和满意? 你是否感到他人很尊重你? 自尊是个体对自我概念所有方面的积极反应和消极反应的总和。

人格研究者发现,人们会从生活的不同角度正面或负面地评价自己。例如,你也许觉得自己智力出众,但在异性面前却非常害羞。因此,你可能在学业上有较高的自尊,但在约会或涉及个人魅力时,自尊比较低。总体自尊是自我在不同领域中的自我评价的总和。

2. 自尊的调节作用

1) 对批评与失败反馈的回应

很多实验研究了高自尊者与低自尊者如何对失败与批评做出回应。结果发现,失败后,低自尊者会表现得更差、更早放弃任务;相反,高自尊者却似乎受到了失败的鞭策,他们很少会放弃,更多的是与完成第一次任务时同样努力。

为什么失败会让低自尊的人感到无力而让高自尊的人重新振作? 研究者认为,人们容易接受与自我概念相一致的反馈。对低自尊者来说,最初任务中的消极反馈与他们的自我概念相一致,因此他们确信自己是个失败多于成功的人。在面对第二项任务时,低自尊者会认为接下来的任务也会失败,所以他们不愿意努力去完成,或者干脆放弃。然而,对高自尊者来说,失败与他们的自我概念并不一致,他们更倾向于不接受这一反馈。此外,他们不相信这一反馈,可能认为第一次的失败是由于某种意外或根本是个错误。因此,在接下来的工作中他们会和第一次一样努力且不放弃,因为在他们的概念中自己并不是一个失败的人。区别这两类人的重点是高自尊的人担心不成功,低自尊的人害怕失败。

2) 对消极事件的应对

每个人都会碰到不愉快的事。在日常生活的起起伏伏中,高自尊的人似乎能够保持对自己的积极评价。高自尊者如何克服人们都会遭遇的失望、缺陷、损失以及失败呢?

研究者发现,高自尊者选择的策略是,在生活中的某一方面失败后,他们通常转而关注生活中其他的如意方面。心理学家林维尔指出,自我概念中有很多角色和很多方面。然而,对有些人而言,其自我概念相当简单,仅由少数几个大块构成。比如,当一个人的自我概念和自尊主要由工作表现以及工作成就来界定,当他在工作中遭遇失败时,这种失败就可能变成灾难性的。另外,一些人可能会有一个更复杂或分化的自我概念:关系、家庭、工作、兴趣、朋友等。自我任何一方面的失败(如关系破裂)都可以得到缓冲,因为自我的许多其他方面并没有受到该事件的影响。

## 七、健康人格与人格障碍

怎么样算健康人格?怎么样算有问题的人格或人格障碍?不同文化、亚文化,不同的理论、不同的视角有不同的解读。总体来说,健康人格可以从以下几个方面进行阐述:

(1)能够以综合、稳定和正确的方式来看待自己和他人(身份认同)。

(2)能够维持亲密、稳定和令人满意的关系(客体关系)。

(3)能够体验到自身和感知他人与年龄相称的宽泛的各种情感。

(4)能够以促进适应和增加满足感的方式调控冲动和情感,能够灵活地应用防御机制或应对策略(情感调节)。

(5)具有一致、成熟的道德感并以此指导自己的行为(超我整合,理想的自我概念,自我理想)。

(6)能够感知常规观念中的现实,即便不一定遵从(现实检验)。

(7)在压力下能够利用资源有效应对,能够从痛苦的事件中解脱而没有过度的痛苦(自我力量和心理韧劲)。

用最简单的话说,就是能够享受生活,投入到爱与工作中。

按照中国精神障碍分类与诊断标准(第三版),人格障碍的诊断标准如下:

(1)症状标准:个人的内心体验与行为特征(不限于精神障碍发作期)在整体上与其文化所期望和所接受的范围明显偏离,这种偏离是广泛、稳定和长期的,并至少有下列一项:认知(感知,及解释人和事物,由此形成对自我及他人的态度和形象的方式)的异常偏离;情感(范围、强度,及适切的情感唤起和反应)的异常偏离;控制冲动及满足个人需要的异常偏离;人际关系的异常偏离。

(2)严重标准:特殊行为模式的异常偏离,使患者或其他人(如家属)感到痛苦或社会适应不良。

(3)病程标准:开始于童年、青少年期,现年 18 岁以上,至少已持续 2 年。

(4)排除标准:人格特征的异常偏离,并非躯体疾病或精神障碍的表现或后果。

## 参考文献

［1］孙时进. 心理学概论[M]. 上海：华东师范大学出版社，2002.

［2］陈福国. 医学心理学[M]. 上海：上海科学技术出版社，2012.

［3］崔丽娟. 心理学是什么[M]. 北京：北京大学出版社，2002.

［4］Myers D G，Hope College，Holland Michigan，et al. Psychology[M]. 9th. New York，Worth Publishers，2009.

［5］Zimbardo P G，Johnson R L，Weber A L，et al. Psychology Core Concept[M]. 5th. New Jersey，Prentice Hall Press，2008.

（陈　涵　吴艳茹）

# 第三章

## 心理发展与心理健康

---

第一节 | 心理发展概述

所谓发展是指事物从出生开始的一种连续不断的变化过程。这个过程既有量的变化,又有质的变化;既有正向的变化,也有负向的变化。心理发展是个体从出生到死亡的有规律的心理变化,狭义上指个体心理发展,即个体从出生到心理成熟阶段所发生的积极的心理变化;广义上指人类个体从出生到死亡整个一生的心理变化。

### 一、心理发展过程

心理发展包含两种过程:一种是"渐进论"的观点,认为从婴儿到成人的心理发展是一个逐渐积累的连续的量变过程;另一种是"阶段论"的观点,认为个体的心理发展是经历一系列有着质的不同的发展阶段的非连续过程。

### 二、心理发展的基本性质

心理发展有其客观规律,是通过量变而达到质变的过程,是从简单到复杂、由低级到高级、新质否定旧质的过程,也是矛盾着的对立面又统一又斗争的过程。个体心理发展表现出一些带普遍性的特点:①心理发展是一个持续不断的过程,每一心理过程和个性特点都逐渐地、持续地发展着,由较低水平到较高水平;②心理发展有一定的顺序性,即整个心理的发展有一定的顺序,个别心理过程和个性特点的发展也有一定的顺序;③心理发展过程呈现出许多阶段,前后相邻的阶段有规律地更替着,前一阶段为后一阶段准备了条件,从而有规律地过渡到下一阶段;④各个心理过程和个性特点的发展速度不完全一样,它们达到成熟的时期也各不相同;⑤心理的各个方面的发展是相互联系和相互制约的,知觉为思维提供具体的直观材料,这是思维发展的基础,而思维的发展又完善了知觉,使之成为有目的的观察;⑥心理发展有明显的个别差异。由于人们的环境和教育条件不尽相同,遗传素质也有差异,所从事的活动也不一样,心理发展的速度和心理各个方面的发展情况也是因人而异的。

### 三、影响心理发展的因素

影响心理发展的因素众多,大体上分为两类,即遗传因素与环境因素。遗传决定论认为,儿童的智力和个性品质是由基因决定的,环境的作用并不能改变其本质,而是引发、促进或延缓先天素质的自我展开。环境决定论则恰好相反,否认人的主观能动性以及遗传素质和儿童的年龄特征的作用,强调环境和教育在儿童心理发展当中的作用,认为儿童心理的发展完全是由环境决定的,重视环境和教育在人的发展中的作用。

### 四、不同学派的心理发展观

不同学派的心理学家从不同的角度对心理发展进行了阐述,影响较大的有精神分析理论、行为主义理论、皮亚杰的认知发展理论和维果斯基的文化历史理论。

1. 精神分析学派的心理发展观

1）弗洛伊德的精神分析理论

弗洛伊德(Sigmund Freud,1856—1939)认为,存在于潜意识中的性本能是人的心理的基本动力。弗洛伊德所指的"性",不仅包括两性关系,还包括儿童由吮吸、排泄和身体某些部位受刺激而产生的快感。在人的发展过程中,相继有不同的身体部位成为力比多的活动和兴奋中心,这些部位就叫作性感区。据此,弗洛伊德将儿童心理发展划分为5个阶段。弗洛伊德认为,人在个性发展方面的许多差异都是由于上述各个发展阶段进展的不同情况造成的。在力比多的发展过程中,儿童在某一阶段如果得到过多满足或受到过多挫折,就会在其人格中留有该阶段的特定印记,造成儿童在某一阶段的固着和退化。

第一阶段:口欲期(0～1.5岁)。这一时期,力比多的区位在口唇部位,口唇期分初期和晚期。在口唇初期(出生至 8 个月),快感主要来自嘴唇和舌的吸吮与吞咽活动;在口唇晚期(8 个月至 1 岁),此时婴儿长了牙齿,快感主要来自撕咬和吞咽等活动。

第二阶段:肛欲期(1.5～3 岁)。这一时期,力比多的区位在肛门。排泄过程和排泄后肛门区域(包括尿道口)的感觉使儿童产生愉悦。儿童以排泄或玩耍粪便为乐。这一时期,应对儿童进行便溺训练,使儿童学会控制排泄过程,以符合社会的要求。

第三阶段:性器期(3～5 岁)。儿童在这个时期注意到两性器官上的差异,性感区是生殖器。前生殖器期还指幼儿对异性的父母一方的恋爱。在弗洛伊德看来,男孩的爱情对象是自己的母亲,男孩对母亲的性爱称为恋母情结(Oedipus complex);而女孩的对象是父亲,称为恋父情结(Electra complex)。儿童希望自己取代同性父母一方,又由于儿童惧怕自己的同性父母一方的惩罚,便必须压抑这种情结,而被迫与他们认同。

第四阶段:潜伏期(5～12 岁左右)。这个时期,一方面由于超我的发展,另一方面由于儿童活动范围的扩大,儿童的性欲被移置为替代性的活动。儿童到了这个年龄,他们的兴趣不再局限于自己的身体,对于外界环境,也逐渐有了探索的倾向。

第五阶段:生殖器期(11 或 13 岁开始)。这是性本能发展的最后阶段。女孩约 11 岁,男孩约 13 岁开始,随着性的成熟,生殖器成为主要的性感区。此时性欲对象不再是儿童时期的同性朋友,而是异性,而且希望与之建立两性关系。生殖期持续时间最长,从青春期直至走向衰老为止。

2) 埃里克森的发展观

与弗洛伊德不同,埃里克森(Erik H Erikson, 1902—1994)认为,人格的发展由有机体成熟、自我成长和社会关系这 3 个不可分割的过程组成,经受着内外部的一切冲突。其发展顺序按渐成的固定顺序(即有机体的成熟程度)分为 8 个阶段,每一阶段都存在着一种发展危机(developmental crisis)。危机的解决标志着前一阶段向后一阶段的转化。

第一阶段:婴儿期(0～1.5 岁)。发展任务为:满足生理上的需要,发展信任感,克服不信任感,体验希望的实现。如果母亲对婴儿给予爱抚和有规律的照料,婴儿将在生理需要的满足中,体验到身体的康宁、环境的舒适,从而感到安全,产生信任感;如果母亲的爱抚和照料有缺陷,婴儿将产生不信任感。

第二阶段:儿童早期(1.5～3 岁)。获得自主感,克服羞怯和疑虑,体验意志的实现是本阶段的任务。自主性意味着个人能按自己的意愿行事的能力。此时的儿童控制自己的大小便,反复使用"我"、"我的"等字眼,凡事想亲力亲为,表现出强烈自主的意愿。

第三阶段:学前期或游戏期(3～6岁)。发展任务为:获得主动感,克服内疚感,体验目的的实现。埃里克森认为,顺利度过前两个阶段的儿童已认识到自己是人,在这一阶段中,他们面临的问题是他们能成为什么样的人。他们充满想象力,其行为也更具目的性和主动性。

第四阶段:学龄期(6～12岁)。在本阶段中,儿童进入学校,学习文化知识和基本技能。在学习过程中,儿童一方面努力追求着自身的完善,促生了勤奋感;另一方面,儿童在努力追求的过程中伴随着一种害怕失败的自卑感。本阶段相应的发展任务为:获得勤奋感,克服自卑感,体验能力的实现。

第五阶段:青春期(12～18岁)。青少年因为生理的急剧变化,以及新的社会冲突和要求,而变得困扰和混乱。埃里克森强调青春期的主要任务是建立新的自我同一性,防止同一性混乱,体验忠实的实现。其发展危机是同一性对同一性混乱,这里的同一性是一个内涵非常丰富的概念,主要是指一个人知道自己是怎样的一个人——包括过去的、现在的、将来的自己,了解自己的需要、理想和责任,清楚自己的社会角色,以及运用自己的方式把握事件时的内在自信等各方面的协调整合。

第六阶段:成年早期(18～25岁)。本阶段发展任务是:获得亲密感,避免孤独感,体验爱情的实现。

第七阶段:成年中期(25～50岁)。在这一阶段中,个体已经建立家庭,他们的兴趣开始扩展到下一代,而且他们也非常关心各自在工作和生活中的状态。在埃里克森看来,他们进入了繁殖对停滞的时期。此时,相应的发展任务便是:获得繁殖感,避免停滞感,体验关怀的实现。

第八阶段:成年晚期(50岁以后)。完善感对失望感是本阶段的发展期,这也是人生的最后阶段,发展危机是自我整合对失望。发展任务为:获得完善感,避免失望和厌倦感,体验智慧的实现。

2. 行为主义学派的心理发展观

行为主义是现代西方心理学的一个重要流派,强调现实和客观研究。行为主义作为心理学的一个理论体系,其本身也是不断发展的。华生、斯金纳、班杜拉分别代表了行为主义发展的三个阶段。

1) 华生的儿童心理发展观

华生(J. Watson,1878—1958)受到著名生理学家巴甫洛夫(Ivan Petrovich)对动物学习研究的启发。把条件反射引入心理学,并以之为他的理论的基石。他把凡是能引发个体反应的因素称为刺激。认为一切行为的发生和变化都可以用"S(刺激)—R(反应)"这一公式来解释。最基本的S-R的联结就是"反射"。任何行为归根结底是一个或多个反射的有机组合,通过刺激可以预测反应,通过反应可推测刺激。

华生认为,无论有多复杂的行为,都可以通过条件反射而建立。换句话说,就是可以通过学习来预测和控制行为。学习的结果就是形成了一种习惯。华生眼里的习惯,就是一系列有规则、有秩序的条件反射。

华生否认遗传在人的毕生发展中的作用,认为对儿童行为的塑造起决定性的作用的是环境和教育。华生也承认人有与生俱来的构造上的差异,但是他同时声明构造上的遗传并不能证明机能上的遗传。

2) 斯金纳的操作行为主义

斯金纳(B. F. Skinner,1904—1990)认为强化作用是塑造行为的基础。强化分为积极强化和消极强化。所谓积极强化(positive reinforcement),是由于一个刺激的加入而增强了一个操作性行为发生的概率作用;所谓消极强化(negative reinforcement),是由于几个刺激的排除而加强了某一操作性行为发生的概率作用。无论是积极强化还是消极强化,其结果都是增强反应的概率。

而消极强化作用不同于惩罚。消极强化是为了增强行为、激励行为,而惩罚是为了企图消除行为,两者目的不同。有时在惩罚之后,反应会暂时地得到压制,但并不导致消退过程中反应总次数的减少。因此,斯金纳建议以消退来取代惩罚,提倡发挥强化的积极作用。

总之,在斯金纳看来,只要了解强化效应和操纵好强化技术,就能控制行为反应,塑造出一个教育者所期望的儿童的行为。

3) 班杜拉的社会认知理论

班杜拉(A. Bandura,1925—　)将"刺激-反应"的联结所形成的行为主义观点和人的内部认知过程所决定的认知理论观点进行整合,试图从外在条件、内在认知因素两方面来解释人类社会学习的现象。班杜拉认为,人类的大量行为都是通过对榜样(或示范者)的观察而习得的,这种学习就是观察学习或模仿学习。

班杜拉把观察学习定义为:"经由对他人的行为及其强化性结果的观察,一个人获得某些新的反应,或现存的反应特点得到矫正。在这一过程中,观察者并没有外显性的操作示范反应"。

强化有直接强化、替代强化和自我强化之分。

(1) 直接强化(direct reinforcement):观察者的行为直接受到外部因素的干预。

(2) 替代强化(Vicarious reinforcement):观察者自己本身没有受到强化,在观察学习的过程中,他看到榜样的行为而受到强化。这种强化也会影响观察者行为的倾向。例如,幼儿看到榜样攻击行为受到奖励时,就倾向于模仿这类行为;当看到榜样攻击行为受到惩罚时,就抑制这种行为的发生。

（3）自我强化（self-managed reinforcement）：观察者根据自己设立的标准来评价自己的行为，从而对榜样示范和行为发挥自我调整的作用。

儿童在发展过程中通过观察学习获得了自我评价的标准和自我评价的能力，当他认为自己或榜样的行为合乎标准时就给予肯定的评价，不符合标准时则给予否定的评价，这样儿童就能够对行为进行自我调节。儿童就是在这种自我调节的作用下，改变着自己的行为，形成自己的观念和个性。

3. 皮亚杰的发展心理学理论

皮亚杰（Jean Piaget，1896—1980）发展心理学的理论核心是发生认识论，主要是研究人类的认识（认知、智力、思维、心理的发生和结构）。他认为，人类的认识不管多么高深、复杂，都可以追溯到人的童年时期，甚至追溯到胚胎时期。儿童出生以后，认识是怎样形成的，受哪些因素制约，内在结构是什么，各种不同水平的智力、思维结构是如何出现的等，所有这些就是皮亚杰心理研究所企图探索和解答的问题。主体通过动作对客体的适应，乃是心理发展的真正原因。

皮亚杰认为，心理、智力、思维既不是起源于先天的成熟，也不是起源于后天的经验，而是起源于主体的动作。这种动作的本质是主体对客体的适应（adaptation），并从生物学的观点出发，对适应作具体的分析。他认为，个体的每个心理反应，不管是指向于外部的动作还是指向于内化了的思维动作，都是一种适应。适应的本质在于取得机体与环境的平衡（equilibrium）。

根据生物学的观点，皮亚杰认为心理结构的发展涉及图式、同化、顺应和平衡。在这4个概念中，图式作为核心概念被提出。皮亚杰认为，图式（scheme）即动作的结构或组织，这些动作在相同或类似环境中由于不断重复而得到迁移或概括。主体为什么会对环境因素的刺激做出不同的反应？这是因为每个主体的图式不同，以不同的内在因素去同化这种刺激，做出不同的反应。图式最初来自先天遗传，以后在适应环境的过程中，不断地得到改变，不断地被丰富起来，也就是说，低级的动作图式经过同化、顺应、平衡而逐步构成新的图式。同化和顺应是适应的两种形式。同化（assimilation）即把环境因素纳入机体已有的图式或结构之中，以加强和丰富主体的动作。顺应（accommodation）即改变主体动作以适应客观变化。如从吃奶改为吃饭，这就需要改变原来的机体动作，采取新的动作以适应环境。因此，个体就通过同化和顺应这两种形式来达到机体和环境的平衡。如果机体和环境失去平衡，就需要改变行为以重建平衡。这种不断的"平衡-不平衡-平衡……"的过程，就是适应的过程，也就是心理发展的本质和原因。同化和顺应既是相互对立的，又是彼此联系的。皮亚杰认为，同化只是数量上的变化，不能引起图式的改变或创新；顺应则是质量上的变化，促进创立新图式或调整原有图式。平衡既是发展中的因素，又是心理结构，是同化作用和顺应作用两种机能的平衡。新的暂时的平衡并不是绝对的静止或终结,而是某一水平的平衡成为另一较高水平的平衡运动的开始。不断发展着的平衡状态,就是整个心理的发展过程。

皮亚杰把儿童心理或思维发展分成4个阶段。

第一阶段:感知运动阶段(0~2岁)。该阶段的儿童主要是通过感觉动作图式和外界取得平衡,获得客体永久性。

第二阶段:前运算阶段(2~7岁)。该阶段中,儿童的思维具有自我中心主义、直观形象性、不可逆性、知觉的集中性等特点。

第三阶段:具体运算阶段(7~12岁)。该阶段儿童形成了初步的运算结构,出现了逻辑思维,儿童思维发展具有守恒性、去自我中心主义、进行群集运算、具体逻辑推理等特点。

第四阶段:形式运算阶段(12岁以后)。皮亚杰认为,思维发展到形式运算阶段就表明,个体的思维能力已经发展到了成熟水平。该阶段儿童思维发展具有假设-演绎推理、命题推理、组合分析等特点。

4. 维果茨基的文化历史理论

维果茨基(Lev Vygotsky,1896—1934)的主要观点有:一个人的心理(从出生到成年)是在环境与教育影响下,在低级心理机能的基础上,逐渐向高级的心理机能转化的过程。他将心理机能由低级向高级发展的标志分为4个方面:①心理活动的随意机能;②心理活动的抽象-概括机能,也是各种机能由于思维(重要是指抽象逻辑思维)的参与而高级化;③各种心理机能之间的关系不断地变化、组合、形成间接的以符合或词为中介的心理结构;④心理活动的个性化。心理机能由低级向高级发展的原因是什么呢? 维果茨基指出:①起源于社会文化历史的发展,是受社会规律制约的;②从个体发展来看,儿童在与成人交往过程中通过掌握高级的心理机能;③高级心理机能是不断内化的结果。

## 第二节 心理健康概述

健康历来是人们追求的目标,20世纪50年代以前的"生物医学模式"强调从解剖、生理、病理、病原等方面,去探究疾病的病因和治疗方法来保证机体的健康,忽略了人作为一个整体心理状态和个性特征在其中的作用。1946年世界卫生组织对人类健康给出了明确的定义:健康不仅是没有疾病和不虚弱,而应是躯体、心理和社会适应的良好状态。强调了人类心理健康在健康中的重要性,补充了"生物医学模式"的不足,使医学模式向"生物-社会-心理模式"发展。

心理健康又称心理卫生,1948年第三届国际心理健康大会曾为心理健康下过这样的定义："所谓心理健康是指在身体、智能以及情感上与他人的心理健康不相矛盾的范围内,将个人心境发展最佳的状态"。还具体地指明心理健康的标志是:身体、智力、情绪十分调和;适应环境,人际关系中彼此能谦让;有幸福感;在工作和职业中能充分发挥自己的能力,过有效率的生活。

实际上心理健康的标准要从躯体、心理和社会这 3 个方面来衡量。

（1）躯体健康是心理健康的基础,有了健康的躯体,人的认知活动、思维活动、意识和行为活动才能正常。

（2）心理健康要包括对自己持肯定的态度,有自知之明,会认识自己的优点和缺点,发挥自己的特点去发展人际关系,积极面对现实,发展健全的人格。

（3）心理健康的人会有效地适应社会环境,能妥善处理人际关系,按照环境的文化标准行事,角色符合社会环境的要求,与环境保持良好的接触,能发挥自己的潜能为社会贡献力量。

## 一、我国古代心理健康的标准

古代养生方法基本上都包含有"养心"的内容,通过分析这些养心方法,我们不难总结出古代人心目中的心理健康标准。聂世茂在研究《内经》后总结出 9 条标准,简述如下:

（1）"心恬愉为务""喜怒而安居处",即要经常保持乐观心境。

（2）"志闲而少欲""不惧于物",即要不为物欲所累。

（3）"谣邪不能惑其心""不妄作",即要不妄想妄为。

（4）"意志和则精神专直,魂魄不散",即要意志坚强,循理而行。

（5）"御神有时""起居有常",即要身心有劳有逸,有规律地生活。

（6）"恬淡虚无""居处安静""静则神藏",即要心神宁静。

（7）"乐其俗""好利人",即要热爱生活,人际关系好。

（8）"婉然从物,或与不争,与时变化",即要善于适应环境变化。

（9）"节阴阳而调刚柔",即要涵养性格,陶冶气质,克服自己的缺点。

## 二、我国心理健康工作者提出的心理健康标准

王效道在他主编的《心理健康》提出了判断心理健康的三项原则:心理与环境的同一性,心理与行为的整统性,人格的稳定性。同时提出了心理健康水平的 7 条评估标准:适应能力、耐受力、控制力、意识水平、社会交往能力、康复力、道德愉快胜于道德痛苦等。

王登峰和张伯源提出心理健康的指标是:了解自我,悦纳自我;接受他人,善与人处;正视现实,接受现实;热爱生活,乐于工作;能协调与控制情绪,心境良好;人

格完整和谐；智力正常，智商在 80 以上；心理行为符合年龄特征。

## 三、西方学者心理健康的观点

美国心理学家奥尔波(G. W. Allport)是人格特质理论的创始人，对"成熟者"心理健康的特点进行了积极的研究，他通过对心理成熟的健康成人进行研究后得出：健康人的人格是不受无意识力量的支配的，也不为童年的心灵创伤和冲突所左右，心理健康者的功能发挥是在理性和意志的水平上进行的。据此理论他提出的心理健康的 6 个标准：力争自我的成长；能客观地看待自己；人生观的统一；有与他人建立亲睦关系的能力；人生所需的能力、知识和技能的获得；具有同情心，对生命充满爱。

人本主义心理学的主要代表人物马斯洛(A. H. Maslow)在认识到精神分析心理学和行为主义心理学只重视人类的"病态"和"残缺"特点，忽视了机体健全、积极的特征时，创立了一种健康心理学（人本主义心理学）来代替精神分析心理学和行为主义心理学。

马斯洛将理想的心理健康状态成为自我实现(self-actualization)，他认为年轻人很难达到自我实现，只有部分中老年人才能达到，是因为年轻人有许多低层次的需要，如安全、爱、自尊等，还没有得到适当程度的满足，没有形成持久的价值观、智慧、意志力和稳定的爱情关系，也未明确选择自己要为之终生奋斗的事业。不过，年轻人有极大的发展潜力，经过努力可以逐渐接近自我实现的最高目标。他提出了心理健康的标准是：有足够的安全感；能充分地了解自己，并能对自己的能力做出适度的评价；生活理想切合实际；不脱离周围现实环境；能保持人格的完整与和谐；善于从经验中学习；能保持良好的人际关系；能适度地发泄情绪和控制情绪；在符合集体要求的前提下，能恰当地满足个性；在不违背社会规范的前提下，能恰当地满足个人的基本要求。

从以上定义和标准可以看出，心理健康的目的就是要维护和促进个体的心理健康，预防心理疾病的发生。首先，要预防各种心理健康问题和精神病的发生。随着社会的进步，生活节奏的加快，竞争越来越激烈，心理健康问题和精神疾病的越来越多已经是不争的事实，对这些问题和疾病的早期发现和早期干预是心理健康工作的任务之一。其次，要熟悉不同年龄阶段个体的心理发展特点，根据这些特点和该年龄段好发的心理健康问题提出促进心理健康状况的方法。第三，要促使个体培养和维护良好的人格，挖掘自身的潜能，使之在生活、工作、人际交往中处于完满状态。

## 第三节 | 婴儿期的心理健康

### 一、婴儿期心理发展的特点

婴儿期是指从出生到 3 岁这一时期,新生儿主要依靠本能的无条件反射的方式来适应周围环境。

婴儿期的动作多以头部、躯体等部位的粗大动作为主,如:抬头、翻身、爬行、坐、立和行走。1 岁半以前能蹲下、捡小球,会跑但跑不稳;1.5～2 岁会自由上下楼梯,跨越低矮的障碍物;2～3 岁时单脚站、双脚跳、跑步,基本的生活能自理。双手精细动作较准确,眼、手协调能力进一步加强。

语言发展是在与周围人的交往中逐渐进行的。新生儿出生后与外界的语言交往是哭,也是最早与人交往的语言方式。1 个月内的哭声无任何意义;5 个月时进入咿呀学语阶段,能无意义地发出"ba ba""ma ma"的单音词,对呼唤有反应;6～7 个月能发出"爸""妈"的声音;8～9 个月的婴儿听得懂成人的一些话;10 个月时可懂得"不"的意义,对不愿接受的事物可以说"不";1 岁左右可以表达愿望或要求。1～1.5 岁说一些连续音节,1.5～2 岁可以说出简单句和电报句,2～3 岁是儿童学习口语的关键时期,句子明显增长,所表达的内容也更加丰富,依靠感知和自身动作才能进行思维,一旦离开了动作,思维也就终止。

新生儿情绪与生理活动是否得到满足有关,可出现无目的的"微笑"和"烦恼";4～6 周出现社交性微笑;5～7 个月出现恐惧现象;6～8 个月可出现对陌生人的怯生;1 岁以前的婴儿出现焦虑和恐惧。2～3 岁时,情绪活动进一步分化,能体验到高兴时的愉快,受赞扬时的满意,情绪很不稳定。2～3 岁开始表现出强烈的独立意识,要摆脱大人的约束自己干自己的事,自我意识得到充分发展。

与依恋(attachment)对象分离时表现出来的焦虑是婴儿早期情绪发展的主要成分,正常的依恋能给婴儿提供安全感。对婴儿早期教养的一个关键因素是让他(她)最大限度地感到舒适、安全。断奶过程是母亲-婴儿之间依恋关系的转变时期,是从对乳头的本能的依赖向高级情感联系的过渡,及时断奶有助于心理活动向社会化方面的发展。

气质(temperament)是指由生物学因素所决定的稳定而持久的心理学特征。美国学者 Thomas 和 Chess 将儿童气质划分为 3 种主要类型:难养型、易养型和启动缓慢型。难养型:生物功能不规律,对新事物和陌生人回避,适应较慢,经常表现为强烈的消极情绪,较难抚养,易出现行为问题。易养型:生物功能规律性强,容易接受新事物和陌生人,情绪积极,反应中或低度,适应快,易抚养,多数不会出现行为问题。启动缓慢型:对新事物和陌生人最初反应慢、适应性差、反应强度低,消极情绪较多。

## 二、婴儿期常见的心理健康问题

1. 睡眠问题

睡眠问题约占婴儿期心理健康问题的 25% 左右,常见的睡眠问题是睡眠不安、夜惊、要人抱着睡、睡前要人拍哄、哼摇篮曲、睡前咬被角、睡眠习惯昼夜颠倒等。

2. 喂养问题

喂养问题是婴儿期常见的心理健康问题之一,常为呕吐、反刍、肠道痉挛、消化不良、营养不良或营养过度、挑食和偏食;在断奶时也会出现对母乳的过分依赖,对食物不适应。主要原因与家长喂养方式不当有关。

3. 吸吮行为

吸吮行为是新生儿的本能行为,是新生儿和乳儿获得营养的正常渠道。婴儿的吸吮表现在吸吮手指、脚趾、玩具、毛巾、被角等能够碰到的东西。这种现象在1~3岁最为突出,3岁以后逐渐减少甚至消失,个别情况可以持续到学龄前期。

4. 语言问题

婴儿期是语言发展的关键时期,这一时期语言问题可以有言语发育迟缓,到了1岁还不会开口讲话,2岁不会说单字,3岁不会说简单的词组;有些婴儿说话时发音不清,开始说话困难,严重时所说的话别人听不懂;有些发育性障碍也会影响婴儿的语言发展,例如孤独症、精神发育迟滞等;家庭内的双语言或多语言环境也会使婴儿的语言发展受到影响。

5. 发脾气

婴幼儿阶段,由于神经系统发育不完善、不成熟,其情绪反应往往具有不稳定,容易被诱发、容易外露和不容易被自控等特点,即所谓情绪活动的易变性、冲动性和脆弱性。

儿童在受到挫折或者某些要求得不到满足的情况下,表现出剧烈的情绪改变,如哭闹、不服从、喊叫,短时间内无法通过劝说而终止的行为称为发脾气。男女均可发生,没有明显的性别差异,发生率为 5% 左右。

溺爱是引起儿童发脾气的主要原因,父母或祖辈对儿童的生活过分关注,一切都包办代替,使他(她)在生活中缺乏自我锻炼、克服困难的能力,养成自私自利、任性、自我中心的不良生活习惯和行为模式。当首次因受挫折或要求得不到满足而发脾气,出现暴怒时,家长往往采取妥协、退却、让步的方式终止其发作。久而久之,这种行为就会通过学习而维持下来,家长的让步不仅解决不了问题,相反却可强化其不良行为的发生。儿童的发脾气已成为要挟家长、达到某一目的的主要手段。

6. 过度依赖

过度依赖指发生在婴幼儿期在行为、情感、活动上独立性不足,过分依靠父母或他人的行为。正常情况下,婴儿在发育过程中,首先与母亲在情感上发生依恋关系,在独立性未充分发展之前,各种行为和活动都依赖着父母亲或其他成人。也就是说,每个儿童在心理发展过程中,都经历着由完全依赖母亲到完全独立的发育进程。过度依赖行为在婴幼儿期可达 21% 左右。部分女孩的症状可以持续较长时间,甚至到成年以后依赖性也比较强。男孩的过度依赖行为持续时间较短,随着年龄的长大,独立性逐渐发展,依赖性渐渐被克服。

造成过度依赖的原因有:①过分照料:这类儿童的家长,对儿童生活的各个方面往往有过分照料,全部生活和活动均由父母包办代替,使孩子养成了"衣来伸手,饭来张口"的习惯。一旦离开父母,没有了父母的照料,就会表现出不知所措。②心理忽视:正常情况下,婴幼儿在情感上依赖母亲,当儿童的这种正常心理需求被家长有意或无意地忽视,或粗暴地给予了拒绝,儿童正常从依赖向独立的发展过程就会受到影响,独立性不能正常地建立而产生过度依赖。1 岁末和 2~3 岁是儿童产生依赖行为的危险时期,此时,如果父母对儿童的依赖性有苛刻的要求或严重的心理忽视,则会形成过度依赖行为。

## 三、婴儿期促进心理健康的措施

1. 平衡营养,科学喂养

营养对婴儿的身体和神经系统发育非常重要,神经元体积的增大、胶质细胞分裂、突触的形成都离不开平衡的营养供应。科学的喂养方法主要是:母乳喂养、及时断奶和防止偏食。

(1) 母乳喂养:新生儿和乳儿要尽可能地进行母乳喂养。它的好处在于:喂养方便,清洁卫生;营养丰富,易于吸收;可以增加婴儿的免疫力;增加亲子之间的关系。

(2) 及时断奶:一般主张在 1 岁左右断奶,但必须有一个过渡期。在这个过渡期中要逐渐增加辅助食品而减少哺乳次数,不可突然断奶,这样不仅在营养、体质方面给婴儿带来损失,而且还会造成婴儿心理上的痛苦,如过度哭闹、情绪烦躁、进食少、睡眠不佳等。

(3) 防止偏食:偏食是指儿童对食物品种的偏好,如喜欢吃肉食,而不喜欢吃蔬菜;喜欢吃甜食、零食,不喜欢吃主食。偏食严重或时间过久则会导致因食品单调引发的营养不良或肥胖、胃肠功能紊乱。许多家长错误地认为只要有了高蛋白就保证了营养,为儿童倾向性地提供大鱼、大肉、禽蛋等;有些家庭因为生活习惯,每天餐桌上总少不了某些食品或蔬菜,这样有选择性提供食物最容易导致偏食。

2. 增加感官的刺激

通过使孩子多看、多听、多触摸的各种方式,去刺激他的感觉器官,来认识外界的事物,这样既可以促进感觉系统功能的发展,又可以使孩子从中学习到真正的知识。

3. 促进运动发展

婴儿期是运动活动快速发展的阶段,主要训练、促进粗大运动和精细运动。走、跑、跳、攀爬、翻滚、追逐、爬楼梯、拍皮球等可以训练、促进粗大运动和骨骼肌的发展。串串珠、捏捡动作、折纸、涂鸦等可以训练和促进精细运动的协调和发展。

4. 促进言语发展

3 岁以前是婴儿言语发展的关键时期,父母亲要从孩子 2~3 月开始就要和他(她)说话,用适合婴儿的方法来教说话。把婴儿当成真正的谈话伙伴,时刻不停地与之进行说话;说话内容要与现实情景结合起来,婴儿看到什么、注意到什么就跟他说什么;说话速度要慢,给出他对所说内容理解的时间;不断变换语调,言语内容、语调、表情要活泼多样;语言环境稳定,尽量减少双语言环境或者多语言环境,更不可在孩子没有学会母语的情况下就教他学习外语。

5. 增进依恋关系

依恋关系的建立是婴儿情绪发展、安全感形成和社会化过程的重要环节,从婴儿早期开始,在与成人的身体接触和感情交流中逐渐形成。依恋对象要学会从婴儿的情绪、动作中领悟到孩子的心理需求,对他的心理需求给予适当的关注和回馈;让孩子能毫无限制地去探究外界环境,使他感受到有足够的安全感;依恋对象不能仅限于母亲,要不时地向家庭其他成员转移,对任何人都产生信任感;不要对孩子有过多的"清规戒律",不要用过分理性化的方式去教育孩子。

## 第四节　学龄前儿童的心理健康

### 一、学龄前儿童心理发展特点

3~6 岁的儿童为学龄前儿童,此阶段儿童身体发育相对减慢,达到稳定增长状态,脑和神经系统发展接近成人水平。动作更加协调、稳定,精细动作更加准确。其心理发展呈现以下特点:

（1）语言词汇量明显增加，名词大量出现，对新鲜事物和新名词特别感兴趣，理解并能运用方位词，知道较复杂的方位关系，能从镜中辨认人物的方位，理解时间概念。会用简单到复杂的句子表达自己的意思，语言连贯性随年龄增大而越来越好，语言表达时可伴有丰富的面部表情或动作。

（2）仍然以被动注意占优势，只有被注意对象色彩鲜明、外观生成时才能引起儿童的注意。3～4岁儿童的主动注意仅仅能保持 10 min，5～6 岁也不超过 15 min。

（3）无意记忆占优势，有意记忆开始萌发，以具体形象性和机械性记忆为主，抽象记忆相当不足。此期儿童记忆的另一个特点是将不同来源或是自己经历或是故事中或是臆想的内容与现实情况混为一谈，心理学上称为潜隐记忆。此时，家长往往认为儿童在说谎，实际上这是一种正常现象，关键是要让儿童辨别出幻想和现实内容。

（4）思维活动已经明显摆脱了动作的束缚，但仍然离不开实物和实物的表象。游戏或讲故事时有丰富的想象力，游戏活动从低年龄的简单动作模仿到大年龄象征性游戏和创造性游戏，在 5～6 岁时达到高峰，游戏中儿童的思维活动和社会化角色的规则也会很快地发展。

（5）情绪体验丰富，基本上能像成人一样体验诸如高兴、悲伤、愤怒、恐惧等情绪，而且容易外显在行为上。焦虑和恐惧是主要的负性情绪，与家人分离、受到批评和伤害后可出现明显的焦虑反应；对想象的事物和黑暗、魔鬼、声音、幽静等有明显的恐惧。随着自我意识的进一步增加，高级情绪活动如同情心、荣誉感、合作精神也得以进一步发展。

学龄前期是儿童发展性别认同和形成性别社会规范行为的关键时期，此期儿童主要通过选择玩具和日常活动内容来反映性别角色。男性在玩具上多选择刀、枪、剑、汽车、坦克等显示"男子汉"气概的玩具，游戏和日常活动也多扮演见义勇为、拔刀相助，"爸爸""英雄"等角色。女孩在玩具上多选择布娃娃、小动物等显示文静、爱心的玩具，在游戏和日常活动中也多扮演"妈妈""公主"、被保护对象等角色。

## 二、学龄前儿童常见的心理健康问题

### 1. 遗尿症

遗尿症是学龄前儿童常见的排泄问题，往往在 5 岁以后仍然有尿床、尿裤子现象。主要原因是因为大小便习惯没有养成，过于严厉的责备、打骂或者没有耐心都不利于儿童养成良好的排便习惯。

### 2. 咬手指甲

咬指甲行为非常常见，可以发生于幼儿到学龄阶段的任何年龄段，男女都可发生,在3岁儿童为17%左右,5岁时可以达25%。儿童多数表现为经常咬指甲周围的表皮、末节指端皮肤,几乎每个指甲都被咬过,多数将指甲咬得凸凹不平,严重时可将指甲全部咬掉或咬大、小鱼际处的皮肤,造成甲沟炎甚至甲下脓肿。精神紧张或情绪焦虑时可增加咬指甲行为的频率。

3. 睡眠和饮食问题

此时的睡眠和饮食问题与婴儿期出现的类似,甚至严重程度更重,出现频率更高。

4. 逆反行为

随着学龄前儿童自我意识和自理生活能力的增加,干事情时希望按照自己的想法去做,与父母亲的观点相悖。实际上,只要父母正确引导,正确理解孩子,这种行为对养成孩子独立的个性特征非常重要。

5. 情绪问题

常见的是对陌生人恐惧,即怯生。当有母亲在场、所处环境较熟悉、陌生人的面孔较温和等情况,怯生程度就不太严重。相反,就会产生相当严重的怯生反应。3～6岁的孩子,对噪声、陌生的事物、陌生人、疼痛、坠落、身体突然移动或突然失去支持的刺激恐惧程度逐渐下降,而对黑暗、动物、伤害性威胁、过马路、空旷、幽静、落水等的恐惧逐渐增加。年龄进一步增大,对想象的对象、虚构的情景如鬼怪、天龙、老猫、地狱恐惧较多。

6. 退缩行为

在自己熟悉的环境中,学龄前儿童与自己熟悉的伙伴玩耍、游戏、行为、言语、情感都不会表现出大的异常。对陌生人、陌生环境,或让其单独去做某件事时,则表现为胆小、害怕、退缩、被动、局促不安等。对新的环境往往表现为适应困难,不愿到陌生环境中去,不愿见到陌生人,家中来了客人也不愿相见或躲藏起来。不主动与小朋友交往,不愿加入小朋友们的活动,宁可自己独处。如果其他儿童主动要求其加入游戏,也可以按正常规则进行游戏,与其他小朋友无异。

## 三、促进学龄前儿童心理健康的措施

1. 提供健康的社会环境

学龄前儿童的主要社会环境是幼儿园。在幼儿园中,对儿童要充满关怀和爱抚,能帮助儿童去克服困难。训练儿童的各种运动技能,在游戏中促进眼、手、脑的协调能力、平衡能力、反应能力和合作能力。培养儿童的口头表达能力,发展连贯性语言,用语言来表达自己观察到事物。积极组织各种集体游戏,发展儿童的社会交往能力。

2. 良好的家庭环境

亲子关系、家庭氛围和家庭教育对儿童心理健康发展非常重要。亲子关系主要体现在满足儿童的心理需要,给儿童以爱和关心,获得成功后要给予肯定和赞扬,保障身体和心理的健康有安全感,得到尊重和理解,鼓励儿童自己做自己的事情。家庭氛围需要宽松、民主、积极上进、接纳和理解,培养儿童愉快的情绪和活泼开朗的性格,使儿童有自尊心和自信心,家庭成员之间要互相理解和关怀。要让学龄前儿童养成探究外界事物的习惯,多与小朋友交往,在探究和交往中学习知识和技巧,而不一定只是读书、计算、学英文。

3. 培养儿童的抽象思维能力

学龄前期是儿童抽象能力快速发展的时期,儿童开始有了数的概念,要让儿童通过游戏,用不同的颜色、积木、小动物、玩具等来初步认识数字,来促进儿童抽象思维能力的发展。

4. 减少儿童知识学习的压力

不少家长认为,孩子的教育应该越早越好,因此除正常的幼儿园教育以外,家长还要给孩子报名参加各种学习班,舞蹈、钢琴、歌唱、围棋、游泳、奥数、摄影等,有些家长甚至教会孩子背诵唐诗几十首,在"知识学习"方面给了儿童很大的压力。应该让儿童在游戏中,在与外界的接触中认识世界,学习知识,例如让儿童在草地上玩耍的时候认识小草的颜色、小草什么时间变绿,变绿了意味着什么,怎样去给小草浇水等。

5. 做好入学前的心理准备

对于即将入学的学龄前儿童,要做好进入学校学习的心理准备。先让儿童认识到在学校上学与在幼儿园上学的不同;学会独立处理自己的事情;加强时间观念,学会安排自己的学习和功课;到学校先认识一下自己的学习环境,减轻儿童对学校的恐惧心理;学会独立思考并想办法解决问题。

6. 培养良好的日常生活习惯

养成良好的睡眠习惯,定时睡觉,按时起床;晚上不过长时间看电视;与父母亲经常聊天、谈心,互相沟通;自己做自己的事情,不要依赖家长;学会帮助别人。


## 第五节　学龄期儿童的心理健康

### 一、学龄期儿童心理发展特点

学龄期儿童主要指 7～12 的小学生,活动场所从家庭或幼儿园转到学校,开始接受正规、系统的学校教育。

身高、体重的发育不规则且相对缓慢,女童在 9～10 岁左右可能会出现身高、体重在原来落后的基础上较快超过男童,标志着学龄末期女孩发育的突增期的到来。11～12岁儿童大脑的重量几乎达到成人大脑的重量。大脑的兴奋性逐渐减少而抑制功能逐渐增强,大脑功能的侧化也逐渐完成。

此阶段是语用技能发展的关键时期,所谓语用技能是语言交流的双方根据语言意图和语言环境有效地使用语言工具的一系列技能,主要包括听和说两方面的技能。

口语和书面表达能力在小学阶段都有明显提高,从口语到书面语掌握的过程是要老师讲解、认识、阅读和书写等阶段掌握书面语表达的过程,即学习的过程。阅读、拼写的技能不能正确掌握则容易产生相应的学习技能障碍。到小学中后阶段,语言就会向更高级的语言形式——内部语言或默语发展,在形式上表现为不是大声朗读课文而是默读课文。由于词汇量进一步增加,掌握的句法、写作技能相结合使小学阶段的书面表达可达到相当的程度。

思维活动的特征是以具体形象思维为主要形式过渡为以抽象逻辑思维为主要形式。低年级儿童的理解力较慢、理解的内容较少,要靠具体的、直观的形式去理解概念,高年级儿童对抽象的材料理解力加强,可运用抽象的逻辑思维去推理、判断。

随意注意和不随意注意都有很大的发展,随意注意的时间和注意范围渐宽,注意的转移也逐渐灵活。主动注意的保持时间在7～10岁时为15～20 min,12岁以后为30 min左右。

记忆力明显增强,主要表现为以下3个方面:从机械性记忆逐渐向理解性记忆发展;从无意识性记忆逐渐向有意识记忆发展;从具体形象记忆为主逐渐向以词的抽象记忆发展。

情绪变化仍以较外露、易激动、不深刻、持续时间短为特点,随着年龄的增长,情绪反应向集体荣誉感、责任心、友谊感等高级情感活动发展。

个性特质越来越稳定,个性倾向越来越明显。按Erikson理论,此阶段是形成自信或自卑的关键时期,学业成败、社交能力、同伴关系、老师的评价都是影响个性倾向的重要因素。

自我意识有了快速发展,从受外部条件的制约过渡到受内部道德标准的制约,从道德原则来评价自己或别人的行为,检验自己行为的过程较多地参照了成人的标准和社会化原则。

## 二、学龄期儿童常见的心理健康问题

### (一) 入学适应困难

从幼儿园到小学有一个逐渐适应学校环境的过程,对新生来说,学校环境陌生、老师和同学陌生、校规校纪的约束、学习的不适应都可能是入学适应困难的原因。这种适应不良可以表现为害怕、焦虑不安、注意力不能集中、对学习没有兴趣、不能约束自己、违反学校纪律等。

### （二）特定学习技能发育障碍

特定学习技能发育障碍是指从儿童发育早期就出现的获得学习技能的正常方式受损。它不是缺乏学习机会和患神经系统疾病的结果,其某种生物学功能失调引起的认知加工过程紊乱则是主要原因。

1. 特定阅读技能障碍

阅读能力显著低于年龄、综合智力和所在年级的应有水平,最好能用标准化阅读测试来评价。障碍主要表现在省略、替代、歪曲、添加词语或词语成分;阅读速度慢;开始阅读就错,长时间停顿或"不知道读到哪儿",短语划分不准确;颠倒句中的词序或词中的字母顺序;不能回忆所阅读的内容,读完后不能讲出段落大意;语文成绩差,数学应用题的成绩也差。

2. 特定拼写技能障碍

拼写能力显著低于年龄、综合智力和所在年级的应有水平,最好能用标准化拼写测试来评价。障碍主要涉及语音的准确性,口头和笔写拼写单词的能力都受损,不包括单纯书写问题,但有些拼写障碍的患儿可以伴有书写问题。没有阅读困难史,阅读技能在正常范围内。

3. 特定计算技能障碍

计算能力显著低于年龄、综合智力和所在年级的应有水平,最好能用标准化计算测试来评价。缺陷涉及基本的计算技巧,即加、减、乘、除的掌握,不涉及代数、三角、几何、微积分等更复杂的计算技巧。障碍多种多样,不能理解加减乘除等基本运算的概念;不理解数学术语和符号;难以进行标准的数学运算;难以理解哪些数字与所要进行的计算有关;难以将数字正确排列、加入小数点或符号;难以对数字进行空间组合;不能熟练掌握和运用乘法口诀表。

除特定学习技能发育障碍以外,在学龄早期会伴有情绪问题,焦虑、情绪低落、烦躁;学龄后期会出现行为、学习动机、注意缺陷多动障碍、品行障碍较为突出。由于自尊心下降、学校适应不良、人际关系问题等会造成患儿社会适应能力差。

### （三）对立违抗性障碍

表现为消极、敌意、对立和违抗行为,与成人争吵、发脾气、骂人、对周围人抱怨和不满。往往因为自己的失误或过错而埋怨他人;故意对抗或拒绝成人对他（她）的要求;出现报复行为;发生在家庭中违抗的对象为家长,发生在学校中违抗老师和同龄人。一般没有智力障碍和精神症状。多发生于10岁以前,男性明显多于女性;发生率为2%～16%。

#### （四）注意缺陷多动障碍

学龄期儿童常见的心理健康问题之一，主要表现为：①注意力缺陷。主动注意保持时间达不到患儿年龄和智商相应的水平，注意力不集中，容易分心，发呆走神。②活动过多。在需要相对安静的环境中，活动量和活动内容明显增多，过分不安宁，小动作多，不能静坐，恶作剧。③行为和情绪的冲动性。在信息不充分的情况下引发的快速、不精确的行为反应。表现为幼稚、任性、克制力差、容易激惹冲动，易受外界刺激而兴奋，行为唐突、冒失。④学习困难。造成学习困难的原因有注意力不集中、好动贪玩、对老师讲授知识一知半解；部分患儿智力偏低，理解力和领悟力下降，言语或文字表达能力下降；部分患儿存在认知功能缺陷，如视觉-空间位置障碍，左右分辨不能，以至于写颠倒字，"部"写成"陪"，"b"看成"d"。

#### （五）学校恐怖症

学习失败、受到批评、受到挫折常常为诱发因素。开始表现为上学很勉强，该上学走的时候不走；答应去学校，可一到学校或者接近学校时就逃走；有时宁可待在家中学习、做功课而不愿意和老师、同学在一起；可以表现为头疼、头晕、腹疼、恶心、呕吐、出汗、腹泻、尿急等躯体症状。一天之中，早晨症状多而严重；星期一明显，双休日无症状；在家里一切正常，不会出现外出、惹是生非等反社会行为。多见于5～7岁、11岁和14岁这3个儿童入学、升学的关键时期。

#### （六）学习疲劳和厌学

学习过分紧张、学习压力大、学习习惯不好、功课过多都会导致学习疲劳，表现为疲劳状态、心情烦躁、记忆力下降、反应迟钝、注意力不集中、上课时打瞌睡。在学习压力过重或学习目标不明确的情况下会产生厌学情绪；对学习没有兴趣、不听老师讲课、逃学、应付老师布置的作业、学习成绩下降等。

### 三、促进学龄期儿童心理健康的措施

#### （一）尽快适应学校的学习环境

不管是老师还是家长，都要积极地去帮助儿童，尽快熟悉学校环境、学校制度、课程安排、任课老师和班级的同学。努力、耐心地引导儿童从品德行为、课堂纪律、学习方法、体育锻炼、劳动卫生等方面对自己进行约束和规范。

#### （二）培养学习兴趣

学习过程是心理活动的综合体现，培养儿童学习的兴趣要在心理健康的前提下进行。使儿童了解学习的目的和意义，初步认识学习的方法和过程；按照儿童心理发展规律来安排教学内容、教学方法，适当布置功课，时刻进行鼓励和表扬；学习氛围轻松、愉快。

### （三）减轻学习负担

减轻学习负担,实施素质教育是保障儿童身心健康的重要措施。教会儿童科学有效的学习方法,避免题海战术,及时解决学习中遇到的问题和困难,增加师生之间的沟通,热情和蔼的教学态度都是减轻学习负担的具体措施。

### （四）发现心理问题及时解决

正像前面提到的一样,学龄期儿童在入学早期往往会遇到学习技能问题,对于那些不会阅读、拼写和计算有困难的学生,要及时发现,找出可能的原因,通过个别化教学或辅导进行纠正。对于患有注意缺陷多动障碍的儿童,要建议其父母亲带领孩子到心理健康机构进行诊断和治疗,必要的时候可以考虑药物治疗。有些孩子可能会患有其他心理障碍,例如抽动障碍,千万不要以为他是在捣蛋、故意与老师作对,要认识到这是心理健康问题,应该及时进行干预。

### （五）疏导不良的情绪

学龄期儿童的情绪变化较外露、易激动、不深刻,容易受到外界刺激而产生激烈的情绪反应。当儿童遇到不良情绪时,要给予帮助。平时要给孩子关心和爱护,善于体验孩子的情绪反应;鼓励孩子的独立性和创造性,尊重孩子的意愿,不过分干涉、包办和代替他的事情;不要过多批评、指责和体罚,以免使孩子产生自卑感和耻辱感。同时,教孩子学习排遣不良情绪的方法,善于用语言来表达自己的情绪体验,如烦躁、愤怒、不满,使对方能感受到自己的情绪体验;用合适的方法去调节自己的情绪,如转移注意力、学会忍让、自我暗示、情绪日记等。

### （六）营造良好的家庭氛围

家长要有正确的家庭教育观,以身心健康为本促进儿童全面发展,而不仅仅是学习成绩好。家长是孩子最好的榜样,父母亲要以身作则,品行端正,礼貌待人。家庭和睦,成员之间相互尊重,以促进孩子互助、友谊、关爱他人等高级情感活动发展。

### （七）优化社会环境

社会环境尤其是目前转型期的社会风气、价值取向、社区环境、亚文化圈、同龄人的行为、物质供应等对儿童心理健康的影响非常之大。要利用有利条件和主导文化促进儿童的价值观、时间观念、竞争意识、自强自立观念,拒绝不良社会风气如迷信和不健康文化的侵扰。

---

## 第六节 | 青少年的心理健康

## 一、青少年的心理发展特点

12～18 岁称为青少年,是个体生长发育的特殊时期,是身心发育的重要转折点,是从儿童期的不成熟状态向青年期的成熟状态的过渡时期,是生理变化最明显的时期,有强烈的独立性和自觉性,又有极大的依赖性和幼稚性的时期。

心理学家哈维格斯特综合青少年的心理发展特点为以下内容:①同异性形成成熟的关系;②能起到受社会认可的成年人性别作用;③能适应自己身体状态的变化,理解并有效地利用自己的体魄;④经济上达到自主;⑤选择职业,并为参加职业活动做好准备;⑥对结婚和过家庭生活做好准备;⑦发展智力和思维;⑧具有能对社会负责的行为;⑨形成系统的价值观。

青少年期的身体发育达到较快的速度,身高会有明显增加。一般女性发生于12~14岁,男性14~16岁,身体、体重、肺活量等的增加到达第二个高峰期。由于内分泌腺体的活动,性器官发育,第二性征出现,性成熟是青少年另一个特点。大脑发育和智力发展渐趋完善,接近或达到成人水平。这一阶段的心理健康呈现以下特点:

(1) 思维活动达到成人水平,从形式上可以摆脱具体事物,通过抽象思维进行逻辑分析、推理,达到了认知发展的最高阶段。思维活动中显示出能正确运用逻辑关系,具体表现在日常交谈、作文等方面,每一个体有相对固定的思维方式。

(2) 与思维活动密切相关的语言的发展是在语用技能上的进一步深入,语汇量进一步增加,句法结构更加复杂,可以用不同的语言形式表达同一意义。语言内容中既保留着儿童期的痕迹,同时又出现了成人的萌芽,对某些事物的看法可以提出自己的新思路和新观点,而不会盲从或轻易相信别人。语言的内容与日常生活中的感知对象密切相关,如喜欢谈论球星、歌星等。

青少年期是情绪发展的最不稳定阶段,内心情感较儿童期更加复杂,常与自己的人生观相联系,情感体验丰富而又不愿意对他人吐露,常常以记日记的方式倾吐自己的情感体验和内心秘密。情绪不稳定,容易发脾气、冲动。内心往往充满矛盾,当理想与现实一致时则兴高采烈,理想与现实相左时则心情忧郁,闷闷不乐。与成人,尤其是家长的关系处理不当时,极易产生对立情绪。

青少年的个性特征是显露倾向化,处于似成熟非成熟、想独立又独立不了的阶段。自我学业意识、自我体验意识、自我成就意识、"成人感"都在猛然增加。把自己作为一个成人,按成人标准行事和评价自己。把自己的个性特征融合于综合理想之中,理想的标准较高,与现实生活严重脱节,往往在历史人物、现代名人和英雄中寻找自己的目标和理想。在实际能力与目标的差距较大时,容易出现挫折感,自信心和自尊心受到影响。对自己能力和在家庭、社会中的地位有了更明确的了解,在追求职业、信念、理想等方面有了自己的标准。

青少年已进入性器官发育的关键时期,由于性机能的日益发展和逐渐成熟,性意识逐渐觉醒,对两性和两性关系有了神秘的心理体验。少年出现遗精和少女初潮标志着性功能成熟。开始对异性有好感和兴趣,在言行举止、处事等方面都努力吸引异性的关注。男性认为女性温柔可爱,体贴近人,女性认为男性刚强勇敢、挺拔有力,因而出现相互吸引、爱慕的现象。

## 二、青少年常见的心理健康问题

### (一)品行障碍

品行障碍是指在儿童和青少年期出现的违反与年龄相适应的社会规范和道德准则的一类行为障碍。它主要表现为儿童期的说谎、逃学、打架、破坏行为、攻击他人、偷窃、欺诈等品行问题。品行障碍具有以下特征:①反复持续出现;②在严重程度和持续时间上超过儿童所允许的变化范围;③适应社会环境困难;④与家庭教育、社会环境有密切的关系。

### (二)电脑成瘾行为

青少年电脑成瘾者往往具有以下特点:使用电脑的次数越来越多,可以从中获得某种程度的满足;不用时就会出现戒断症状,如抑郁、易激惹、情绪烦躁;实际使用电脑时间比要打算使用电脑的时间要长;曾企图停止或减少使用电脑次数,但未成功;在与电脑有关的活动中耗时过多;为了达到应用电脑之目的,可以减少重要的社交、工作和娱乐活动;尽管有这样或那样的问题,仍然不能放弃使用电脑。从人格上讲,电脑成瘾者多具有显示个人优势的人格特点,不管在电脑技术方面还是人际交往方面,都想显示自己。

### (三)考试焦虑症

考试是考查学生经过正式教育或训练后对知识与技能的掌握程度,是在一定压力条件下进行的竞争性心理活动。对老师来讲,它可以验证老师的教学成果;对学生来讲,它可以考查学生的学习效果。对于多数学生来讲,面对考试都会产生一定程度的紧张感,这种紧张感可以使学生处于警觉状态,对提高考试成绩是有好处的。如果焦虑程度超过学生的承受能力,就会给考试带来不利,导致学生心理紊乱,使学生在考试时注意力无法集中,反应敏锐性下降,思路不清晰,对所学知识的回忆过程受阻,再加上心跳加快、出汗、便急等躯体症状,考生就会处于考试焦虑状态,称为"考试焦虑症"。

### (四)手淫和早恋

手淫是指用手刺激或触摸生殖器,以获得性快感和性满足的行为。手淫在青少年中非常普遍,不是羞耻、丑陋、流氓行为。过度手淫会引起身体疲劳、注意力不能集中、自责、恐慌等情绪反应。

早恋是发生于18岁以前,异性之间希望密切联系、加深感情,从而获得一种特殊的超越同学友情的感情需求。上海市1997年的调查表明,初一、初二、初三年级发生早恋者分别为2.9%、0.8%和10.6%,有想谈朋友者分别为6.5%、20.7%和33%。早恋容易造成注意力不集中,学习成绩下降,情绪不稳定,紧张、焦虑。失恋后又会影响情绪,造成心情抑郁。

### (五)人际关系问题

自卑是一种过低估计自己的心理现象,往往对自己的智力、能力、长相做出过低的评价,在与人交往的过程中顾虑重重,行为退缩。害羞是青少年常见的心理现象,常常表现出过分的自我注意和自我约束,缺乏主动与人接触的勇气,行为被动。胆怯的青少年到了陌生的环境或者见了陌生人就浑身不自在,害怕、不安、拘谨,影响人际交往。青少年的嫉妒心理也很常见,尤其是看到别人进步、成功、成绩好、有能力时更容易产生,它是一种需要调整的消极心理。

## 三、促进青少年心理健康的措施

### (一)对家长的教育

尊重孩子,把重点放在家庭成员的相互影响上,改变家长的教育观点和方法,发展孩子的社会可接受行为,对他们面临的问题或困难要主动去解决,或者与他们在商量的过程中解决。

### (二)家庭教育

家长应将整个家庭视为一个功能系统,而不仅仅是将问题的焦点集中在孩子身上,要通过家庭成员之间关系的互动,来改变体现在孩子身上的不适当交流方式和情绪,从而达到解决现实问题的目的。

### (三)合理引导

合理安排时间:根据青少年自己的学习、生活、交往特点,合理安排好他们的时间,在家长和老师的建议和协助下,由他们自己来做出安排而非代他们去做;合理安排活动:当青少年因为对人际交往、学校生活、社会活动的处理上出现困难的时候,要配合他们来安排自己的活动,用丰富多彩的日常活动代替单一的学习,来解决面临的各种现实问题,如减压学习压力、缓和家庭冲突、增进亲子沟通等。

### (四)青春期性教育

向青少年普及性生理和性心理知识,防止青少年的性心理发展偏离和过早的性行为,使他们能安全地度过青春期。内容应该包括:两性生理和心理的差别、两性关系的建立和维持、性道德教育、性病知识、防止过早性行为。教育方式可以为主动向孩子介绍性知识,通过电影、电视的内容向孩子解释有关的性知识,向孩子提供性教育手册等,但要避免直接与孩子谈论性内容和提供淫秽书刊。

### (五)纠正不良的行为

受同龄人和不良社会风气的影响,青少年很容易染上不良的行为习惯,如抽烟、喝酒、上网、泡吧,严重时会出现品行问题或犯罪行为。在纠正这些不良行为时,首先要让他们认识到这些行为对自己、家庭和社会的危害性;其次要教会他们增强自控能力,学会自我控制;第三要给他们提供进行积极健康活动的机会、场所和时间。

## 第七节 | 成人前期的心理健康

### 一、成人前期的心理特点

成人前期是指 18~35 岁的年龄阶段,这一阶段的个体逐渐走向一个相对平静、相对成熟的发展时期。

生理和心理从成长期向稳定期转变:生理发展趋于稳定;心理发展尤其是情绪过程趋于稳定,性格基本定型;生活方式趋于固定化和习惯化;有一个稳定的家庭;职业相对稳定;认知功能、记忆力和智力发展达到全盛时期。

成人前期是恋爱、结婚、生儿育女的年龄;从择业、就业、创业到努力工作,经历过紧张、痛苦到适应的工作过程;通过角色学习来了解和掌握新角色的行为规范、权利和义务、态度和情感、必要的知识技能,来适应自己的角色。比如,从非公民到公民,进入成人期;从单身到成家,为人妻夫、为人父母;从学生到职业人员,事业有成。至此,开始走向人生的顶峰时期:①生理上发育成熟且稳定,身体健康,很少发病,能承担繁重的体力和脑力劳动,男女都有良好的生殖能力;②智力水平达到最高峰;③国内外心理学研究认为,创造和成就的最佳年龄是 25~40 岁;④能够按照自己的需要、愿望、能力、爱好同其他人进行交往。

认知能力、社会生活技能等方面的逐渐成熟,使个体开始对个人生活与社会生活中的一些基本问题,形成了自己比较稳定的社会观。对友谊的理解更加深刻,把友谊关系建立在相互间亲密和情感共鸣的基础上,友谊在这个阶段中内化,使其稳定性进一步提高。

爱情从无到有,从弱到强,从不成熟到成熟,尽管存在着个体差异和年龄差异,但发展速度是很快的,在发展的过程中不断解决理想和现实之间的矛盾,才能使爱情开花结果,学业、生活和人际关系也会影响着感情的发展。情感丰富而不稳定,随着文化层次的提高,生活空间的扩大,思维空间的急剧延伸,必然导致情感越来越丰富、深刻。

成人前期还会表现出许多特殊的能力,以便适应这个阶段角色的变化。具备从事各种职业活动的特殊能力,并展现其职业角色行为;具备适应和协调不同的需要、解决各种矛盾、发展处理人际关系的能力;具备一定程度的管理能力;具备在智力、情感、动机、社会、运动等方面有良好的适应能力。

成人前期事业成功与否,与非智力因素有密切的关系,非智力因素对事业来说,起着动力作用、定型作用和补偿作用。

## 二、成人前期常见的心理健康问题

### (一)对大学环境不适应

大学生刚刚入学时,面临的是陌生的环境,生疏而又关系密切的新的群体。原来的生活环境、生活方式和人际环境发生了变化,不同生活习惯的人住在一起,尤其是从偏远地区或农村来到城市读书的大学生显得更为突出。对于这种变化,适应不良的学生往往感到孤独、苦闷、焦虑、无助感、情绪低落、睡眠障碍等症状,这种症状被称为适应障碍。

### (二)对婚姻的不适应

结婚后,常见的对婚姻不适应现象是性生活不和谐,夫妻或家庭成员之间矛盾,家务劳动分担不均,对新生命的到来没有充分的心理准备,严重时会造成婚姻破裂、离婚。Hurlock研究认为造成离婚的原因有:早婚,对婚姻适应所必须具备的心理发展尚不成熟;新的求偶方式使双方不能有睿智的选择;夫妻双方的文化背景不同,给婚姻带来了压力;大众传媒使人们太注重罗曼蒂克式的爱情;夫妻单方或双方都想发展各自的兴趣或人格;不能适应为人父母的角色变化;想提高社会地位的压力太大;不把家作为一个集体来看待。

### (三)择业的困惑

从学校毕业后,面临的职业选择是成人前期的主要问题之一。所学专业找不到合适职业,专业与职业不一致,不公平竞争,性别歧视,工作环境不理想,实际收入与自己理想的收入差距较大,面临转岗或下岗等是常见原因。会造成情绪低落、不满意、不公平感等心理问题。

### (四)性问题

结婚后夫妻间性生活要有一个适应过程,适应不良就会产生问题。性欲减退,性兴趣和性活动降低甚至丧失,对配偶缺乏性的要求。阳痿,不能产生或维持进行满意性交所需的阴茎勃起,或者虽然能勃起但勃起不坚挺,或者勃起持续时间短暂而不能完成性交。冷阴,是一种性唤起障碍,指成人女性有性欲,但难以产生和维持满意的性交所需要的生殖器适当反应,以致不能完成性交。早泄,持续地发生性交时射精过早,以致使双方都不能得到性快感或性满足。

### (五)心理冲突

当两个或两个以上的动机得不到满足时,所引起的心理矛盾就是心理冲突。

由于成人前期的角色和行为变化快,在这一过程中就很容易产生心理冲突,常见的心理冲突是由于自我意识增强带来的独立性强、理想多、期望高与依赖性强、不了解现实、能力差之间的冲突。冲突往往会给他们带来情绪波动、对人不信任、挫折感等心理反应。

## 三、成人前期促进心理健康的措施

### (一)正确的世界观和人生观

健康的人生要有健康的世界观和人生观。当个体对自己和周围世界有了正确的认识和了解,他才能采取合适的情感和行为进行应对,对于即将踏入社会的大学生提高应对冲突和挫折能力非常重要。

### (二)就业指导

在目前就业竞争异常激烈情况下,根据大学生所学专业、兴趣、性格特征、适应能力等对他们进行就业前的指导,不仅帮助他们选择适合自己的职业,有利于自我实现,而且帮助他们端正就业动机,面对就业机遇时会去解决理想与现实的冲突,同时还可以帮助他们增强心理承受能力,提高求职的技能技巧。

### (三)对婚姻的适应

每一个成人前期的人都会面临对婚姻的适应问题。做好婚姻适应要从以下几个方面做起:夫妻恩爱、忠诚专一,互敬、互爱、互信、互勉;保持性生活和谐,性生活要讲究卫生,双方要互相体贴;扮演好父母的角色,以适应子女的心理需求;家庭经济生活民主化,夫妻协商共同理财;共同承担家务,相互理解和帮助;处理好与家庭其他成员的关系。

### (四)对子女的适应

成人前期多数已经为人父母,面对子女自己也要适应。子女的来临首先影响的是夫妻婚姻关系的亲密程度,父亲感到自己被冷落了,而且家务事明显增多,在社交活动、经济开支、住房安排方面也会带来影响。然而,多数父母从子女身上得到了最大的愉悦和满足,在从子女身上得到慰藉的同时,对子女进行优育、优教非常重要,根据孩子的生理和心理特点,用科学的思想和方法进行培养和教育。

### (五)对职业的适应

成人前期是个体就业的高峰时期。对职业适应好坏体现在:①工作是否成功或者有成就;②个体和家人对工作及社会经济地位是否满意。如果职业能实现个体所希望的角色和经济收入,就会对它感兴趣,全身心地投入其中。在从事某一职业时,要不断进行职业培训,以提高自己的职业水平和能力,才能适应职业的变化和要求。

## 第八节 | 成人中期的心理健康

### 一、成人中期的心理特点

成人中期又称中年期,一般是指 35～65 岁的年龄阶段。成人中期个体的生理功能开始减退,但在社会各项活动中承担着中流砥柱的作用,感受到的事业和家庭的压力也比较大,常处于紧张、焦虑和动荡不安中。

生理功能趋于衰退,毛发稀少,皮肤粗糙,出现皱纹,听力感受能力下降,新陈代谢下降,性欲和性功能减退,女性还要经历明显的更年期。

成人中期的智力变化比较复杂,那些直接与神经系统相联系,而较少依赖于后天经验的智力因素有下降趋势,如机械记忆能力,快速反应,注意分配或注意力高度集中的能力。那些较多依赖于教育和实践经验的智力因素,如词汇、推理能力、解决问题的策略,在成人中期要明显优于年轻人。从整体发展趋势来看,在职业和家庭中承担重任的成人中期的智力没有明显变化。

成人中期的兴趣范围不如青年人那么广,兴趣的重点有所转移。事业心增强,对社会公务越来越感兴趣;社会参与心增强,对时事比较关心;休闲需要增强,休闲方式从剧烈的运动转向安静的运动。

人格处于矛盾变化的状态,一方面人格趋于稳定,趋于内向,他们关心自己的内心世界,经常反省。另一方面,几十年的生活使他们对人、对己、对事的态度都发生变化,随之而来的可能是整个人格的不同程度的变化。因为人到中年以后,敏锐地感到自己的体力、精力、魅力逐渐不如从前,个体主观愿望与客观条件、事业成就之间的矛盾逐步加剧,再加上子女逐渐长大,不再将父母视为权威,结果给中年人带来了更多的失落感和危机感。

在社会上,处于"不惑"之年到"知天命"的中年人成为中坚力量,担当各个行业的骨干。在家里,上敬老下扶幼,担当一家之主,有做不完的事、操不完的心;在情感上,从对子女的爱的移情期到子女成人后又把注意力转移到配偶身上。

扮演多重的社会角色,交往范围广泛,人际关系也比较复杂。由于工作繁忙、竞争激烈而使人际关系变得比较紧张,但人际关系中的尊敬、信任、帮助、拒绝等结构成分更加趋于稳定。在长期与人相处的过程中,由于各种成败的经验和教训,考验了自己所处的各种人际关系,了解了人和人的行为,在信念、价值观和人格特征上产生了可接受性,情感上留下深刻的烙印,最终结果是使人际关系比较深刻。

## 二、成人中期常见的心理健康问题

### （一）心理疲劳

由于长期的工作劳累、人际关系紧张、家庭纠纷等给成人中期的人带来沉重的压力,容易产生身体疲劳、紧张和焦虑情绪,主要表现在:浑身乏力,头晕目眩,心悸不适,便秘或腹泻;情绪变化无常,紧张焦虑,容易发脾气;厌倦生活,厌倦交往,无兴趣,不合群;工作学习效率下降,注意力不集中,常常出差错;血压升高,免疫力下降,睡眠障碍。

### （二）婚姻适应不良

中年人的家庭容易出现动荡不安和夫妻关系问题,主要原因有:对青年时的婚姻不满意,在事业有成、心理成熟后重新考虑婚姻状态;长期忙于工作和家务,夫妻生活单调乏味,彼此之间缺少沟通,相互之间的吸引力下降;生活中的不断争吵、不和谐、不满意使彼此间隔阂感增加;性生活的不和谐,性功能异常。婚姻适应不良往往会使中年人的身心疲惫雪上加霜,同时还会影响到子女的心理健康。

### （三）更年期综合征

由于卵巢功能退化和激素水平的下降而导致月经停止称为更年期,一般在45～55岁之间。更年期综合征主要表现为情绪症状、自主神经系统症状和性生活改变。①情绪症状:情绪不稳,容易激惹、烦躁、敏感、头痛、头晕,焦虑和抑郁情绪比较明显,严重时可以达到焦虑症或抑郁症的程度。因为父母去世、子女外出学习或工作,使得家庭形成"空巢",患者感到孤独、寂寞。②自主神经系统症状:手抖、面部潮红、四肢发麻、多汗或夜间出汗、身体发冷发热、胃肠功能失调、心悸、胸闷气短、便秘。③性生活改变:性欲减退或亢进、性生活次数减少、性反应迟钝。

### （四）职业适应问题

职业对中年人来说非常重要,职业的收入是赖以生存的生活来源,职业的成就又是维护中年人尊严的形式。在中年期,更多面临着对新职业岗位、技能的适应。对长时间从事单调刻板、缺乏创新感、缺乏情趣的职业感到厌倦,产生厌恶心理;中年人的兴趣、爱好在不断变化的同时,原有的职业已经完全不能满足自己的需要,认为发挥不了自己的潜能,职业没有前途,或者不能达到自己的收入期望;人际关系紧张也会体现在对职业的不适应。

### （五）中年危机

中年危机主要是指人格方面的危机,也包括整个身心变化的转折,以及在实现这个转折过程中所出现的各种困难。成人中期的人为完成特定的历史使命,长时间的快节奏、超负荷的不断工作,心理负荷超载打破了身心平衡,容易使中年人在身心健康上出现问题,也标志着中年人开始走下坡路,是在向中年人提出警告。

## 三、成人中期促进心理健康的措施

### (一)正视现实

中年人要正视自身身心发展的基础、现状和可能性,对生活中的各种矛盾和困难,既要有积极进取、奋发图强的态度和精神,又要从实际出发、实事求是的策略和行动。

### (二)客观认识自己的过去

要正确、客观地评价自己在学习、工作和事业上的成绩,知足常乐。充分认识到自己前半生的聪明才智已经发挥在了学习、工作、事业和家庭上了,自己可能在工作中取得了一定的成绩,学习了不少的知识,家庭生活比较美满,成功地教育和培养了子女,孝敬了需要照料的老人。不应该再为了名利、权位、职务、金钱等耿耿于怀,给自己增加心理负担。

### (三)调适情绪

中年人处于各种心理压力之下,很容易产生负性情绪反应,焦虑、紧张、发脾气等。对此,要善于学会控制和调整自己的情绪,遇事冷静,加强自己应变能力的锻炼;学会理性地去思考问题的原因所在,找出问题的根源,才能解决问题;学会与家人、同事、邻居沟通,良好的沟通往往是减少负性情绪的良方;提高处理应激的能力,不被突如其来的天灾人祸所击垮。

### (四)改善人际关系

复杂的人际关系是每一个中年人都面临的现实问题,人际关系的结构成分相对稳定,因此,与人相处时一定要豁达、宽容、信任和理解。林崇德教授的建议是:"宁可天下人负我,我绝不负天下人""害人之心不可有,防人之心不可无"。只有这样,中年人才可以在良好环境中与人们愉快地相处。

### (五)改善婚姻状况

珍惜自己的婚姻,善待自己的配偶,把家庭视为自己赖以解除身心疲惫的港湾。留给夫妻单独的时间,找回青年时期的激情;夫妻之间互相尊重、理解和信任;共同承担家务,善于在配合默契中生活;保持年轻的心态,注意自己仪态仪表。

### (六)保证良好的生活习惯

早起床,多锻炼;采取健康的生活方式;戒除烟、酒、药,远离毒品;有充分的休息时间。

## 第九节 | 老年期的心理健康

### 一、老年期的心理特点

一般将 65 岁以上的这一阶段称为老年期。老化过程是个体发展的必然规律，老年人面临的是逐渐衰老和死亡。

老年人的人格特征是：稳定、成熟、可塑性小；自尊心强、有衰老感、趋于内向性、希望做出贡献传于后世；自我中心、多疑猜测、刻板固执、不容易听取反面意见。

老年人头发稀疏并脱落，皮肤松弛，缺乏弹性，面部皱纹增多，牙齿脱落，弯腰驼背，行动迟缓。身体各系统、器官功能进一步下降：①视觉功能老化，视力下降。②听觉衰退表现在对高频声音感受性下降，有背景条件下的听力下降。③嗅觉、味觉和触觉明显迟钝。

语言能力逐渐下降，思维速度和灵活性较差，思维属于理论型，以文化教育、知识、经验为基础，通过抽象假设、逻辑推理和反省监控来完成。思维内容偏重于对社会的认知和对自己反省，思维活动仍然具有创造性，对知识型的老人更为明显。总体上说，老年人的思维逐渐出现衰退的趋势，思维以自我为中心，坚持己见，主观固执；在解决问题时能深思熟虑，思维敏捷性差，缺乏自信心；思考问题时显得迟钝，灵活性差，想象力缺乏。

记忆力呈明显下降趋势，以机械记忆障碍为主，理解性记忆尚好。姓名记忆、数字记忆、短时记忆减退明显；初级记忆比次级记忆减退慢，需要集中注意和组织的记忆对老年人更困难，对不计时间的记忆与年轻人差别不大；老年人的再认能力下降，对远事的保持比对近事的保持要好。

情绪活动在本质上与中年人没有什么区别，只是老年人的情绪更加复杂，更多体验到的是孤独感、无助感、抑郁、悲伤。尤其是在退休后、性格比较内向或者没有业余爱好的老年人更为明显。

人际关系特征为交往范围缩小，人际关系减少；各种人际关系随着时间的推移在感情上更加深刻；经受长期考验，人际关系的结构更加稳定；随退休后的角色变化，人际关系的内容也随之变化。

### 二、老年期常见的心理健康问题

#### （一）退休综合征

退休的老年人离开原来工作岗位后，普遍存在着一种失落感、自卑感和无用感,往往出现情绪低落,内心空虚,实际上是对退休的心理不适应。原因主要有:退休前对工作有深厚的感情,工作曾经是自己生活的核心;退休等于失去社会的尊重和社会赋予的权力和责任;觉得自己身体还好,还可以工作,对退休没有做好心理准备;经济上受到损失,自我感受较差;社交范围变小,责任感消失,出现失落感。

### (二)阿尔茨海默病

旧称老年性痴呆,多发生于65岁以上,是一种原发性退行性脑变性疾病。早期表现为近记忆力下降,对刚刚经历的事回忆困难,时间定向困难,计算能力下降;言语功能受损,讲话无序,空洞或赘述,多疑敏感、嫉妒妄想;情绪淡漠、不稳定,缺乏主动性;睡眠障碍,白天思睡夜晚不宁;性格改变,冷漠、自私、本能活动亢进。行为紊乱、捡破烂、藏污纳垢,严重时生活不能自理。

### (三)睡眠障碍

老年人的睡眠障碍很常见,上床后到入睡的时间延长,失眠,中途转醒的次数增加,眼快动睡眠时相减少。深睡眠时间减少,浅睡眠时间变长,总的睡眠时间减少,睡眠-觉醒节律遭到破坏。

### (四)老年期抑郁症

该症为发生于老年期的抑郁症,是困扰老年人常见的心理障碍之一。表现为情绪低落,感到消沉、沮丧、思维迟缓、行动缓慢,多数会伴有焦虑、烦躁、易激惹。精神运动性迟缓和躯体不适比年轻人明显。由于思维联想迟缓和记忆力减退,会出现明显的认知受损,在临床上类似痴呆的表现,计算力、记忆力、理解和判断能力均下降,被称为抑郁性假性痴呆。

### (五)代际距离

在家庭中存在于代际之间的价值观的差别,又称代沟。它是家庭中代际间产生心理冲突的主要原因,也是老年人常见的心理困惑。经学者研究得出:①老一代的价值观比较务实、内倾,强调道德准则,服从长辈,沉着老练,实际简朴、不注重享受,为家庭做出牺牲,倾向与大家庭。②年轻一代的价值观较为开放、外倾,强调个人不受约束,家庭民主,活泼开朗,较多幻想,讲究实惠、享受,重视个人自由,喜欢小家庭生活。

## 三、促进老年人心理健康的措施

### (一)老来伴不可少

良好、稳定的婚姻对老年人来说,是具有健康的心理适应能力、顺利走完人生最后阶段的基石。大部分老年人面对的往往是子女出去工作、生活后留下的"空巢",老夫妻往往需要互相照顾,重新回到年轻时的两人世界。对于失去配偶的寡妇或者鳏夫来讲,再婚意味着可以补偿丧偶后的心理紧张和失落感,对促进心理健康无疑是有益的,可以解决家庭生命周期空巢阶段给老年人带来的多种困苦,以便建立良好的心理适应的最佳途径。

### (二) 对自己有正确的自我认识

老年人对自己要有正确的认识,通过自我观察、体验、判断和评价,对自己的能力、情感、人格及心理特征有一个正确的认识,根据自己的特点来开展适合自己的活动。如果缺乏对自己的了解和认识,很容易对自己估计错误,就容易产生心理问题。

### (三) 保持合适的人际关系

积极维护和正常对待人际关系,在人际互助的过程中提高自己的心理健康水平。真诚地鼓励、赞美家人;善意地建议或批评他人;尊重别人,不把自己的意志强加给别人;像原来工作时那样,与环境保持良好的接触;充当家庭、原工作单位、社区各种活动的积极倡导者和参与者。

### (四) 良好的生活习惯

积极参加身体锻炼,丰富日常生活,既增强了体质又促进了心理健康。对于空巢家庭来讲,丰富生活和填补空虚的主要方法就是学习。培养适合自己的业余爱好,如下棋打牌、养花钓鱼、书法绘画等。戒除抽烟、喝酒、赌博、懒动的不良生活习惯。

### (五) 健康长寿

修身养性、清心寡欲、饮食有节、起居有常,良好的生活习惯与和睦的家庭关系有利于老年人的身心健康。健康长寿者具备以下心理特征:①活动积极:热爱生活、热爱劳动,对生活充满信心,积极参加各种活动;②情绪乐观:善于控制自己的情绪,有幽默感,知足常乐,笑面人生;③性格开朗:在生活和工作中要遇事想得开,不钻牛角尖,不患得患失,心胸豁达,通情达理。④人家关系良好:夫妻相随,家庭和谐,邻里和睦。

### 参考文献

[1] 林崇德. 发展心理学[M]. 杭州:浙江教育出版社,2002.

[2] 季建林. 医学心理学[M]. 3 版. 上海:复旦大学出版社,上海医科大学出版社,2001.

[3] 张玲. 心理健康研究与指导[M]. 北京:教育科学出版社,2002.

[4] 黄希庭. 人格心理学[M]. 杭州:浙江教育出版社,2002.

[5] Wolman B B. Handbook of developmental psychology [M]. New York:Prentice-Hall,1983.

[6] Shantz C U,Hartup W. Conflict in child and adolescent development [M]. New York:Cambridge University Press,1992.

[7] 杜亚松. 儿童心理障碍诊疗学[M]. 北京:人民卫生出版社,2013.

(李改智　杜亚松)

# 第四章

## 应激和应对

| 第一节 | 心理应激概述 |

## 一、应激概念简史

应激(stress)是指由生活中遇到的各类变化引起个体出现各种情绪体验,以及可以预测的生理生化反应和相应的认知行为变化的过程。在我们日常生活中,大到地震、火灾、海啸以及各类灾难性事故,小到走路被绊倒或是上班迟到,此类种种都有可能成为应激。

医学、心理学、社会学、管理学、人类学均把应激作为重要研究课题。由于学科的不同,研究领域的不同,其研究侧重点和目的各异,应激概念在不同领域和不同时期也有较大差异。目前我国学界比较接受的观点是,应激是个体对环境威胁和挑战的一种适应过程。应激的原因是生活事件,应激的结果是适应的和不适应的心身反应。从生活事件到应激反应的过程,受个体的认知等多种内外因素的制约。

## 二、应激理论的研究与发展

### (一)稳态与战斗——逃跑反应

应激研究的理论先驱是 20 世纪 20 年代的著名生理学家坎农(Walter

Cannon),他提出了稳态(homeostasis)的概念,他认为人体的每个细胞的活动都由内、外环境影响,而人体的内外环境在现实情境下处于一个常态,也就是说人体的每一部分功能活动都是在一定范围内波动,并通过各种自我调节机制始终保持着动态平衡。坎农将这种机体在面对环境变化时保持内环境稳定的过程称作"稳态"。当个体遇到严重干扰性刺激时,就外环境而言,譬如遇到突发意外事件、撞击、刺伤、电击、溺水等,相对应的内环境包括水电解质失平衡、血氧饱和度下降等,稳态的平衡即被打破,个体的生理机制即会出现反应,包括交感-肾上腺髓质系统激活,引发交感兴奋性增高导致随后的一系列生理反应:心率加快、血压升高、呼吸频率加快、脑和骨骼肌血流量增加、胃肠道系统减少供血、血糖升高、凝血过程加快等反应。这种情况是为了应对接下来个体所面临的选择,即"战斗或逃跑"(fight or flight)反应。无论是战斗还是逃跑都可以看作是对于应激的一种本能反应,前者可以看作是一种对于应激的攻击性反应,而后者则是一种回避性反应,无论是哪一种选择,都是个体为了生存下去而做出的决定。目前有学者认为,还存在第三种反应类型"冻住"(frozen),好比毛毛虫从树上跌落或是遇到危险时会一动不动,就像被冻僵住一样,可以逃避受到进一步的攻击。针对人类个体而言,曾经有报道发现个体在遭遇大型食肉动物攻击时,感到十分紧张害怕,肌肉僵硬无法动弹,意识无法支配身体,对方将其识别为死亡状态,遂停止攻击行为,反而逃过一劫。在上述情形下,战斗或逃跑可能都会对机体导致更大伤害。

**(二) 一般适应综合征**

与坎农所关注的角度不同,加拿大病理生理学家塞里(Hans Selye)将研究重点放在个体在应激下的病理生理反应上。他发现无论是何种应激对于个体而言,最终反应在各个脏器的病理表现形式上其实是相差无几的。譬如,无论在动物实验中给小白鼠注射何种有害物质,小鼠都会表现出相同的症状,包括肾上腺皮质肿大、胸腺、胃和十二指肠萎缩等。这与塞里对不同疾病患者的观察发现一致。通过大量动物实验塞里注意到,处于失血、感染、中毒等有害刺激作用下以及其他严重状态下的个体,都可出现肾上腺增大和颜色变深,胸腺、脾及淋巴结缩小,胃肠道溃疡、出血等现象。塞里认为,在每一种疾病或有害刺激下机体都会有这种相同的、特征性的和涉及全身的生理病理反应过程。也就是说,在各种不同的严重干扰性刺激下,机体会通过一些非特异性的反应过程来适应,而与刺激种类无关。由此,在1936年塞里将机体在这些不同刺激作用下出现一系列非特异性反应统称为"应激",将这种非特异反应称为一般适应综合征(general adaptation syndrome,GAS),标志着现代应激研究的开始。塞里认为,GAS的机能主要是通过下丘脑-垂体-肾上腺轴(HPA轴)来实现的,根据不同的机体表现可以分为警戒、阻抗和衰竭3个阶段:①警戒期(alarm stage)。机体对应激源做出反应,进入"战斗或逃跑"

反应,激素水平升高。这是机体为了应对有害环境刺激而唤起体内的整体防御能力,可称之为动员阶段,此时机体的抵抗力是降低的。②阻抗期(resistance stage)。机体持续暴露于应激源下,战斗或逃跑反应仍然无法摆脱应激源,在此情形下,机体会进一步通过提高体内的结构和功能水平以增强对应激源的抵抗程度,但与警觉反应相关的生理信号开始消失。③衰竭期(exhaustion stage)。应激刺激持续时间太久,或有害刺激过于严重,机体会丧失所获得的抵抗能力而转入衰竭阶段,此时机体免疫系统严重受损,个体产生疾病或死亡。

塞里的模型具有相当普遍的意义,基本概括了各类应激源所造成的应激反应。但其工作也存在着一定的局限性,即不考虑个体对于应激源的认知可能对于应激反应有着重要的影响作用,也就是说,相同的应激源对于不同的个体由于其认知和心理结构特点的不同,在其生理上可能会有着完全不同的反应。而一般适应综合征的 3 个阶段其实也并非始终按照警戒期、阻抗期和衰竭期的顺序依次发生。在很多慢性应激的情况下,个体长期处于衰竭期,进而达到一种新的适应,譬如在集中营幸存下来的生还者,其往往能够较快地从最开始的不适应进入新的适应,从而降低自己的交感兴奋水平,减少在衰竭期受到的伤害。而在另一些情况下,个体可以通过调适自身心理状态,将应激从警戒期停止,直接进入非应激状态,譬如个体通过自我觉察感受到自身的变化,从而主动调整此刻的认知,将应激过程终止,也避免了阻抗和衰竭的发生。

（三）认知评价和应对

正是由于前人的研究往往偏重于现象学和病理生理学的角度,使得对于应激的研究从心理因素和其相关影响因素方面在起初并不太受到重视。而 20 世纪 60～80 年代,以拉扎勒斯(Lazarus RS)为代表的心理学家则提出了认知评价(cognition or appraisal)以及应对方式(coping)在应激中的重要中介作用。

Lazarus 认为应激源虽然是导致应激发生的必要条件,但在整个应激反应过程中,个体是如何觉察或者评估这种应激,有着更为重要的意义。因为在他的观察中发现,应激的发生并不伴随特定的刺激或特定的反应,也就是说应激刺激或生活事件虽然是应激源,但应激反应的是否出现以及如何出现,决定于当事人对事件的认识。譬如,面对同样的灾难,每个人的反应是截然不同的。同样是在地震中失去亲人,不同的个体的反应强度和方式也不是千篇一律的。他提出当个体面对一个新的环境或刺激时,首先会进行"初级评估"(primary appraisal),对事件本身的性质进行一个初步评判,包括事情本身的严重度,后果的危害度,以及该事件总体偏向积极或是消极,后果是有利还是不利;随后则是"次级评估"(secondary appraisal),主要评估的是个体自身的能力和现有的资源能否应对应激所带来的挑战。初级评估和次级评估的结果对于个体而言是一个综合的印象:当事情本身很严重,而个体自身的资源和能力又不足够时,个体往往会产生十分严重的应激反应;当事情本身并不会带来严重后果,而个体又具有信心来面对和解决时,往往就不会引发强烈的应激反应。

此后,Folkman S 和 Lazarus RS 等还进一步研究"应对方式"在应激中的中介作用,从而将应激研究逐渐引向应激(应激源和应激反应)、认知评价和应对方式等多因素的关系方面。

应激的理论发展经历了较长的历史过程。如果仔细梳理会发现,整个应激和应激理论的认识,是由早期重视应激反应、应激刺激发展到后来慢慢重视应激的认知评价过程,是从早期的病理生理学研究慢慢发展至将心理学的内容整合入应激理论的研究中。

### (四)应激理论模型

下面仅简单介绍与本专业密切相关的医学和心理学两个学科的情况。

1. 应激刺激模型(response-based model of stress)

应激刺激模型强调不同应激刺激引起共同的应激反应,包括生理、心理、行为的反应。而对引起应激反应的其他因素关注不多。塞里 1936 年首次提出的应激概念是这一模型的代表,塞里应激说的重点是关注机体在各种有害刺激下所产生的一系列"非特异性"的适应性反应(即一般适应综合征,GAS)。当时临床医学界对于疾病的研究往往集中于病因学上,以描述特异性病变为主要研究手段,并以此来区分疾病。而塞里提出的一般适应综合征学说,却从另一个角度强调有机体对各种不同刺激,除了"特异性"病理过程,也存在一种普遍的、整体的抵御反应过程(即"非特异性反应")。因此,该学说是对传统生物医学模式的一种挑战,也是向系统论方向的一种进步。

2. 应激过程模型(process-based model of stress)

在 Lazarus 等的应激交互作用理论基础上,众多国内外学者慢慢开始将研究重点放在强调心理应激是由应激源(生活事件)到应激反应的多因素作用的过程,即应激过程模型。据此,心理应激(psychological stress)被定义为:个体在应激源作用下,通过认知、应对、社会支持和个性特征等中间因素的影响或中介下,最终以心理生理反应表现出来的多因素作用"过程"。

该定义强调,应激是个体对环境威胁和挑战的一种适应过程;应激的原因是生活事件,应激的结果是适应的和不适应的心身反应;从生活事件到应激反应的过程受个体的认知等多种内外因素的制约。心身医学也逐渐成为应激研究的主要领域。

3. 应激系统论模型

实际上,心理应激过程模型在认识论的基本上还是单向的,并不强调多因素的交互作用,而更多描述的是应激导致应激反应的这样一种偏于因果逻辑关系的过程。而从现代大量临床实证表明,不同的认知评价可以导致不同的应激反应;反过来,应激反应也影响个体的进一步认知评价,以及现实反应和行为。因此,应激、应激反应、认知评价与现实行为等因素之间都是相互制约和影响,是一种多因素交互的系统,即应激系统论模型(system-based model of stress)。根据系统论模型,个体是生活事件、认知评价、应对方式、社会支持、人格特征和心身反应等生物、心理、社会多因素构成相互作用的动态平衡"系统",当由于某种原因导致系统失衡,就是心理应激。

应激系统论模型的基本特征(法则)包括:①应激是多因素的系统;②各因素间互相影响,也可能互为因果;③各因素之间动态的平衡或失衡,决定个体的健康或疾病;④认知因素在平衡和失衡中起关键作用;⑤人格因素起核心作用。

## 第二节 | 生活事件(应激源)

### 一、生活事件分类

#### (一)生活事件或应激源的定义

所谓应激源(stressors),简而言之就是引起应激的各种刺激。在最早的应激刺激模型中,应激多是生理体征方面的刺激,包括感染、中毒、失血、生理性创伤等,主要是各类针对机体的直接物理和化学损害。随着对于应激研究的发展,逐步整合了心理系统模型的内容,将个体所感受到的所有刺激,无论是来自环境、文化、社会、心理还是生物方面的各种统称为生活事件(life events)。对于当代社会中的个体而言,应激源和生活事件可以被视作近乎同义词,如果就描述位置的角度差异而言,前者更多从客观角度,而后者则是从个体主观角度出发。

#### (二)按照生活事件的影响范围分类

1. 个体生活事件

个体生活事件是以个体为主要发生对象,其影响和造成的结果主要局限在个体,由个体独自承担的生活事件。譬如个人的工作表现,当某人在工作中受到老板的严厉批评或是指责,即可能出现紧张、害怕的情绪,同时对自己的将来发展和在老板心目中的形象产生怀疑,进而对于自己的个人发展产生动摇,表现在个体行为上则可能反应迟钝、工作积极性下降、活跃度降低。所有这些影响主要都由个体承担,相对局限,较少对他人或周围环境产生影响。

2. 家庭生活事件

家庭生活事件主要指对于以家庭为单位产生影响的应激,譬如离婚、外遇、争吵等。在这类事件中,个体并非以个人身份参与,而更多是以家庭中的角色来面对应激,譬如丈夫发生外遇,并不仅仅对于其个人的情感思维和行为产生影响,作为妻子和子女也必然受到相应的波及,其结果往往是由家庭来共同承担面对。

3. 群体生活事件

群体生活事件主要是指某个特定团体或身份族群,在面对某一特殊应激时所具有的共同应激反应。譬如政府对于高考制度的改革,对于每一个即将参加高考的个体都是一种应激,而对于那些于此并无切身相关利益的人则并不构成应激。

**(三) 按事件对个体的影响性质分类**

个体对于生活事件的认知评估其实是相当个体化的,无论是正性还是负性的判断其实都是来源于个体的主观认识,所以有可能相同的应激对于不同的个体而言,其性质可能是截然不同的。

1. 正性生活事件

一般是指对个体而言,对其产生积极意义,使其充满信心,有较高意愿去从事,对其持正面看法,带来愉悦感受的事件。譬如得到奖赏,被所爱的人肯定,获得物质上的利益,个人价值得以体现,落实在具体事例上,可能是升官、中奖、工作晋升、考试成绩优异、恋爱达成等。

2. 负性生活事件

与正性事件相反,包括受到上司领导或家人的批评、惩罚,工作失败,考试失利,失恋等。此类事件往往带给当事人痛苦和不愉悦,让其丧失信心,对未来持较为悲观的态度。

**(四) 按生活事件对于个体而言的参与程度分类**

1. 个体参与度较高的生活事件

这一类事件往往指的是个体可以参与其中,可以发挥主观能动性,可以具有影响力的事件,包括工作表现、学习成绩、人际关系、个体健康等。在这些事件中,往往个体能够通过自己的努力对该事件的结果和过程发挥相当的影响力,从而改变应激的强度和性质。

2. 个体参与度较低的生活事件

在实际生活中也存在一些一般意义上的天灾人祸,譬如印尼海啸、"5·12"地震、SARS 或埃博拉等流行疾病。当个体面对此等生活事件时,个体的主观能动性往往无法改变和影响到该事件的结果和过程,应激的强度和性质也很难得到改变。

## 二、生活事件与应激

根据应激过程模型,生活事件作为应激源直接导致了应激反应,进而影响个体健康。但随着应激模型理论研究的发展,从应激系统模型的理论来看,生活事件本身也受到应激反应的反向作用,而且还有多种因素共同参与其中,包括了认知评价、应对方式、社会环境、支持系统、文化习俗等都对于应激反应有着交互作用,生活事件与应激的关系再也不是原来的单向发生过程和单因素导向的关系。早前已经有多项研究证实,当个体经历重大创伤性事件时,身体的某些指标会出现相应的显著异常。譬如,对于经历丧偶的个体而言,其在最近的一个月内的细胞免疫功能明显降低,需要较长时间才能缓慢恢复。因此,生活事件虽然不是直接致病因素,但的确是一个相当有意义的危险因素。而在此类应激反应过程中,如果个体能够有效通过调整认知评价,或是在得到充分的支持和照顾,则能够改变整个应激反应的强度缩短过程,机体所受到的伤害也相对可以减轻。目前,对于应激模型的研究正转向多种因素如何交互影响,通过何种机制来影响健康和导致疾病的。

除了急性应激事件,譬如突然发生的生活事件,无论是地震火灾或是上班迟到,还有更多慢性的应激事件也构成对个体的影响。譬如,个体需要长期照料卧床生病的家人,或是长期处于较为紧张的工作氛围中,有较多冲突争斗的家庭成员等,都会造成机体长期处于一种慢性应激的状况下,下丘脑-垂体-肾上腺皮质轴(HPA轴)被反复激活,会出现调节功能紊乱。包括皮质醇水平降低、肾上腺素和去甲肾上腺素过度释放,都会引起免疫水平的降低。另外,睡眠质量低下也是慢性应激的一个伴随症状,而且反过来又会加重慢性应激。目前有关应激生理反应的研究,尤其是近年来关于应激的累积损伤效应的研究很多,它们反复阐述了应激对机体产生消极影响并最终导致疾病的发生。

## 三、生活事件量化研究

对于生活事件的量化研究,首推精神病学家 Homes TH 和 Rahe RH 编制的社会再适应评定量表(social readjustment rating scale,SRRS)。该量表共列出 43 种生活事件,每种事件标以不同的生活变化单位(life change units,LCU),用以表示事件对个体的心理刺激强度。其中,丧偶为所有事件中心理刺激强度最高者,标记为 100 LCU,表明对个体应激强度最高,个体需要最长时间和最大努力来适应和调整以面对该生活事件。在 Holmes 早期研究中发现,LCU 一年累计超过 300 者,第二年有 86% 的几率患病;若一年 LCU 累计在 150~300,来年则有 50% 的几率患病;若一年累计 LCU 小于 150,则来年可能平安无事。但是,随着各国学者对于该量表的大量运用后发现,其存在着一些问题。包括问卷中一些条目其实较为含糊,譬如"受伤或患病",对于个体而言,小到擦伤、大到心脏搭桥或是器官移植,其所造成的影响肯定是存在着巨大差异的,但在该条目中却是无法区分的。另外,该量表并未将个体的认知评估因素考虑其中,因此评价的其实是生活事件的客观方面而忽视了主观因素的影响。譬如离婚在 LCU 中的评分是 73,但如果该对夫妻长期不和,一直希望分开而无法实现,一旦有朝一日得以离婚,很有可能对双方而言并非是一件负性生活事件,反而使得个体在来年神清气爽、心情舒畅、身体健康。此外,这些生活事件也没有将个体的实际应对能力和所能获得的支援考虑在内,因为对于个体而言,即使遇到譬如"被解雇"(47 LCU),但是如果很快找到更为合适的工作,或是得到家人的很大支持和理解,该事件未必会对个体造成应激,所以也谈不上来年影响健康。因此,生活事件的量化研究其实需要在实际运用中不断完善。

## 第三节 | 应激反应

本节主要讨论应激反应及其与健康的关系。个体在面对各种应激源时,出现各种生理和心理反应(认知、情绪和行为反应),即应激反应。但应激反应是否出现以及如何出现还取决于个性特征、认知、应对、社会支持等一系列中介因素。

应激反应一部分是针对应激源自发产生的,还有一部分则是个体在应对应激事件时通过主观努力产生的。例如,个体对应激源的认知评估是判断事件是否具有应激性的一个重要因素,认知评估也是个体对应激源的一种反应。在下一节要讲到的应对活动也是个体对应激源的一种反应。由于从应激源到产生应激反应这一过程的各种因素是互相影响的,因此在研究应激反应时,会发现这一概念的界定并非易事。广义的应激反应也包括认知、应对等活动。

应激反应与个体的健康密切相连,应激反应和生理疾病之间的联系一直是研究关注的热点。尽管应激反应是帮助个体更好地适应环境,但长期的慢性应激或反复应激则会导致机体处于亚健康状态,严重时还产生各种疾病。

### 一、应激的生理反应

当个体感知到应激源的时候,身体会做何反应呢? 身体对应激源一般会以相同的顺序做出反应:生理上的应激反应从唤起开始,然后引起身体的适应性反应,通常采用"战斗或逃跑"的反应模式,接着是自主神经系统和内分泌系统会做出响应。

经典的应激反应模式包括最早由坎农提出的"战斗或逃跑",塞里提出的一般适应综合征,以及近年来其他学者提出的退缩、互助友好模式(tend-and-befriend model)。应激的生理反应主要涉及两个相互作用的系统,即交感-肾上腺髓质系统和下丘脑-垂体-肾上腺皮质轴(HPA轴)。

#### (一) 战斗或逃跑反应

当事件被个体察觉为具有伤害性或者威胁性时,如专业消防员听到警报声响起,应激反应可能是以突然而剧烈的生理唤起引起的心跳和呼吸加速、血压升高、分泌汗液等。这一系列反应就是急性应激,即一种被应激源激活的短暂唤起模式,唤起的目的是为了帮助人们生存和适应。所以,当一个人感知到外部威胁的时候,这些体内的生理机制就会启动。其中许多都是自动的、反射性的,因为机体获得生存需要快速的行动和额外的力量。

20世纪20年代,心理学家坎农首先提出了"战斗或逃跑反应",是能够帮助唤起的机体做好战斗或逃跑的一系列内部反应。当一种情境被视为具有威胁性的时候,或战或逃反应就会发生。虽然这种反应会受到后天学习的影响,但基本上是一种天生的反应,在很大程度上不需要意识参与。大脑皮质接收到应激性事件的信息,然后传递到下丘脑,由下丘脑启动最初的应激反应,即唤醒交感神经系统。交感系统的唤醒刺激了肾上腺髓质,进而分泌儿茶酚胺-肾上腺素和去甲肾上腺素,进一步导致血压升高、心跳加快、汗液分泌增多、外周血管收缩和其他一系列的变化。

### (二) 一般适应综合征

应激发生时,除交感神经系统被激活外,HPA轴也被激活。塞里提出的一般适应综合征可以帮助更好的理解应激对HPA轴的影响。塞里发现在各种不同的刺激下,机体会出现非特异性的生理反应过程来适应,而与刺激种类无关。下丘脑释放促皮质激素释放因子(CRF),该因子刺激脑垂体释放促肾上腺皮质激素(ACTH),进而刺激肾上腺皮质释放糖皮质激素。在这些激素中,皮质醇的作用最显著,它能够确保机体碳水化合物的储存,并减轻损伤时的炎症反应,也有助于恢复机体的稳态。另外,HPA轴的激活也导致垂体分泌更多的生长因子和催乳素。

塞里提出一般适应综合征包括警觉、抵抗和衰竭3个阶段。

1. 警觉期

在这一阶段身体的警报系统被激活,机体开始动员各种资源来抵抗应激源,类似坎农提出的"战斗或逃跑反应"。在这个阶段,下丘脑通路在激素系统中特别是肾上腺中启动紧急反应,结果分泌大量的皮质醇激素入血,导致心跳加速、血压升高、血糖上升、流向内脏的血液减少、流向心脏、脑和肌肉的血液增加、排汗增多、瞳孔放大。与此同时,下丘脑还通过植物性神经系统中的交感神经,将紧急信息发送给内部器官和腺体,让身体为应激行动做好准备。这一机制可以解释为何人们有时在危难之中力气会特别大,或速度特别快,而一旦度过危机后,就难以达到先前的水平了。

2. 阻抗期

如果应激源一直没有消除,而且强度还不足以让生物体死亡,那么机体就进入第二阶段,即阻抗期。机体开始抵抗应激源,体内变化也开始恢复平衡。在第一阶段增大的肾上腺也开始恢复原来的大小,激素的分泌也减少,但还会维持在较低水平上以应对持续存在的应激源。机体在这一阶段表现出的抵抗只适用于原来的应激源。

塞里在研究中发现,当实验中的动物适应了一种应激源(如电击),再引入一种新的应激源(如极度寒冷)后,由于机体的资源被过度消耗,以至于无法再动员身体防御新的应激源,动物就很快死亡。

3. 衰竭期

如果阻抗阶段还无法减轻应激源,机体将进入第三阶段,即衰竭期。警觉期的症状会再次出现而且不可逆转,植物性神经系统和再次出现的激素活动时会反应过度,肾上腺增大后衰竭。如果应激源没有迅速消除,机体就会因为衰竭而最终死亡。

**(三) 其他应激反应模式**

在面对应激反应时,不仅仅只有战斗、逃跑或是对应激产生衰竭反应,还包括退缩和互助友好模式。

1. 退缩

或战或逃并不总是有效,当应激源超出个人应对能力范围的时候,机体可能会坐以待毙,就像一只被车灯照得吓呆了的鹿一样,站在那里一动不动。这种适应模式叫作被动恐惧反应,即个体以畏难情绪和无所作为来面对威胁。在这种情况下机体的新陈代谢水平和心率会降低,处于一种抑制综合征的状态。焦虑、重症抑郁症和其他心理障碍也会出现退缩的症状。

对于动物而言,暂时惊呆的反应可以帮助它们不太容易暴露目标。但对人类而言,退缩并不能帮助机体逃避应激源。这种反应虽然可以是后天习得的,但是遗传因素也会让一些人天生就比较消极被动,这些个体在面对威胁时可能会减少活动。

2. 互助友好

在面对应激源时,除了战斗、逃跑,或是被动退缩,心理学家最近发现还有一种应激反应模式。心理学家泰勒(Shelley Taylor)发现,或战或逃模式是男性理论家通过研究雄性被试(雄性老鼠和男性)而得出的。她认为恐惧和攻击可能更多的呈现了男性的反应特点,但未必符合女性的应激反应特征。在进化过程中,男性和女性面临的任务有所不同,男性主要负责狩猎和保护家人,女性则要负责照顾后代。她提出了互助友好模式,更好地解释了女性在承受压力时对自己以及对后代的行为特征。这种理论认为在遇到威胁时,女性首先考虑到的是如何保障子女的生存。而攻击(战斗)会导致自己或孩子受伤,逃跑更会让孩子处于危险境地。所以从照料者的角度来看,这两种反应对适应都没有帮助。女性在生理上会倾向于照顾好自己的后代(通过脑和激素分泌活动),并寻求社会帮助。这种反应模式也叫作联结反应,在所有雌性哺乳动物中都很普遍,只有这样才能增加后代生存发育的可能性。

互助友好模式的生物学机制与催产素有关,催产素的作用主要受雌激素调节,说明雌激素在女性的应激反应中可能发挥作用。催产素在应激反应中的作用主要是促进社会联盟关系的建立,尤其是增强母性行为。此外,内源性鸦片肽对女性的应激反应可能也有一定的作用。

或战或逃、消极被动和互助友好这些互补的行为模式说明在进化过程中,神经系统和内分泌系统的各种过程在面临危险的时候不仅能够保护个体本身,而且还能帮助他人。人们在面对威胁时除了会做出防御性反应以外,还会做出不仅能够促进自己生存,而且能够促进后代、家人以及他人生存的反应。

## 二、应激的心理反应

应激反应并不仅限于身体的生理反应。在面对引发应激反应的情境时,如学生的期末考试,个体还会体验到焦虑等心理反应。心理反应又可以分为情绪反应、认知反应和行为反应。尽管应激的生理反应和心理反应是分开讲述的,但机体是以整体的方式反应的,生理反应和心理反应常常伴随出现并互相影响,比如焦虑时会伴有生理变化,焦虑的内心情绪体验会伴有相应的认知方式和行为变化。

个体对应激的心理反应存在积极和消极的两个方面。积极的心理反应即大脑皮层觉醒水平提高,情绪紧张而兴奋、注意力集中、思维清晰、反应敏捷、行动果断,能够准确地评定应激源的性质,做出符合理智的判断和决定。消极的心理反应表现为过度焦虑、抑郁,认识水平降低,情绪波动比较大,思维混乱,在一定程度上失去了判断和决策能力。

### (一) 情绪反应

应激会引起广泛的情绪反应,主要有焦虑、恐惧、愤怒、抑郁等几种表现形式。情绪反应可能会相当明显,进而使个体过分陷于对应激事件的思考之中,而这反过来,又会使个体的生物性应激反应水平不断增高。

(1)恐惧:个体在感到危险的情境下,会出现害怕的情绪反应,通常还会伴有回避行为来避免受到伤害。恐惧常常也伴有交感神经兴奋的生理表现,例如个体在当众讲演时可能会出现心跳加快、血压升高、出汗等。

(2)焦虑:是个体预感到可能会有危险的情况时出现的紧张、担忧的情绪状态。与恐惧不同的是,恐惧是在面对危险情境下出现的,焦虑则是在危险来临之前出现的,是一种预期性的情绪。比如,为即将到来的一场考试而担心。有研究者在学生参加普通讲座、考试的前一天和当天监测学生的血压,结果发现参加普通讲座的那一天,学生血压处于相对稳定的范围,而由于担心第二天的考试,学生在考前一天的血压和考试当天一样都显著升高。

(3) 愤怒:由于个体在追求目标时受到阻碍或自尊心受到伤害时所表现的激动情绪,甚至采取过激行为发泄不满的状态。愤怒时也会出现交感神经兴奋的一系列表现,多伴有攻击性行为。

(4) 抑郁:常常是由于丧失(失去亲人、失恋、失业等)引起的情绪体验。程度可以从较轻的闷闷不乐到较重的消极低沉、悲观、失望、厌世、孤独无助,严重者甚至会有自杀行为。抑郁也常伴有食欲降低、失眠等生理表现。

**(二) 认知反应**

应激的认知反应既包括对事件的伤害性、威胁性进行认定以及对事件的原因、可控性进行认定,即对应激源的认知评价,也包括了一些自发性反应,如注意力随境转移而无法集中、认知功能受损,以及强迫的、反复的病态的观念和思维。认知反应也涉及应对活动,会在下一节涉及。

(1) 认知评价:通常被认为是应激源到应激反应之间的中介因素,广义的应激反应也包括认知评价,可分为初级评价(primary appraisal)和次级评价(secondary appraisal)。初级评价是指当个体面临应激源时,首先判断应激源对自己的意义。根据应激源可能造成的后果将应激源评估为积极的、中性的或是消极的。如果是消极的,就会进一步评估其可能存在的伤害、威胁和挑战。"伤害"是对已经造成的损失的评估,"威胁"是对可能造成的损失的评估,挑战则是评估应激源可以被克服,个体还有可能从中受益。另外,在对应激源做初级评估时,也启动了次级评价,是指对自己的应对能力和拥有的资源进行评估,即评估个体的应对能力和具有的资源能否对抗应激源带来的伤害、威胁和挑战。

(2) 偏执:个体在认识上的狭窄、偏激,仅关注自身的想法和信念,对外部世界的判断产生偏差。

(3) 灾难化:个体过度强调应激源的潜在和消极的后果,导致消极的情绪和行为。

(4) 反复沉思:对应激事件不由自主地反复思考,具有强迫症状的性质,导致无法采用适当的应对策略。

(5) "闪回"与"闯入性思维":是指遭遇灾难性应激事件以后,脑海中不由自主闪回或突然闯入灾难性的情境。

(6) 否认、投射、选择性遗忘等:属于心理防御机制,会对个体产生保护作用,但如果过度和不恰当使用,反而会导致心理问题。

**(三) 行为反应**

个体在应激时会产生什么样的行为反应受很多因素影响,也取决于应激事件本身的性质。主要两大类型是与应激源的对抗活动(战斗)和对威胁性事件的退缩行为(逃跑),也包括前面提到的求助行为。具体的行为反应主要表现在以下几个方面。

(1)回避与逃避:两种方式都是为了避免应激源对个体所造成的心理和身体的伤害。回避是指事先知道应激源将会出现,采取行动以避免与应激源的接触;逃避是指已经接触应激源后,采取行动远离应激源。

(2)敌对与攻击:其共同的心理基础是愤怒。敌对指个体表现出来对别人的不友好、憎恨、怒目而视等情绪;攻击指个体的行为举止对他人构成威胁和侵犯。例如动手打人、毁损财物等;攻击对象可以是人或物,可以针对别人,也可以针对自己。攻击自己表现为自伤、自损、严重时可导致自杀行为。

(3)退化和依赖:退化指无法承受挫折和应激事件带来的压力和冲击时,表现出与自己年龄不相称的幼稚行为,以获得别人的同情和支持。退化行为也会伴随依赖行为,需要别人的照顾和帮助完成一些本因自己能够完成的活动。例如当个体丧失亲人时,受到严重的打击,基本生活难以自理,需要朋友、同事的安慰、照顾和帮助。

(4)无助和自我放弃:无助指面对应激情境无法控制的局面,个体表现出的无能为力,听天由命、被动挨打的行动状态;自我放弃指面对应激,个体多次努力应对,人在无法奏效的情况下表现出不再力争的行为状态。有自我放弃行为的个体在态度上表现为冷漠,对应激情境熟视无睹、漠不关心。

(5)求助行为:前面讲到了互助友好模式,个体在面对应激源时也会采取求助,和他人建立联系以应对应激性事件。

(6)物质滥用:个体在应激情况下借助吸烟、饮酒、服用药物来麻痹自己,暂时摆脱烦恼和困境。

## 三、应激对健康的影响

应激和急性疾病(如感染)、慢性疾病(如心脏病)之间到底存在什么样的关系?目前这种关系已经很明确,那就是应激在大部分疾病中均具有重要的意义,有时是疾病发生的原因,有时影响疾病的转归,或者既是病因又影响转归。

### (一)长期应激的影响

塞里的一般性适应综合征模型帮助我们看到应激反应和生理疾病之间的联系,既可以解释应激源最初是如何引发战斗或逃跑反应的,又可以解释长期的应激是如何危害我们健康的。在生理上一直对威胁保持"警惕",频繁遭遇应激,或频繁将环境中的事物视为威胁会造成严重的健康风险。

战斗或逃跑反应对于突如其来的紧急情况是有所帮助的,它们不需要人们花时间和精力进行复杂的思考和计划就采取有效的行动。但是,现代生活充满了不同类型的应激源,那就是心理应激源。这些应激源的持续时间很长,对机体的威胁并不是紧急的生存问题,而是更为复杂的工作、家庭和人际关系等问题。强大的应激反应系统只对短期的危机有效,如果个体连续数月因为对上述问题感到担忧,就会让应激系统一直处于启动状态。在面对慢性应激源的时候,个体的应激反应所能提供的帮助就十分有限,有时甚至会危害健康。本质上是健康的应激反应也会导致不良的后果,这些为快速行动和确保生存而进化出来的自动反应如果持续一段时间,就会耗尽体内存储的资源,其实也就妨碍了个体的生存。

**(二) 应激导致疾病的途径**

(1) 应激反应中主要是交感神经系统和/或 HPA 轴的激活,会导致一系列直接的生理影响,如血脂升高、血压升高、免疫力降低、激素活性升高等,最终导致疾病。

(2) 应激还可能通过直接影响健康习惯来导致疾病,如吸烟和饮酒行为增多、影响进食和睡眠习惯、使用成瘾药物增多等。

(3) 应激还会对求医行为产生影响,通过影响个体对医疗服务的利用来影响健康,比如延迟或拒绝就医、不遵医嘱行为等。

**(三) 应激导致疾病的生理机制**

或战或逃的行为是看得见的,而体内的植物性神经和内分泌系统的反应却是看不见的。像或战或逃行为一样,这些内部反应也只适用于短期的、对生命构成威胁的应激源。但是,如果碰到长期的应激源或无法定义的外部威胁,我们的内部应激反应也会延长,这会导致疾病。

应激反应中哪些环节会导致疾病的发生呢?研究者认为,HPA 轴的激活对健康的影响作用远大于其他交感神经激活的影响作用。应激反应中交感神经的唤醒也许并不会导致疾病的产生,还需要 HPA 轴的同时激活。

(1) 交感神经系统:从长期的影响来看,肾上腺素和去甲肾上腺素的过度释放能导致机体的一系列改变:引起血流动力学的变化,如血压升高、心率加快;导致心脏节律的变化,如窦性心律失常,这可能是猝死的前兆;导致神经化学失衡这可能促进精神疾病的发生。儿茶酚胺还可能对血脂浓度和游离脂肪酸产生影响,所以这些物质都能促进动脉粥样硬化的形成。

应激会影响心率的变化,包括睡眠时心率的变化。副交感神经的调节对于睡眠时个体的恢复有重要的作用,因此副交感神经对心率变化的调节,一方面意味着这是一条调节混乱睡眠的旁路,另一方面有助于解释疾病及死亡率风险升高与应激之间的关系。

(2) HPA 轴:慢性应激或反复应激条件下,HPA 轴的反复激活最终会损害其功能。当 HPA 轴在应激反应中出现调节功能紊乱时,会导致几方面的改变。首先是日常的皮质醇释放模式的改变,其他方面的改变包括皮质醇分泌的昼夜节律变化减弱、面对挑战时皮质醇分泌过多、由应激源引起的皮质醇应答持续时间延长,或者完全相反,对应激源根本就不产生应答。

长期的皮质醇分泌增加还会损伤海马神经元,这种损伤能够导致言语功能、记忆、注意力的损害。另外,这种损伤可能也是导致衰老过程中老化现象的机制之一。慢性 HPA 轴激活还会导致内分泌功能紊乱,由此而带来的另一个长期后果是脂肪在躯干堆积而不是在四肢,这种脂肪堆积会使腰-肢比例增加,有些研究者还把腰-肢比例增加这一指标作为慢性应激的标志。

(3) 免疫系统:免疫系统对心理、生理健康都很重要,心理神经免疫学认为心理应激对免疫功能有显著影响。在应对应激源的时候,中枢神经系统和免疫系统是双向调节的,大脑会向自主神经系统和内分泌系统发出信号,并进一步影响免疫系统,免疫系统也会向大脑发出反馈信息。短暂而不太强烈的应激源会引发天然免疫反应,对机体起到帮助的作用。但是,慢性的心理应激源会导致肾上腺素和去甲肾上腺素的过度释放,从而抑制细胞的免疫功能。慢性应激源还会导致皮质醇分泌增加,皮质激素具有免疫抑制效应,会降低免疫系统的功能。

(4)其他:研究者越来越注意到睡眠质量低下既是慢性应激的一个提示指标,又是慢性应激的一个结果。有研究证据表明,慢性应激会导致个体出现情绪唤醒和神经内分泌的激活,而这二者的结合可能确实会导致慢性失眠的发生。由于睡眠是机体恢复健康的一个重要过程,因此应激事件导致机体出现慢性失眠,这个机制代表了应激导致疾病的另一条通路。未来的研究有助于进一步揭开应激导致疾病的心理生物学途径。

## 第四节　心理应激的应对方式和策略

### 一、应对概念与分类

#### (一) 应对及相关概念

当遭遇应激事件之后,个体未必会直接产生心理应激,而是试图进行应对(coping)处理。

应对的概念产生于 20 世纪 60 年代,在 Freud 的防御机制理论和应激理论的基础上,以 Lazarus 为代表的一批心理学家引进了认知评估理论,将在外部刺激作用下,个体为了缓解心理紧张、保持心理平衡、适应当前环境的活动用"应对"这一概念来表达,并将其定义为"个体面对重大的压力性事件时,所呈现出的心理过程"。

当个体认为一些重要事物受到损害、威胁或丧失时,该过程即可被激活。这种判断的产生往往伴有强烈的负面情绪,需要通过调整自身的价值系统以改变自己对挫折的认知和情绪反应,从而减少精神痛苦。

与防御机制和应激反应所表现出的无意识和消极适应不同,应对是以一种有意识、主动的活动方式来达到内心平衡和内外部的协调。与之相关的概念如下:

1. 应对资源(coping resources)

即个体应对应激原时可利用的社会和个人特性,它们可以反映个体应对行为的潜能。主要包括社会支持、自我控制感(内在)和对生活的控制力(外在)以及自尊水平。这些应对资源会影响应对策略的选择。

2. 应对策略(coping strategies)

个体为了应付心理压力或挫折,有意识地做出认知性和行为性的努力。由于应对可被直接理解为个体解决生活事件和减轻事件对自身影响的各种策略,在国内相关教材和文献中"应对"即指"应对策略"。

**(二)应对的类型**

(1)根据应对的主体:应对活动可涉及不同方面,大致可分为个体心理活动应对(如再评价)、行为操作应对(如回避)和躯体变化应对(如呼吸放松)。目前大部分应对量表中都包括了这几方面内容。

(2)根据应对的作用是否有利于缓冲应激,从而对健康产生有力或不利的影响:可分为积极应对(positive coping)和消极应对(negative coping)。

(3)根据应对和个性的关系:存在一些与性格特征有关、相对稳定或习惯化的特质性应对(trait coping),亦可称为"应对方式(coping style)"。

(4)根据应对策略的针对性是指向事件本身还是个体情绪反应:可分为问题指向性应对和情绪指向性应对。目前大部分研究主要运用这两个概念,相关内容在下文中将具体叙述。

## 二、应对的相关研究

应对研究可追溯到1966年Lazarus《心理应激与应对发展过程》这本书的出版。在Freud的防御机制理论和Selye的应激学说的基础上,以及认知革命的背景下,Lazarus的过程理论被促成。到20世纪80年代前后,应对逐渐成为一个独特的研究领域,量表的产生和使用也有力地促进了应对研究的进展。不过学者们开始意识到,应对领域的研究需要有质的突破。Lazarus早在1999年就曾指出,应激与应对的研究数量与其研究质量是不相称的,大量针对应对研究的批评和质疑主要涉及研究设计和测量工具方面。之后有所改进,应对研究呈现出多样化,涌现出了很多有价值的成果。

### (一) 关于应对的研究方法

研究应对及应对方式使用最多的是自陈量表法及其与其他方法相结合的方法。研究中,自陈量表的编制主要体现为 3 种思路:应对方式的特质测量和过程测量、一般应激情境的应对风格以及对具体应激情境的应对方式的测量。此外,将上述思路中的两者结合,即在保持基本应对维度不变的情况下,将一般应对量表改编成特定情境下的应对量表。近几年,关于应对的测量开始强调对消极应对和情境指向应对的测量与评估,并关注两者对成功应对的积极适应作用,例如 Anrotte 等编制的情绪方法量表(Emotional Approach Scales,EAS),以及注重在应对过程的不同阶段应对方式的测量,编制指向具体应激情境的应对量表,例如 Kleinke 编制的抑郁应对量表(Depression Coping Questionnaire,DCQ)。

### (二) 经典理论模型与研究

根据研究者对应对的认识不同,形成了不同的研究方式。按照相应的理论模型,目前主要存在 3 种研究方法,以下一一简要介绍:

#### 1. 应对过程理论

应对研究中最有影响的理论模型是 Lazarus 提出的应对过程理论。在该模型中,应对可分为两个阶段:第一阶段为认知评估;第二阶段为应对行为。评估过程可再分为初级和次级两个阶段。在初级阶段中,个体评估环境对自身具有怎样的潜在影响;若影响较大,个体会在次级阶段评估自身是否具备足够的应对资源去阻止事件、应对伤害或有利于自身情况。个体完成评估后根据应对资源选择应对策略,即具体的应对行为。

该理论的特点在于:①强调了情境对应对的影响。不同的应激事件,甚至同一应激事件的不同发展阶段都会引发个体不同的应对行为;②强调了认知评估在应对过程中的重要性。

应对过程理论最常用的测量工具是应对方式量表(Ways of Coping Questionnaire,WCQ),其中将应对策略分为 8 个方面:对抗、淡化、自我控制、寻求社会支持、自责、逃避-躲避、有计划的解决问题以及积极评估。该八项又可被划分为问题指向型和情绪指向型两大类。根据该理论依据,WCQ 试图考察个体在应对某一特定应激事件,或者是在应对某一特定应激事件的某个阶段中所采用的认知和行为策略。

近年来,另一种与该理论相对应的研究方法较为普遍,即"日记法"(diary approach)。该方法让受试者每隔一个较短的事件间隔(数小时或一天)向研究者报告其感兴趣的内容。在这一研究中,相关内容通常是受试者曾经遭遇或正在遭遇的最大应激事件,并报告其对此事件的评估和采取的应对策略,同时测量一些与心理健康相关的指标。数据处理采用多层次化分析,既可考察个体间的差异,也可考察个体自身的变化。

2. 应对特质理论

事实上,个体的应对行为在不同应激情境下存在一定的跨时间和跨情境的稳定性,而正是这种"中等程度的稳定性"对于个体长期的心理健康起到了重要的稳定作用。应对特质理论考察的是应对策略选择上的个体差异,早期的研究偏重于研究不同的应对风格(coping style),将其大致分为两种,即回避型应对风格和面对型应对风格;研究者也可把应对行为分为简单的类别(如问题指向型应对与情绪指向型应对、积极应对与消极应对等),从而研究不同类别的应对行为对健康的影响。

由于被认为过分简化了原本复杂的应对过程,早期的应对风格目前不常采用。近期研究倾向于认为人的应对行为是其人格特征的具体表现,而且侧重于人格特质跨时间和跨情境的稳定性。这类研究也被称为特质取向型研究,自 20 世纪 70 年代起有对耐受性、A 型人格和大五人格的研究,其中关于大五人格的研究最为全面。研究结果表明,不同的人格特质和应对方式在一定程度上存在相关性。

应对特质理论的主要测量工具为 Carver 和 Scheier 的简式应对量表,该量表从 14 个维度来考察应对的不同方面。根据用词的不同,该量表亦可用于应对过程理论的测量。当考察对象与人格特质相关应对时,所用的引导词常为"通常是怎样做的";考察对象是情境相关应对时,引导词一般是"请描述过去一周内发生的关于最严重应激事件的应对行为"。

3. 应对情境理论

该模型强调情境特征和不同应对策略之间的关系。与过程理论相比,其相同点在于均强调情境对应对策略的影响;不同的是,在情境理论中,研究者希望能从情境特征出发找到相应应对的稳定性。其依据在于,类似的情境会引发类似的应对反应。相关研究发现,当人们在一段时间内面对相同的问题时,采取的策略具有中等程度的个体内在一致性。一般情况下,在损失情境中,例如疾病或死亡条件下,个体会采用情绪指向型应对策略;而面对人际关系或实际问题时,会采用问题指向型应对策略。然而,即使是相似的应对策略,在不同情境中也会有不同的结果。

关于类似情境的定义,现有不同的区分标准,如生活中的角色,即工作、婚姻、子女、家庭条件等;以及应激事件类型,如健康问题、丧偶、经济问题、人际关系等。

关于应对情境模型的主要测量方法,一种是使用简式应对量表(情境版)或者WCQ;另一种是针对特定的应激事件类型,编制特定的测量工具,例如针对创伤应激的应对问卷。

**(三)国内应对研究现状**

国内应对研究主要集中在以下几个方面:基于应对理论的各类实证研究、应对与心理健康及其相关因素的研究、各类量表的编制研究、应对的人口学变量及干预研究等。虽然国内应对研究取得了大量成果，同时也出现了一些对新问题、新方向的探索，但相对于国外来说整体进展仍较缓慢。

### 三、应对的策略和技术

#### （一）应对策略及分类

根据 Lazarus 和 Forkman(1984)的定义，应对策略（coping strategies）即个体为了应付心理压力或挫折，有意识地做出的认知性和行为性的努力。它被用以减轻应激事件对个体的影响，即减弱情绪反应和躯体反应，并尽可能地保持当时的正常行为。

根据侧重点不同，应对策略主要分为两类：问题指向型和情绪指向型。前者通过制定计划并采取行动来解决问题、改善不利情境，使应激强度降低；后者则用来减轻个体对应激源的负性情绪反应，主要目的是分散导致负面情绪活动的注意力或者寻求情感上的支持。

问题指向型应对策略包括：①寻求他人帮助；②获取有助于解决问题的信息和建议；③制定并实施解决方案；④面对问题时捍卫个人权利或劝说他人改变行为。

情绪指向型应对策略包括：①宣泄情绪：向他人倾诉并表达自我情绪；②评价问题：判断哪些是可以改变的，再通过问题指向型策略来进行改变；③对问题的积极性再评价：从问题中发现其积极面，如"旧的不去新的不来""塞翁失马焉知非福"；④回避问题：拒绝去想那些需要面对的问题，回避会唤起这些想法的人或事。

大量研究提示，高自尊或具有较强控制力的群体倾向于使用较为主动的解决问题型策略，而低自尊或控制力较差者往往倾向于使用被动或回避性的调节情绪型策略。

在问题指向型应对和情绪指向型应对的基础上，一些研究者将两者结合起来，例如 Billings 和 Moos 提出的"应对三因素模型"，其中包括了积极的认知（如尽可能看到事物的积极面、考虑多种应对方法等）、积极的行为（如寻求帮助、找朋友谈心、试图了解更多相关的信息等）以及回避（如让自己忙于其他事务而避免去考虑所面对的问题、通过进食来化解压力等）这 3 个因素。前两个因素是问题指向型，后一个则是情绪指向型。

此外，另一些研究者提出了意义指向型应对，其强调关于情境的心理意义的重要性，认为个体在应对时会采取某些认知策略来赋予情境以意义。例如在遭遇压力性事件时，个体利用价值观、信念和目标赋予事件以特殊意义，可以有效解决一些用问题指向型应对所无法解决的长期的压力事件。

### （二）适应不良性应对策略

以上的应对策略在解决问题和缓和情绪方面都有一定的作用,但它们并非总是适应性的。例如,在躯体疾病早期阶段,"回避"会阻碍患者获得及时的治疗而延误病情。因而个体不仅需要具有采用应对策略的能力,同时要有运用适当应对策略的判断力。适应不良性应对策略主要包括以下几点:

（1）通过饮酒或使用其他非处方药物以弱化情绪反应或降低对应激环境的意识体验。

（2）通过过量服药、自伤行为或蓄意自伤,以满足不同的目的;或是以躯体的疼痛和流血缓解内心的紧张;或是用此类方式回避应激情境或表达需要帮助的意愿。

（3）通过毫无节制的情绪并发来缓解紧张;当感情宣泄超过一定程度之后,可能会损害原来能够成为支持资源的人际关系。

（4）通过攻击行为来释放被压抑的愤怒情绪;这一方面可能对人际关系造成损害,另一方面也造成了安全隐患。

### （三）应对方式

应对方式(coping style),也可称为应对风格,是个体在不同情境下反复使用的某种应对机制。常见的应对方式如下:

（1）主动宣泄倾诉:如主动向亲朋好友、工作伙伴、上级组织、心理工作者、社会工作者倾诉内心的苦闷,以宣泄内心抑郁情绪,获得来自外界的安慰和同情。

（2）努力学习工作:通过刻苦努力一方面转移注意力,另一方面用学习事业上的收获弥补精神的创伤,如俗语中的"化悲痛为力量"。

（3）发展业余爱好:如通过旅游来散心,通过音乐、艺术、打球等文体活动来缓解压力。

（4）投身公益事业:通过公益活动来实现自我价值、完成精神寄托。

（5）参加宗教活动:这是一种精神寄托的形式,也可以是逃避现实问题的一种方式。

（6）使用烟酒药物:这些物质可使人暂时摆脱苦闷状态,但会影响个体对问题的正确认知和处理判断,同时还可能存在成瘾性,致使矛盾和挫折愈发严重。

（7）性活动增加:尤其是在婚姻、恋爱中受挫或有严重性创伤体验者,可能会以滥交、嫖娼、卖淫等方式来宣泄内心痛苦和不满。

（8）主动克制情绪:对情绪反应刻意地压抑,如"男儿有泪不轻弹"等。但由于负性情绪未能合理宣泄,过分克制可能会造成负性能量的"蓄积",从而影响身心健康。

（9）直接攻击报复:这是最危险的一种应对方式;当矛盾无法解决时,置法律和道德于不顾，对引发挫折的人或物直接攻击或报复。例如失恋者对爱慕对象发出威胁，甚至毁容、杀人等。

（10）自罚、自伤、自杀企图或行为：最不良的一种应对方式，以此威胁或者惩罚他人，或是将自杀作为精神上彻底解脱的手段。

### （四）应对技巧

良好的应对技巧可以让我们更好地应对生活中的应激事件，以下列举了一些常用的应对技巧。

（1）事先应对（proactive coping）：是指为了防止或消除潜在压力源的影响，提前采取应对措施。这些潜在的应激源，如即将发生的裁员、即将接受的手术等。该过程包括五个相互关联的成分：①确定某种资源储备（时间、金钱或社会资源），可用于预防或抵消未来的实际损失。②潜在应激原的相关信息。③对潜在应激原的初步评价。④初步的应对尝试。⑤对他人成功的应对尝试进行评价、反馈，时机合适时加以借鉴和利用。由于应激的产生部分是因为环境需求（或挑战）与个体应对能力的不均衡而产生的，所以增加人们的应对能力可以减轻应激反应。

（2）预期性应对（anticipatory coping）：是指尝试处理即将且极有可能发生的重要事件，如为了准备考试而进行复习。

（3）预防性应对（preventive coping）：是指对于很久之后潜在的不确定的威胁采取应对，如在年轻时就实行某项锻炼计划以预防年老后可能发生的骨质疏松。

（4）寻求社会支持（social support）：社会支持可以有效地降低或减轻应激强度，使应激事件更易忍受。主要有 3 种形式：①给予信息支持（informational support）。当个体遭遇应激时，其认知功能可能遭到破坏，难以对"应激"事件做出恰当的判断。社会支持网络可以提供关于应激事件的信息以及对于问题的具体指导方案。②予以实物支持（tangible assistance）。有研究指出，当应激事件不可避免时，提供情感和物质的支持及帮助可以使应激更易于忍受，并有助于个体保持自尊。③提供情感支持（emotional support）。告知当事人事情并不像他所想的那样严重，总能找到相对可行的解决办法。他人的热心和建议可以让个体更有信心地面对应激事件。

（5）增加外部资源：外部资源包括时间、金钱、教育、朋友、家庭、体面的工作等，拥有的资源越多，这些资源可提供更多的解决方法，个体从而越能有效地应对应激事件。

（6）调整自我认知：包括对压力性事件进行积极性再评价，即根据对个体价值观、信念和目标可能带来的益处对压力性事件重新进行解释；提升心理控制感（psychological control），即相信自己能决定自己的行为，影响所在的环境并达到预期效果，从而提升自我效能感。

（7）接受干预措施：现有的一些干预措施可在一定程度上帮助个体有效应对压力，例如正念减压法、情感暴露（鼓励个体表达）和应激管理等。

**参考文献**

［1］ Thoits P A. Stress, coping, and social support processes：where are we? what next? ［J］. Journal of Health and Social Behavior，1995，35：53－79.

［2］ Folkman S, Moskowitz J T. Coping：pitfalls and promise ［J］. Annual Review of Psychology，2004，55：745－774.

［3］ 季建林，吴文源，魏镜. 医学心理学［M］. 4 版. 上海：复旦大学出版社，2005.

［4］ 刘协和，李涛译. 牛津精神病学教科书［M］. 5 版. 成都：四川大学出版社，2010.

（俞峻瀚　李　樱　戴云飞）

# 第五章

# 心身关系和
# 心身医学

## 第一节 心身关系概述

### 一、心身密不可分

人类很早就意识到心理、生理相互影响,密不可分。在中国,传统中医一向注重从整体论和生机论角度研究人体,早在 2 000 多年前的《黄帝内经》中就提到了心理因素对人体疾病的重要影响,论述了心身相互作用的原理,"心者,五脏六腑之主也……故悲哀忧愁则心动,心动则五脏皆摇。""喜伤心、怒伤肝、思伤脾、忧伤肺、恐伤肾。"中医还认为,人的患病有两方面原因,"外感六淫(风寒暑湿燥火),内伤七情(喜怒忧思悲恐惊)",是内因外因相互作用的结果。

#### (一) 导致躯体问题的心理、行为

个体的情绪状态、生活习惯、个性特征、行为方式都可能成为致病因素。导致美国人死亡的 9 个原因中,除感染因素外,还有吸烟、饮食方式或缺乏运动、酗酒、有毒物质、暴力或枪击、性行为、超速驾驶和滥用物质都涉及个体行为。

**1. 应激**

应激(stress)是一种消极的情绪体验,同时伴随着可预测的生理生化以及认知

行为的变化,这些变化要么是直接改变应激事件,要么是对应激效应的一种适应。造成应激反应的事件被称为应激源(stressor)。应激源可以是天灾人祸,如地震、台风火灾等,也可以是疾病、不良环境、不良人际关系、生活中的变故、丧失等,同样的应激源在不同个体中引起的反应可能相去甚远。

Schmale 研究了亲人分离、抑郁与各种疾病的关系,发现大部分的住院患者都有失落感(真实的或想象的),并在疾病症状出现以前,就已经感到失去了希望和帮助。与此相似的报告,有配偶死亡后,存活一方的死亡率和冠心病患病率都有增高。国内康文娥的研究揭示,在一组 95 例老年高血压患者中,生活事件发生的频率和强度要明显高于对照组。由此说明,应激生活事件对躯体疾病的影响。

应激事件之所以能致病,实际上是以情绪反应作为中介来实现的。情绪分为正性情绪(即愉快、积极的情绪)和负性情绪(即不愉快、消极的情绪)。正性情绪有益身心。负性情绪一方面是个体适应环境的一种必然反应,对机体有保护作用;另一方面如果强度过大或持续时间过久,则可能导致机体功能失调而致病。Cannon研究认为,胃是最能表现情绪的器官之一,焦虑、抑郁、愤怒等情绪都可使消化活动受到抑制,同时情绪对心血管、肌肉、呼吸、内分泌等功能也存在类似的影响;而情绪的改善则有利于胃溃疡等心身疾病的康复。

2. 危害健康的行为

所谓危害健康的行为,是指那些不利于人们当前或未来健康的行为,包括物质滥用、不安全的性行为、可能导致意外事故或早起死亡的冒险行为、不健康的饮食习惯等。危害健康的行为通常具有以下几个特征:①好发于青春期,如过度饮酒、吸烟、非法使用药物、不安全的性行为、不恰当的冒险行为等,多开始于青春期。②有些危害健康的行为与当事人的自我表达需求有关,如为了显示自己老于世故而吸烟。③这些行为大多能令人体验到快感,有些行为本身就是追求刺激的表现,如吸烟、饮酒、非法使用药物。④所有的危害行为都是慢慢发展起来的。⑤所有的物质滥用,都可以通过一些相似的因素来预测,如当事人常与家人有激烈冲突、自控能力比较差。⑥问题行为的产生与当事人所处的社会阶层有关,如大多数问题行为更常发生在社会底层的青少年人群中。

生活方式的改变也是临床心身问题增多的原因之一。2004 年《中国居民营养与健康现状》报告显示,中国成年人肥胖率为 7.1%,血脂异常患病率为 18.6%;18岁以上居民高血压患病率为 18.8%,糖尿病为 2.6%。而所有上述这些疾病都与个体的饮食、运动习惯密切相关,近年来中国人生活方式的改变带来了疾病谱系的变换,肥胖、高血压、高血脂、糖尿病等代谢相关疾病的患病率呈逐步攀升态势。

3. 个性特征

人类的性格特点与躯体疾病的关系,在医学发展史上已经有很多研究,并提出了 ABC 3 种行为模式的假说，认为不同行为模式可能与特定的疾病类型相关，但也有反对的意见。A 型行为模式特征是，以最少的时间获得更多的成就，一方面雄心勃勃、不知疲倦、好胜，另一方面表现暴躁、易激怒、缺乏耐心，充满敌意，患冠心病、高血压、继发心肌梗死等心血管系统疾病的可能性较大。B 型行为模式的特征是，没有很高的抱负，容易满足、随遇而安。对其他疾病的临床心理学研究发现，消化性溃疡病的患者大多比较被动、好依赖、顺从、缺乏创造性等，类风湿性关节炎患者则表现为宁静、敏感、情感不轻易外露并有洁癖。C 型行为模式的特征是，合作性高、缺乏主张，往往是童年形成压抑、克制内心痛苦而不对外表达的性格。行为上过分合作、协调、姑息、谦让、自信心不足，过分忍耐、回避冲突、屈从让步、负性情绪控制力强，追求完美、生活单调等。有研究发现，C 型行为可能与黑色素瘤相关。

**（二）导致心理、行为问题的躯体问题**

躯体疾病可通过神经、内分泌、免疫功能改变等多个途径影响人的心理和行为，如甲状腺功能亢进可能引起躁狂发作，而甲状腺功能减退可能导致抑郁情绪。躯体疾病对心理行为的影响主要有两大类，很多时候二者可同时存在，并相互作用。

1. 由于躯体疾病的直接损害导致的心理、行为问题

例如，脑血管意外的患者由常出现认知功能损害，并有行为变化、失语、疾病失认、情感表达障碍、情感淡漠、抑郁、焦虑、情绪不稳、强迫症、性欲低下、执行功能受损、抑制失控、共情丧失等，多于疾病损害相关脑区有关。

2. 由躯体疾病引起的心理应激反应

脑卒中、心肌梗死、肿瘤等严重威胁患者生命的疾病，会引起明显的心理应激反应，表现为抑郁、焦虑不安等，会影响疾病的进程与预后，最终影响患者的生活质量。例如，抑郁情绪会对冠心病的结局产生负面影响，在排除其他影响因素后，伴有抑郁症状的不稳定型心绞痛住院患者一年后的心肌梗死或死亡发生率较无抑郁者高 4 倍；除对冠心病的发病率和死亡率有影响外，抑郁还严重影响患者的生活质量和功能。有一项被称为"心脏与精神"的研究，结果发现抑郁症状对健康状况（包括躯体症状、身体限制、生活质量、总体健康）有严重的负面作用。

## 二、心身统一观念的临床意义

心身统一观念在临床工作中有重要意义，有助于临床工作者更加重视心身的相互作用，真正实现"生物-心理-社会"整理医疗模式的转变，在关注疾病的同时，更关注患者作为一个人的各种需求，进而在治疗疾病的同时，更致力于提高患者的整体功能水平和生活质量。

## 第二节 | 心身医学概述

### 一、心身医学的概念

1. 心身医学和心身疾病的定义

心身医学(psychosomatic medicine)是研究精神与躯体二者相互关系及其相关疾病的学科。广义的心身医学是研究生物、心理、社会等各种因素在人类健康及疾病发生、发展过程中相互作用的学科;狭义的心身医学则是研究心身疾病的病因、发病机制、临床表现、诊断、治疗及预防的学科,强调心理因素在疾病发生、发展及治疗方面的影响与作用。在这里,心身疾病(psychosomatic disorder)也叫心理生理疾病(psycho-physiological disease),是一类躯体疾病的统称,它们的发生、发展和治疗与心理因素密切相关。

心身医学最早起源于德国,Psychosomatic 一词就是由德国人 Heinroth 于1818 年创造而成,用于描述一种病因特殊的失眠症。后来,同为德国人的 Deutsch 在后面添加上了 medicine,但心身医学概念发展和推广的主力是美国的一些崇尚精神分析的精神科医生,Franz Alexander 的心理冲突对身体作用的理论对其影响很大。它的另外两大理论支柱分别是 Cannon 的应激理论和 Flanders Dunbar 的个性类型与特定疾病的关联。心身医学发展到今天,有了相对统一的含义,"提倡健康领域的整体观念和系统思想,关注大脑、心理和躯体的相互作用,研究心理活动与生理机能之间的心身关系,成为超越精神病学与综合医院各临床学科的医学思想体系"。

心身疾病(psychosomatic diseases)是心身医学的研究和治疗对象。心身医学在西方诞生后,心身疾病的概念不断被完善。目前认为,"心身疾病"是指心理社会因素起着重要致病作用的躯体器官病变或功能障碍。心身疾病往往具有以下几个特征:①有明显的躯体症状和体征。②发病原因以心理社会因素为主,且随着患者情绪与人格特征的不同而有明显的病征差别。③对该病用单纯的生物学治疗,效果不理想。像原发性高血压、消化道溃疡、神经性呕吐、偏头痛、支气管哮喘、慢性疲劳等都是常见的心身疾病。实际上,身心疾病的发病率在人群中非常高,国内约为 1/3,国外则高达 10%～60%。

2. 心身疾病的分类

心身疾病可涉及人体的各个系统,美国心理生理障碍学会将心身疾病分为以下 12 大类。

（1）皮肤系统的心身疾病：神经性皮炎、瘙痒症、斑秃、牛皮癣、慢性荨麻疹、慢性湿疹等。

（2）骨骼肌肉系统的心身疾病：类风湿性关节炎、腰背疼、肌肉疼痛、痉挛性斜颈、书写痉挛等。

（3）呼吸系统的心身疾病：支气管哮喘、过度换气综合征、神经性咳嗽等。

（4）心血管系统的心身疾病：冠状动脉硬化性心脏病、阵发性心动过速、心律不齐、原发性高血压或低血压、偏头痛、雷诺病等。

（5）消化系统的心身疾病：胃十二指肠溃疡、神经性呕吐、溃疡性结肠炎、幽门痉挛、过敏性结肠炎等。

（6）泌尿生殖系统的心身疾病：月经紊乱、经前期紧张症、功能性子宫出血、性功能障碍、原发性痛经、功能性不孕症等。

（7）内分泌系统的心身疾病：甲状腺功能亢进症、糖尿病、低血糖、阿狄森病等。

（8）神经系统的心身疾病：痉挛性疾病、紧张性头痛、睡眠障碍、自主神经功能失调症等。

（9）耳鼻喉科的心身疾病：梅尼埃综合征、喉部异物感等。

（10）眼科的心身疾病：原发性青光眼、眼睑痉挛、弱视等。

（11）口腔科的心身疾病：特发性舌痛症、口腔溃疡、咀嚼肌痉挛等。

（12）其他与心理因素有关的疾病：如癌症和肥胖症等。

## 二、心身疾病的发病机制

### （一）心身疾病的发病机制

心身疾病的具体机制尚不清楚，但总体而言，认为是心理应激因素通过中枢神经系统影响自主神经系统、内分泌系统和免疫系统等中介机制，继而影响各个器官而导致疾病表现。

心身疾病的发病过程包括心理应激（stress）和心身反应两个主要环节。引起心理应激和心身反应的原因称为"心理应激源"，一般分为三大类。一是灾难性事件，如地震、水灾、战争和恐怖袭击等，它的人群影响范围广，刺激强度大，造成的精神创伤严重，著名病例如二战期间斯大林格勒市民的"围城高血压"、中国唐山大地震、美国"9·11"事件引起的各种心身病症。二是个体性应激源，主要是与个人生活经历有关的生活事件，如失学、失恋、失业、丧偶等，影响范围小，个体差异大，但对个人影响不可忽视。三是背景性应激源，如噪音、拥挤、空气污染、不协调的人际关系等，若长期存在，能对人的心身健康构成潜移默化的不良影响。

心理应激对身体的影响主要是通过植物性神经系统、神经内分泌系统和免疫系统这 3 个途径。过于激动的情绪容易使交感神经过度兴奋而导致冠心病;焦躁过度的心理则易通过副交感神经而导致胃酸分泌过多,导致胃溃疡;心理应激反应还会导致神经内分泌系统失调,导致甲亢、糖尿病等病症;造成免疫系统功能减弱,人体抵抗外界病源的能力降低,内部免疫监督减弱,使个体更容易罹患各种疾病。

### (二) 心身疾病发病的相关因素

研究发现,面对同样的心理应激源,不同个体的反应差别很多,造成的结果也相去甚远。在相同的心理应激背景下,并非每个人都会患心身疾病。造成这种差异的原因,一般认为有两方面的因素,一是个体的素质和生理特点,即个体易感性;二是社会支持情况。

#### 1. 个体易感性

首先是个性特征。性格冲动急躁、攻击性强的人(A 型人格)就很容易得冠心病;而性格内向、消极且情绪不稳定的人,则易常常患支气管哮喘;得溃疡病的患者往往有被动、顺从、过度关注自己的性格特征;性格固执,爱怨天尤人的人患偏头痛的风险较大;而惯于自我克制的人(C 型人格)则更容易得癌症。

其次是个体的经历与体验。很典型的例子是,一位平时学习成绩优秀的学生,遭受的考试失利的精神打击,要比习惯了得低分的差学生的严重得多,前者患心身疾病的风险也就大得多,如慢性疲劳和神经过度紧张等。

还有一个因素是人们看待问题方式的差异,即如何解释应激源。有的人看问题悲观消极,有的人则积极乐观;有的人仅仅把目光停留于事物表面,而有的人则善于理性分析问题并找到应对方案……这些对一个人的心身健康状况都是有极大影响的。

#### 2. 社会支持系统

社会支持系统的差异是造成心身健康差异的另一个重要因素。如果一个人周围有足够善解人意的家人、师长、朋友或同事的关心,那么他即使遭遇了心理的挫折,也能在别人的帮助下及时地派遣内心的压力而不至于影响身体健康。相反,性格孤僻而不愿与人交往的人,则由于该支持系统的弱小,而不易对心理反应进行调节,久而久之就会对心理和身体都造成不良影响。

另外,在面对重大灾难性事件的时候,政府、社会、心理卫生专业人士的积极介入,也是社会支持体系的重要组成部分,可显著减轻灾后心理、生理疾病的发生率。

## 三、心身疾病的诊断和治疗原则

### (一) 心身疾病的诊断

心身疾病具有下述特点:①发病前,存在明显的心理社会因素应激因素,并贯穿疾病的演变过程,但患者本人不一定能意识到。②物理检查可发现有躯体症状和体征,部分有实验室指征。③疾病常累及自主神经、内分泌系统支配的某一器官。④心身疾病导致的生理变化比正常情绪状态下的相同变化更为强烈和持久。因此,心身疾病诊断应采取下列程序。

(1) 全面了解病史,尤其是患者起病前的心理状态,如心理应激的来源、性质和程度,患者对应激事件的认知和反应,以及患者的个性特点、生活史、家庭环境和亲子关系等。

(2) 详细的体格检查和必要的实验室检查,以排除其他器质性疾病,还需注意与心身疾病相关联的症状,如是否有甲状腺肿大、手指或眼睑震颤、心音亢进级增快等情况。

(3) 心理测验,要全面了解患者的人格特点,评估心理社会因素及其影响,有必要选择一些标准化的心理测量工具对患者进行评估。常用的有:心身症状自评问卷(SCL‐90),生活事件量表(LES),康奈尔医学指数(Cornell medical index),A型行为问卷,明尼苏达多相人格调查表(MMPI),应激问卷等。

(4) 心理生理检查,给患者以情景性心理刺激,然后用生理学方法检测血压、心率、呼吸及脑电等,了解心身之间的联系,有助于诊断。自主神经系统检查,主要目的是了解交感神经和副交感神经的功能状况,如眼球压迫试验、卧立试验等。

(5) 心理社会因素调查,为了确定患者在发病前是否存在心理社会因素,以及此类生活事件对患者产生影响的严重程度。

**(二) 心身疾病的治疗**

心身疾病是心理、生理因素相互作用的结果,因此,对心身疾病的治疗也要双管齐下,兼顾心、身两个方面,即"心身同治原则"。针对不同患者,可采取个体化的综合治疗措施。

(1) 对于急性发病而且躯体症状严重的患者,如急性心肌梗死的患者、过度换气综合征的患者,则需以生理救治为先,以防病情进一步恶化而对身体造成严重损坏。待躯体症状控制之后,再进一步处理相关的心理因素或心理反应。

(2) 对于以心理症状为主、躯体症状为辅,或虽以躯体症状为主,但已呈慢性化表现得患者,如更年期综合征、慢性消化性溃疡等的患者,鉴于其症状为慢性发作且心理因素作用强度很大,除了给予适当的药物治疗外,应重点做好心理辅导和行为指导等各项工作。

心身疾病的心理治疗主要有3个目标:一是消除患者的社会刺激因素,如不良的家庭环境,紧张的人际关系等,使患者得以在相对平和温馨的生活环境中恢复正常心态,以减弱致病的外在刺激。二是消除心理学病因,即帮助患者(如冠心病患者)改变认知模式,培养正常心态,这是从内在角度"治本",难度相当大。三是消除生物学病因,例如采用长期松弛训练和生物反馈疗法治疗高血压患者,可以帮助改善患者的循环系统,降低血压。

心身疾病的治疗应强调综合性治疗原则,即在原发病躯体治疗的同时兼顾心理、行为等方面的治疗。原发病的躯体治疗主要目的是控制或解除症状,如溃疡病的抗酸治疗,而要巩固心身疾病的治疗,减少心身疾病的复发,还要结合心理治疗与必要得精神药科物治疗,以获得更为全面的疗效。

**(三)心身疾病的预防**

心身疾病是心理因素和生物因素综合作用的结果,因而心身疾病的预防也应同时兼顾心、身两方面;和其他躯体疾病一样,防止发病,预防复发主要从两个方面着手。一是从个体方面来讲,需要个人培养健全的性格;保持良好的情绪,建立有效的心理防御机制;锻炼应对能力;形成良好的人际关系,增强自我保健意识,具有良好的求医行为。二是社会方面来讲,做好家庭预防,以积极的态度去适应和解决各种实际问题,家人之间要严于律己、宽以待人、避免矛盾激化;做好学校预防,培养学生正确的世界观,塑造良好的性格、个性和素质,使学生能够身心健康地完成学业,并在各方面得以顺利发展、成熟;做好社会预防,创造良好的工作环境,制定相应的规章制度,确保各种工作条件无损于健康,形成健康的社会风气,避免人为的精神创伤,个体间相互关照,相互照应,以良好的情感氛围确保每个人的身心健康。具体的预防措施有:心身医学工作者积极宣传心身医学知识,搞好组织建设和人员培训,创造和谐的自然和人文环境等。

## 第三节 | 临床常见心身疾病或问题

### 一、心血管疾病

**(一)冠心病**

冠心病是当今社会的常见疾病。在美国,因冠心病死亡的人数占死亡总人数的20%以上,是致死的头号杀手。冠心病的病因复杂,但与饮食结构改变和运动减少密切相关,是现代生活方式改变的产物。

1. 什么是冠心病

冠心病是冠状动脉粥样硬化性心脏病的简称,是冠状动脉血管发生粥样硬化病变,引起血管腔狭窄或阻塞,造成心肌缺血、缺氧或坏死而导致的心脏病。世界卫生组织将冠心病分为5大类:无症状心肌缺血(隐匿性冠心病)、心绞痛、心肌梗死、缺血性心力衰竭(缺血性心脏病)和猝死。

2. 与冠心病相关的心理社会因素

研究表明,该病是由多种因素作用于不同环节所致,这些因素称为危险因素。传统的危险因素包括:40 岁以上、男性、高脂血症、高血压、吸烟、糖尿病和糖耐量异常、肥胖、阳性家族史、口服避孕药、饮食习惯等。近几十年来,心理、社会和行为因素对心血管疾病的影响已引起临床广泛的关注,其中主要集中在流行病学和心身医学研究上。

1)生活方式

吸烟、缺乏运动、特定的饮食习惯等因素与冠心病密切相关,这已经成为共识。与不吸烟者相比,吸烟者冠心病的发病率和病死率增高 2~6 倍,且与每日吸烟的支数呈正比。被动吸烟也是危险因素。吸烟者血中碳氧血红蛋白浓度可达10％～20％,动脉壁内氧和不足,内膜下层脂肪酸合成增多,前列环素释放减少,血小板易在动脉壁黏附聚集。此外,吸烟还可使血中 HDL‐C 的原蛋白量降低,血清胆固醇含量增高,以致易患动脉粥样硬化。另外,烟草所含尼古丁可直接作用于冠状动脉和心肌,引起动脉痉挛和心肌受损。肥胖也是动脉粥样硬化的危险因素。肥胖可导致血浆甘油三酯及胆固醇水平的升高,并常伴发高血压和糖尿病,近年研究认为,肥胖者常有胰岛素抵抗,导致动脉粥样硬化的发病率明显升高。进食高热量、高动物脂肪、高胆固醇、高糖饮食易患冠心病。

2)心理因素对冠心病及冠心病风险的影响

许多心理状态和特质包括焦虑、愤怒、A 型行为方式、抑郁、应激和睡眠障碍,都会加速心脏疾病的发生发展。反之,冠心病也可以诱发诸多精神科问题,特别是抑郁、焦虑和认知障碍。

(1)愤怒、A 型行为及敌意:A 型行为与冠心病之间的关系一直存在争议。A型行为由多重特质组合而成,包括缺乏耐心、敌对、对成就的强烈渴求和时间紧迫感等。一些研究支持 A 型行为是冠心病的危险因素和不良结局的预测因子,但亦有同样多的研究结果显示是阴性。尽管研究支持 A 型行为与心脏病发生风险增加有关,但 A 型行为似乎不增加已患冠心病患者的发病率和死亡率。在 A 型特质中,敌对因子被一致认为是与心脏事件增加和死亡率相关的一个因子。

(2)抑郁:研究发现,冠心病与抑郁障碍之间存在强相关性。在针对不同人群的社区前瞻性研究中发现,有抑郁障碍病史及通过量表评估抑郁症状较重者,日后发生缺血性心脏病及冠心病死亡风险增加。冠心病患者(特别是心肌梗死发生后)的抑郁症发生率明显高于普通人群。抑郁症不仅常常伴随着冠心病发生,而且对冠心病的结局产生负面影响。抑郁症是急性心肌梗死后死亡率的重要预测因子,等同于心肌梗死既往史或心功能指数等其他预测因子。在排除其他影响因素后,伴有抑郁症状的不稳定型心绞痛住院患者一年后的心肌梗死或死亡发生率较无抑郁者高 4 倍。除对冠心病的发病率和死亡率有影响外,抑郁还严重影响患者的生活质量和功能。有一项被称为"心脏与精神"的研究结果发现,抑郁症状对健康状况(包括躯体症状、身体限制、生活质量、总体健康)有严重的负面作用。

(3)焦虑:焦虑在冠心病患者中也很常见,并会对冠心病结局产生不良影响。两个前瞻性的流行病学研究显示焦虑与猝死相关。有证据表明,在排除包括共病抑郁等混杂因素影响后,心肌梗死后焦虑导致不稳定型心绞痛再入院和心肌梗死复发更频繁。在一项大样本临床研究中,心肌梗死后焦虑严重患者发生严重缺血事件或死亡风险几乎是无焦虑患者的 5 倍,因而心肌梗死后焦虑是住院并发症的最强预测因子之一。焦虑对冠心病结局的不良影响可能与影响心率变异度、Q 间期延长或自主神经反应异常有关。

(4)应激:有相关研究报道,应激对临床前期冠心病产生不良影响。心理应激被认为在促发心脏事件和猝死方面可起关键作用,能降低致死性室性心律失常发生的阈值。研究表明,导弹袭击、地震和其他灾难后,心肌梗死或猝死增加,支持应激对心脏疾病有影响。一项有关因心肌梗死或不稳定型心绞痛住院的中年女性患者的前瞻性研究发现,在校正其他心理社会和心脏变量后,有严重婚姻应激的女性,其心脏事件复发风险较无婚姻应激者女性增加 3 倍。

3. 干预

针对冠心病相关心理社会因素的干预,包括改变生活方式、矫正不良行为特质、改善焦虑抑郁等情绪症状、控制及适当应对生活中的应激因素等。

A 型行为的矫正对降低患冠心病的危险很重要,常采用以认知行为治疗为主的综合矫正模式。主要包括:用分发小册子或集体讲座的方式进行冠心病知识和 A 型行为知识教育,进行松弛训练,并要求 A 型行为者将松弛反应泛化到日常生活中,用认知疗法帮助患者进行认知重建和实施自我控制,还可以结合想象疗法、行为演练、社会支持和运动锻炼等。减少敌意也是降低患冠心病危险的方法之一,具体包括 3 个要点:个体必须停止对他人动机的不信任,个体必须寻找某些方法减少各种愤怒情绪表达的次数,个体必须学会对别人友爱和体贴。

一项大规模 Meta 分析发现,针对冠心病患者的各种健康教育和降低应激的干预,2～10 年的随访中降低了心梗再发率(降低 29%)及死亡率(降低 34%)。心理健康教育项目可包括各种组成部分,有健康教育、应激处理、监测下的运动训练;心理教育干预对近期心梗的保护作用,与对收缩压、吸烟习惯、运动、不良情绪的控制有关。与不参加者相比,参加心理教育项目的患者戒烟的成功率高 3 倍。

**(二) 高血压**

1. 什么是高血压

高血压分为原发性高血压和继发性高血压。原发性高血压是以体循环动脉压升高为主要临床表现的心血管综合征,通常简称为高血压。高血压常与其他心血管病危险因素共存,是重要的心脑血管疾病危险因素。继发性高血压是由某些特定的疾病或病因引起的血压升高,约占所有高血压的 5%。

2. 与高血压发病有关的心理社会因素

高血压的发病相关因素众多,涉及多个环节,在不同阶段的表现可能各异,个体差异较大,具体包括遗传、环境、社会、心理、其他躯体疾病等各个方面。本文重点阐述与高血压发病相关的社会心理因素。

1) 生活方式

危险的生活方式可增加高血压的患病风险或恶化病程,如吸烟、饮酒、特定饮食习惯、体重增加等,这些因素均能影响高血压的发生、持续存在和恶化。①饮食:不同地区人群血压水平和高血压患病率与钠盐平均摄入量显著正相关。钾摄入量与血压成负相关。高蛋白质摄入属于升压因素。饮食中饱和脂肪酸或饱和脂肪酸/多不饱和脂肪酸比值也属于升压因素。②饮酒量与血压水平线性相关,尤其是与收缩压相关性更强。③吸烟:吸烟可使交感神经末梢释放去甲肾上腺素增加而使血压增高,同时可以通过氧化应激损害一氧化氮(NO)介导的血管舒张,使血压升高。④体重:体重增加是血压升高的危险因素。肥胖的类型与高血压发生密切,腹型肥胖者更易发生高血压。

2) 心理因素

心理因素一直被认为是高血压发病的潜在诱因,有大量相关研究。

(1) 人格特征和应对方式:大样本前瞻性研究发现,时间紧迫感或缺乏耐心、敌对等 A 型行为因素与高血压风险增加之间呈量效关系。Cottiei 等人研究认为:敌意、A 型行为、神经质、焦虑及抑郁、缺乏应付能力可能与高血压的发病有关,但尚不能证实存在因果关系。

(2) 情绪因素:人们很早就认识到情绪与血压之间的关系。1711 年,当 Hales 将动脉套管插入马的股动脉时,动物因为害怕而有明显的升压反应,待动物平静时,血压又回落。在人类身上也存在同样的现象,如在医院里测量患者的血压往往要比在家里测得的数值高,原因就是患者心情紧张造成血压的异常变化,这就是所谓的"白大衣综合征"(white coat syndrome)观象。有关高血压的许多研究发现,在诊所里测量血压的读数比在家里测量的数值为高,原因就是紧张焦虑情绪对血压产生影响。

(3) 精神应激:一些研究支持应激时血压波动幅度是高血压形成及演变的因素之一。战争、社会动荡、自然灾害、工作压力、噪声均会影响血压水平。第二次世界大战期间,列宁格勒(现称圣彼得堡)被纳粹德国军队围困长达三年之久,Valdman 等人发现,被围居民中的高血压患病率从战前的 4% 上升到 64%,即使在战争结束以后,大多数人的血压仍不能恢复正常,还造成了许多人的过早死亡。长期生活在噪声环境中,听力敏感性减退者高血压也较多。城市脑力劳动者高血压患病率超过体力劳动者,从事精神紧张度高的职业者发生高血压的可能性更大。

3. 治疗原则

(1) 治疗性生活方式干预:①减轻体重。减肥与心理、社会和文化因素有关,如焦虑、抑郁和应激等心理因素可导致个体进食过多。行为或认知行为干预结合饮食控制及体育锻炼,对轻度至中度肥胖者减轻体重总体有效。②减少钠盐摄入。③补充钾盐。每日吃新鲜蔬菜和水果。④减少脂肪摄入。⑤戒烟限酒。研究发现吸烟是疾病独立、最重要、可被干预的危险因素之一,因此尼古丁依赖治疗在持续滥用烟草患者的治疗计划中处于核心地位,尤其要重视这些患者的抑郁或焦虑共病问题。⑥增加运动。

(2) 改善情绪、应对精神应激:减轻精神压力,保持心态平衡。

**(三) 脑卒中**

1. 什么是脑卒中

脑血管意外或卒中,是迅速发展的、持续超出 24 小时、推测为血管源性的局灶性脑功能异常,包括脑梗死或脑出血两大类。脑梗死比脑出血更为常见,发生率是后者的 4 倍;由于梗死的直接致死率较低,可导致的持续残疾数也明显高于出血;梗死发生一年后的生存率为 75%,而出血后为 33%。卒中是西方世界第三位最常见死亡原因,年龄是其主要的危险因素,但有 1/4 的患者小于 65 岁。卒中更常见于男性。

2. 与卒中相关的社会心理因素

预示脑卒中发生的危险因素有独居、高血压病史、糖尿病病史、心脏病病史、脑卒中家族史、饮酒史等。近年来研究发现,心理社会因素也是脑卒中发病的危险因素之一。

(1) 心理应激。国内外许多研究发现,卒中与应激事件相关。Kleinman 发现,海湾战争期间,在耶路撒冷出血性卒中发病率升高。2003 年,Fillippi 等调查了141 例卒中患者发病前一年遭遇的生活事件,与年龄、性别、地区相匹配的正常人群进行对照,发现前者遭遇的生活事件总分明显高于后者。研究表明,心理应激可造成机体免疫系统功能紊乱,皮质醇水平升高,促进动脉粥样硬化形成,导致脑卒中发生。负性生活事件应激能引起患者产生负性情绪反应,引起患者自主神经功能紊乱,血压不稳定,血管收缩,血流减少而导致脑卒中。

(2) 个性和行为。唐江萍等研究发现,脑卒中者有更多的外倾行为和情绪不稳定。许春奇等研究发现,在 A 型行为模式的人群中,脑卒中发病率增高,且出血性脑卒中更多见,说明 A 型行为是导致人群患脑卒中的危险因素。研究发现,A

型行为的人长期处于应激状态,交感神经兴奋,导致神经内分泌系统改变和脑皮质功能失调,可诱发脑卒中发生。不同性格的人具有不同的生活方式,对生活事件的应对方式也不同,这些差异可能影响生理反应,导致疾病发生、发展。

(3) 情绪。国内外研究发现,脑卒中患者存在更多的焦虑、抑郁、恐怖、精神紧张等情绪障碍。具有焦虑和抑郁情绪的患者,患脑卒中风险性增高,二者之间可能具有很强的相关性,且可能互为因果、互相加重。据 Eysenk 研究,情绪稳定性与自主神经系统的先天灵活性有密切的联系。情绪不稳定的人,自主神经系统功能也不稳定,易激惹,对刺激的反应过于强烈。有研究发现,愤怒的情绪反应可增加脑卒中的风险。

(4) 社会支持。社会支持是应激与健康或疾病之间重要的中介因素,它一方面对应激起缓冲作用,保护个体的健康;另一方面在一般情况下维持个体的良好情绪体验,有利于健康。唐江萍等研究发现,脑卒中患者组的客观支持、主观支持和对支持利用度均明显低于正常对照组,并认为负性生活事件多发和缺少社会支持与脑卒中的发生有一定关系。

总之,负性生活事件多发,缺乏亲人和社会交往,有个性偏差和情绪不稳定等均是脑卒中发病的危险因素。一般认为,生活事件本身不能直接致病,个人对生活事件的认知水平,不同应对方式,以及家庭、社会支持程度在脑卒中发病中起着重要的调节作用。因此,在积极控制高血压、高血脂、高血糖等脑卒中生物学病因的同时,在临床上还应加强心理治疗,正确引导患者认识自己的个性缺陷,对不良性格加以矫正,改变不良的认知模式,增加有益的社会活动,争取获得更多的理解和支持,从而有效地消除不利的心理社会因素对机体的影响。

3. 脑卒中常见的临床心理问题

卒中患者常见的临床心理问题有认知损害和谵妄、行为变化、失语、疾病失认、情感表达障碍、情感淡漠、抑郁、焦虑、情绪不稳、强迫症、性欲低下、执行功能受损、抑制失控、共情丧失等。

(1) 认知损害和谵妄。痴呆和谵妄是脑卒中后常出现的症状。30%～40%的卒中患者在卒中后的第一周内会出现谵妄,在出血性卒中的患者中尤其容易出现。出现谵妄的卒中患者往往预后较差,痴呆发生率较高。大约有 1/4 的患者会在卒中后 3 个月出现痴呆,称为血管性痴呆。

(2) 抑郁。抑郁障碍在卒中后较为常见,抑郁作为脑卒中的伴随症状国内外资料均有报告,但文献报告脑卒中后抑郁的发生率差异较大,在 20%～79% 之间。2008 年王显金等对 1 564 例脑卒中患者抑郁发生率研究结果显示,脑卒中后抑郁发生率为 46.55%。其中轻度抑郁为 26.03%,中度抑郁为 11.0%,重度抑郁为 9.53%,轻度和中度抑郁共占脑卒卒中后抑郁发生率的 37.02%。这一结果与国内多数资料报告基本一致。

一般推荐,尽早开始抗抑郁治疗。大多数研究提示及早治疗能改善结局,但功能指标结果却并不一致。在药物选择上,尽管选择性 5-羟色胺再吸收抑制剂(SSRIs)和三环类抗抑郁剂(TCAs)都有效,但 SSRIs 因为副作用较小可能更为优先考虑,在认知或者心脏功能受损的患者中尤其如此。心理治疗,特别是认知行为治疗(CBT),对于那些药物治疗无效或者禁忌的患者可能是一个办法,但是目前对心理治疗的评估还十分有限。

(3)焦虑和恐惧。焦虑障碍也是卒中后常见的情绪障碍,常与抑郁症状合并存在。对焦虑障碍发生率的估计差异很大。1996 年,Astrom 报告的广泛性焦虑障碍的发生率为 4%～28%;1995 年,Burvill 报告有焦虑症状的患者约在 25%～30%;2005 年,王磊等对 158 例脑卒中患者抑郁和焦虑发病率的研究显示,轻度焦虑 28 例(17.72%),抑郁与焦虑并存者 21 例(13.29%)。

卒中是一个突发的、意料之外的威胁生命的应激因素,因此,很容易理解,这是一个非常负面的经验。卒中后焦虑状态可能包括创伤后应激症状,例如强迫性、闯入性事件回忆,以及对健康的担心,例如反复的检查和确认复发风险是否消失。这些担心可能伴随场所恐惧,或将焦虑的一些躯体症状,例如头痛和眩晕,错误解释为复发的证据。恐惧状态的发生率为 5%～10%,女性较多见。这些症状对标准化药物和行为治疗有反应。

(4)情感淡漠。淡漠的患者自发活动或者语言很少,他们的反应可能延迟、缓慢或者缺乏。淡漠常与语音弱、持续言语、抓握反射、强迫性动作、认知和功能损害,以及年龄较大等因素相关。在这些患者中,观察到了额叶和前颞叶区域活性较低。

(5)情绪不稳。情绪化或情绪不稳,是指在很少或无征兆情况下出现哭或者笑增多。这常见于急性卒中,但也可能延迟发生,表现出来的情绪与患者的内心情绪状态无关。有人提出其神经学基础为 5-羟色胺系统,对 SSRIs 有特异性反应;然而,在临床中证据并不一致,也有报告对 TCAs 有反应。同时,对相关病变位置也没有一致报告,脑桥、皮层下一级额叶病变都有报告。

## 二、胃肠道疾病

消化道心身疾病主要包括消化性溃疡、胃食管反流病、功能性胃肠病、肠易激综合征、胆道功能性障碍、慢性胰腺炎和神经性厌食症等。

### (一) 消化性溃疡(peptic ulcer, PU)

消化性溃疡发生于胃和十二指肠部位,分为胃溃疡(gastric ulcer)和十二指肠溃疡(duodenal ulcer)。与消化性溃疡以及十二指肠溃疡相关的两大危险因素是非甾体类抗炎药的使用和存在幽门杆菌感染,其中只有15％的幽门螺杆菌携带者发生消化性溃疡。实际上,消化性溃疡也是一类多因素致病疾病,是遗传、环境及社会心理因素共同作用的结果。研究表明,30％～65％的溃疡由心理因素导致,尤其是十二指肠溃疡。心理因素被认为是十二指肠溃疡发病和复发的独立危险因素,生活事件、应激、易感人格、情绪障碍和饮食习惯等都是消化性溃疡发病的重要心理社会因素。

1. 应激

战争、日常生活重大变故会增强个体患溃疡病的可能性,或致使病情加重。大量研究证实,在经历灾难(如炮击、地震、经济危机、战俘或难民等)后,消化性溃疡的发病率明显上升。在第二次世界大战中,由于纳粹空袭伦敦,造成人群溃疡穿孔的发生率增加。国内学者也发现,政治运动的冲击和亲人丧失等生活变故是导致消化性溃疡病的重要因素。长期慢性应激也会增加消化性溃疡的发生风险,如空中交通管制人员、监狱看守等职业。由于其工作的特点,他们的十二指肠溃疡的发病率高于其他人群。

Bmdy用"作抉择的猴子"实验说明应激与消化性溃疡的关系。让两只猴子各坐在自己的约束椅上,每20秒给一次电击。每个猴子都有一个压杆,其中一个若在接近20秒时压一下,能使两只猴子避免电击。否则,两只猴子便一起受到同样电击。因此,这只猴子总是惦记压杠杆,以免被电击;而另一只猴子是否压杠杆与电击无关。结果表明,两只猴子被电击的次数和强度虽然一致,但疲于压杆的猴子患上胃溃疡;另一只猴子却安然无恙。在应激所致消化道溃疡鼠的大脑隔区及纹状体内发现5-羟色胺增高,血中该物质的代谢产物及儿茶酚胺增加,因此推测应激诱发动物溃疡的原因可能与应激时脑中的内啡肽、CRF-ACTH-糖皮质激素、儿茶酚胺及消化道激素的分泌增加有关,这些激素会导致胃肠运动功能紊乱。该实验提示:在严重的生活压力下,面对无可逃避的困难情境时,如能事先对情境的产生有所了解并进行准备,生活压力带给人的伤害将会有所减轻。

2. 人格因素

1930年,Dunbard等总结的溃疡患者的易感人格为具有负责感、进取心、强烈的依赖愿望、易怨恨不满,常常压抑愤怒。用艾森克人格问卷调查发现,溃疡患者具有内向及神经质特点。Alp等发现,溃疡患者中具有孤独、自负与焦虑、易抑郁等个性者多于健康人。因此,不良个性染上不良习惯导致对社会的不适应,再加上较多生活的事件压力从而致溃疡病发生。

3. 情绪

焦虑和抑郁情绪伴随着消化性溃疡,这些情绪异常可能是造成溃疡病的原因,也可能是由于长期患病、备受折磨使患者表现出的一种情绪体验。溃疡患者常伴有抑郁症状,应激时的焦虑、抑郁情绪也很容易致溃疡病的发生。用多虑平、丙咪嗪等抗抑郁药来治疗消化性溃疡,并以胃镜观察疗效,发现4周有效率达到46%～86%;有些顽固、难愈性的溃疡也有好转,很可能与缓解或消除了抑郁情绪有关。抑郁情绪、适应不良和敌对情绪预测消化性溃疡;应激、焦虑和抑郁会延迟溃疡治愈和恶化预后。

4. 不良行为

心理因素通过危害健康行为影响消化性溃疡发生或病程,危害健康行为包括吸烟、酗酒、非甾体类抗炎药过度使用、饮食不规律和失眠等。

**(二) 肠易激综合征(irritable bowel syndrome, IBS)**

肠易激综合征是一种以腹痛或腹部不适,伴排便习惯改变为特征的全身性功能性病变,又称为应激性肠炎、刺激性肠炎、黏液性结肠炎、结肠神经症等。我国北京和广东地区的患病率约为7.3%和5.6%,该病与饮食、心理因素密切相关。

1. 饮食因素

患者常对某些食物产生不良反应,特别是牛奶及其奶制品、豆类和脂类等。不注意节制饮食,吃过于粗糙、生冷和加工过于精制的饮食,以及缺乏纤维性食物等均可诱发或加重本病。

2. 心理因素

应激与肠易激综合征有关。例如,IBS患者比其他胃肠道疾病患者存在更多的儿童期性虐待史,但具体机制尚不明确,目前尚缺乏明确证据支持应激会引起IBS患者胃肠平滑肌反应改变。因此,心理因素可能通过影响IBS患者对疼痛和其他症状感知的敏感性和寻求治疗的积极性而起作用。例如,Gwee等于1999年进行的前瞻性随访研究发现,有较多应激性生活事件和较高疑病症状分者易发生IBS,而发生IBS者与未发生IBS者之间的肠道生理指标则无差异。

肠易激综合征患者具有某些特定的人格特征。使用艾森克人格问卷、明尼苏达多相人格调查表、90项症状自评量表发现,本病患者多有神经过敏、内向、疑病倾向和癔症性人格特征,以及焦虑、抑郁、强迫、人际关系敏感、敌对和恐怖等心理障碍。

情绪与肠易激综合征有关。Almy使用肠腔内压力描记法观察肠易激综合征患者发现,严重焦虑、抑郁、愤怒、恐惧和敌对情绪可影响自主神经功能,使结肠运动功能失调,分泌功能紊乱。因此,IBS患者接受全面的心理评估,包括是否有焦虑障碍、心境障碍和躯体形式障碍,并采取相应的治疗措施。对115例肠易激综合征患者采用心理治疗,与常规药物治疗进行对照研究,2/3的患者疗效好于对照组。另一项抗抑郁治疗研究发现,在138例肠易激综合征患者中,有61%症状完全缓解,89%的人有效。Creed等的对照试验结果表明,认知治疗也许对IBS有益。

### （三）炎症性肠道疾病（inflammatory bowel disease，IBD）

炎症性肠道疾病是溃疡性结肠炎和克罗恩病（Crohn's disease）的统称，在早期文献中被描述为心身疾病，但是一直缺乏证据提示其特异的心理因素。焦虑、抑郁和悲伤情绪在这两类患者中常见，可能是疾病诱因，也可能是慢性疾病的结果和并发症。有研究提示，抑郁可以预测 IBD 复发；焦虑状态可导致 IBD 患者存在更多的躯体症状和营养不良；心理应激会影响患者症状主诉，加剧溃疡性结肠炎黏膜疾病的发生。对于试图积极治疗溃疡性结肠炎或克罗恩病的患者，心理治疗对其帮助明显。

欧洲一项克罗恩病心理治疗的前瞻性多中心对照试验发现，接受标准药物治疗加心理治疗的患者，IBD 发作和手术次数有减少的趋势，但无统计学差异。当然，对于伴有心境障碍或焦虑障碍的患者而言，抗抑郁、抗焦虑药物治疗也是非常有益的。有关胃肠道疾病患者的精神障碍治疗可参考相关文献。

## 三、肿瘤

在大多数国家，肿瘤的发病率和死亡率正在逐年增加，甚至已取代心血管疾病，成为最常见的死因。多数癌症的病因复杂，除遗传、环境和生物因素外，还包括不良的生活方式，如饮食、缺乏运动、吸烟、酗酒、肥胖、性行为，和心理社会因素，如应激等。

心理因素与肿瘤的发生、发展密切相关，这已经成为一种共识，但二者间确切的关系究竟如何，心理因素在肿瘤发生、发展过程中究竟起到多大的作用，尚不明确。因此，尝试总结肿瘤与情绪状态、应对或防御方式、人格特征、人际关系、应激性生活事件、社会心理干预等之间可能的联系，如下所述。

1. 应激性生活事件与肿瘤

早在 16 世纪初，英国医生 Gendron 就注意到生活上的挫折可以影响癌症的发生。有研究显示，肿瘤患者发病前负性生活事件发生率比其他患者高，其中尤以家庭不幸等方面的事件，例如丧偶、近亲死亡、离婚等，更为显著。Miller 对 1 400 对夫妻的观察指出，配偶中有一方身患癌症或死于癌症，另一方也易患癌症。通过回顾 1902—1967 年间的大量文献，发现癌症发病前最常见的心理因素，是失去亲人的情感体验。亲人死亡的事件一般发生于癌症发病前 6～8 个月。在居丧组、即将守寡组和对照组的对比研究中，人们发现两个实验组妇女的免疫系统存在问题，NK 细胞活性都低于对照组，抑郁程度与 NK 细胞活性成反比，抑郁越严重，NK 细胞的活性越低，辅助性 T 细胞与抑制性 T 细胞的比率也发生变化。

一些回顾性临床研究和前瞻性流行病学调查提示，应激性生活事件可增加乳房、结肠、直肠、宫颈、胰腺、胃和肺等部位癌症的发生率,但是也有许多其他研究并未发现这种相关性。一些早期研究将应激性生活事件与癌症进展或复发联系起来,但随后的研究未能重复此结论。大多数研究采用应激性生活事件总体评估,而不是观察特定类型应激,但也有研究者认为工作应激或失业增加肺癌和结肠直肠癌的发病风险。然而,一项丹麦人群大样本前瞻性研究发现,基线高的应激水平妇女患乳房癌风险反而降低。有人对人类和动物模型的相关研究进行了总结回顾,发现即使应激事件对癌症发生有影响,其影响也较小。目前看来,该结论比较中肯。

2. 情绪状态与癌症

关于抑郁和癌症的关系,已有大量的研究。癌症(不区分部位)患者中伴发抑郁的比例比正常人群要高,与其他一些严重疾病伴发抑郁的比例相当。Western Electric 等开展的一项大样本流行病学研究发现,有抑郁症状的癌症患者 17 年后死亡风险增加 1 倍,高于癌症初发 10 年的一般死亡率。而在另一个为期 20 年的随访研究也得到了同样的结果。然而,亦有一些不支持该研究结果的报道。一项抑郁与癌症发生关系研究的 Meta 分析显示,两者之间存在微弱相关,但实践临床意义不大。最近,大样本前瞻性队列研究,未发现抑郁对芬兰妇女乳房癌或丹麦人群任何癌症有影响。

除流行病学研究外,有关抑郁对癌症患者结局,尤其是乳房癌生存时间影响的研究也较多。一项队列研究发现,在被诊断为乳房癌后的当年,半数妇女出现了明显的抑郁、焦虑或抑郁与焦虑共存的状态。从应对方式看,有"战斗精神"和采取否认应对者较坚忍接受或表达绝望、无助者生存率高。随后一些研究发现,抑郁与癌症死亡率之间存在阳性、阴性或混合相关。然而,疾病结局可能比死亡率更值得研究,因为有理由推测抑郁会导致疼痛控制差、治疗依从性降低和对延续生命治疗的欲望下降。

其他情绪如悲伤情绪导致肺癌患者生存时间减少,而愤怒同样影响黑素瘤患者生存。亲人丧失作为明显应激源被认为是癌症发生和进展的危险因素之一。有人对 46 项有关乳房癌的研究进行 Meta 分析,结果发现分离或丧失经历与癌症发生之间仅存在中度相关。一项丹麦人群大样本前瞻性队列研究,比较了在癌症诊断前丧失子女的癌症患者与其他癌症患者,结果未发现子女死亡影响生存。综合回顾性和前瞻性、临床和流行病学研究,迄今仍缺乏令人信服的证据支持亲人丧失影响癌症的发生或进展。

尽管抑郁和焦虑在癌症患者中常见,但在临床中却未得到充分诊断和有效治疗。心境障碍是否影响癌症的发生、病程或临床结局也没有系统研究予以明确。然而,抑郁和焦虑由于其明显影响生活质量而受到临床的关注。

### 3. 应对方式、人格特征与癌症

有关癌症患者的情绪表达与压抑程度及其对预后的影响已有大量文献报道，但结论并不一致。Tomoshok 将合作性高、缺乏主张的患者定义为"C 型行为模式"，主要特征是童年形成压抑、克制内心痛苦而不对外表达的性格；行为上过分合作、协调、姑息、谦让、自信心不足，过分忍耐、回避冲突、屈从让步、负性情绪控制力强，追求完美、生活单调等。他们的研究发现，在黑色素瘤患者中，C 型行为患者情感表达的减少与肿瘤的快速有丝分裂、淋巴细胞浸润、肿块厚度较大，以及所有的不良预后指征有关。Kime 等在墨尔本的结肠直肠癌研究发现，癌症患者较对照者更可能具有特定的人格特征（类似于 C 型行为模式）。但也有研究不支持肿瘤与应对方式、人格特征的相关性。如 Buddeberg 和 Yamagiwa 等的研究中，未发现乳腺癌或头颈癌患者与对照者之间应对方式存在差异，应对方式与乳腺癌病程之间亦缺乏相关性。

### 4. 社会支持与癌症

Levy 研究乳腺癌患者接受社会支持程度与预后关系，发现有 5 项因素显著影响 NK 细胞活动水平，包括得到配偶或知己高质量的情感支持、得到医生的支持、肿瘤雌激素受体水平、外科手术切除、积极寻求社会支持以适应疾病。提示在专业的治疗之外，来自家人和社会的支持有助于癌症患者病情改善。

### 5. 心理社会干预与癌症结局

多数研究证明，心理社会干预对癌症患者非常有益。例如，有研究提示，团体心理治疗能改善患者的情绪、疼痛和生活质量；放松训练和认知行为治疗能减轻癌症患者的焦虑和抑郁情绪；还可增强患者生活的意义及丰富他们的精神生活。Meyer 等的一项 Meta 分析表明，心理社会干预能全面改善生存质量，有助于帮助患者坚持治疗。

具体可采用的心理干预方法包括认知行为治疗、认知-存在治疗、团体治疗、支持性心理治疗、应激管理、问题解决咨询和支持性护理等。这些方法可以单独使用，也可以组合方式出现。在治疗方式上可以采取个别治疗，也可以采用团体治疗。由于很少有研究提示心理干预能降低患者死亡率，社会心理干预则更可能影响癌症患者的生活"质量"而不是其"数量"。因此，心理社会干预首先要评价该干预措施能否改善情绪症状和功能障碍，例如减轻癌症患者共病抑郁或焦虑障碍，随机对照试验显示合并使用抗焦虑和抗抑郁药物对癌症患者有益。

## 四、免疫系统疾病

### (一) 支气管哮喘

#### 1. 什么是支气管哮喘

支气管哮喘(bronchia asthma)简称哮喘，是由多种细胞（如嗜酸性粒细胞、肥大细胞、T 淋巴细胞、中性粒细胞、平滑肌细胞、气道上皮细胞等)和细胞组分参与的气道慢性炎症性疾病,是一种全球性、最常见的慢性疾病之一,我国儿童患病率为 0.5%～2%,而且呈上升趋势。哮喘的病因复杂,涉及遗传、环境、气道炎症、机体免疫、心理行为等因素。

2. 与支气管哮喘相关的心理社会因素

(1) 心理应激。研究表明,心理应激是哮喘发作的危险因素。2001 年 9 月 11 日,纽约市遭受恐怖袭击后,哮喘患者症状严重程度增加 27%(2002 年美国疾病控制与预防中心),创伤后应激障碍是哮喘的一个较明显的预测因子。Rietveld 等在研究中比较了哮喘青少年和非哮喘青少年暴露于标准化刺激(受挫败的计算机任务)下的状态,结果发现所有哮喘患者受刺激后呼吸暂停增加。

(2) 母亲的行为因素。母亲吸烟是儿童哮喘的非常危险的因素,子女哮喘的母亲一定要戒烟。过早停止母乳喂养对婴儿是危险的,因为母乳是婴儿获得 IgA 等保护性蛋白质的主要途径,如果过早停止母乳喂养,增加牛乳(含有异体蛋白)或婴儿配方食品,会增加儿童哮喘的危险性。母亲过分溺爱也与患儿哮喘发作有关,哮喘发作可能因得到母亲更多关心和爱护(奖励)而得到强化。

(3) 情绪因素。剧烈的情绪表达是触发哮喘的重要因素之一,约 5%～20% 的哮喘发作由情绪因素引起。儿童易受挫折,产生的情绪障碍引起生理变化,会诱发或加重病情。Williams 分析了 487 例不同年龄哮喘患者的发病因素,发现有心理因素参与或诱发哮喘者达 70%。有人曾让 8 名哮喘非发作阶段的学龄儿童观看使之感到厌恶的电影,或做复杂而无味的数学题,结果发现这 8 名患儿都出现呼吸频率减慢、呼吸道阻力增加。一项 13 000 多名德国人群调查研究提示,哮喘与焦虑障碍(尤其是惊恐发作、广泛性焦虑障碍和恐怖症)和心境障碍发病明显增加有关。

3. 社会心理干预

《全球哮喘防治战略》(Global initiative for Asthma,GINA)制订的手册特别说明剧烈情绪反应,如大哭大笑,会引起或加重哮喘发作,因此在预防治疗哮喘时可进行心理治疗,包括暗示治疗、支持性心理治疗或放松治疗,以及消除不良的心理因素,控制情绪等。心理预防要包括预防哮喘健康教育内容,如说明皮质激素的作用和安全性、情绪控制的意义,以及药物使用方法。

**(二) 类风湿关节炎**

1. 什么是类风湿关节炎

类风湿关节炎(rheumatoid arthritis,RA)是以侵蚀性、对称性多关节炎为主要临床表现的慢性、全身性自身免疫性疾病。本病是造成人类丧失劳动力和致残的主要原因之一。我国 RA 的患病率为 0.32%～0.36%。

2. 与类风湿关节炎相关的心理社会因素

尽管类风湿关节炎是典型心身疾病的旧观点已被丢弃,但是心理因素在风湿性疾病中的重要性已获得一致认可。与其他慢性疾病一样,心理因素对风湿性关节炎的症状、致残和治疗产生明显影响。

一些早期研究提示应激性生活事件在类风湿关节炎的发生、演变中起一定作用,但最近研究不支持两者之间存在任何明显关联。抑郁在类风湿关节炎患者中常见,并与疼痛、残疾有关,而且这种关联性不受类风湿关节炎疾病严重程度客观指标的影响。有抑郁的风湿性关节炎患者与无抑郁者相比,前者认为他们病情更加严重、对治疗更加悲观,甚至抑郁症病史可预测风湿性关节炎患者数年后的疼痛水平。一项大样本随访研究发现,抑郁是类风湿关节炎患者死亡率的独立危险因子。有随机对照试验表明,伴抑郁的类风湿关节炎患者接受抗抑郁剂后,治疗疗效明显,疼痛、早晨僵硬和残疾评分均明显改善。慢性类风湿关节炎患者由于活动减少、工作能力和人际交往丧失而导致抑郁和退缩,反过来又削弱了患者的社会支持系统。

3. 心理社会干预

类风湿关节炎患者心理病态可导致患者疼痛增加、生活质量较差、更多工作能力丧失、频繁实施关节手术和使用医疗资源以及较低依从性等。抑郁和消沉容易导致患者活动性螺旋下降、社会退缩、不参与物理治疗、相关肌群萎缩并被社会支持系统疏远甚至遗弃。抑郁或其他悲伤情绪还会使疼痛扩大化,导致止痛剂滥用和慢性中毒危险。对患者总体评估的初期,应该进行社会支持系统评估,积极尝试将患者家庭成员和朋友纳入治疗联盟。一项随机对照试验发现,团体认知行为治疗能改善风湿性关节炎患者的心理和躯体症状。

**(三) 系统性红斑狼疮**

1. 什么是系统性红斑狼疮

系统性红斑狼疮(systemic lupus erythematosus,SLE)是一种有多系统损害的慢性自身免疫性疾病,其血清具有以抗核抗体为代表的多种自身抗体。约90%的病例发生在女性,通常是育龄妇女。常见临床表现包括皮肤损害(光过敏、颧骨部位或盘状皮疹、口腔溃疡)、全身症状(疲劳、体重下降、发热)、关节痛及关节炎、浆膜炎(心包炎或胸膜炎)、肾病、神经精神障碍以及血液障碍(贫血、白细胞减少症)。神经精神狼疮中枢神经系统表现有狼疮性头痛、运动障碍、癫痫、谵妄、认识功能减退、抑郁、焦虑、躁狂、精神病等。

2. 系统性红斑狼疮的心理影响

因为系统性红斑狼疮是一个慢性的、经常使患者感到虚弱的多系统疾病,病程不可预测,可以突然加重、突然缓解,预后变化多端,所以应对这种疾病特别具有挑战性。系统性红斑狼疮可以累及几乎任何器官系统，还可以有弥散的系统性症状，诊断经常难以把握，从而可能会减损患者对医疗系统的信心。系统性红斑狼疮可影响多个器官系统，即使病情已经有所控制，但患者可能还会担心疾病侵及全身。患系统性红斑狼疮后常见的心理反应包括悲伤、抑郁、焦虑、退行、否认等心理。公众对狼疮的漠视可以加强患者的隔绝感，使其变得社交退缩，如果公众对直接的外表很在意时尤其如此。有面颊皮疹或盘状红斑的女性患者会觉得自己好像被打上了红色印戳。系统性红斑狼疮患者最常见的恐惧是疾病恶化、残疾和死亡。

3. 心理社会干预

心理社会因素对 SLE 患者的心身症状具有重要影响，因此临床上在对 SLE 患者进行药物治疗的同时，有必要加强心理社会干预，如开展应对指导、调动社会支持系统、培养健康个性等，以改善患者的心身状况，提高生活质量，促进疾病的康复。

# 五、代谢系统疾病——糖尿病

## 1. 什么是糖尿病

糖尿病(diabetes mellitus，DM)是一组有多病因引起的以慢性高血糖为特征的代谢性疾病，是由于胰岛素分泌和(或)作用缺陷所引起。糖尿病的病因和发病机制极为复杂，至今未完全阐明。一般认为，糖尿病是遗传因素和环境因素共同参与其发病。遗传因素的作用，已经得到了双生儿研究和家族调查证实。情绪、生活事件、人格、心理应激、生活方式等不良心理社会因素，都可以促发和加剧糖尿病。

## 2. 与糖尿病相关的心理社会因素

(1) 心理应激。研究发现，应激性生活事件与糖尿病相关。一项研究选择了无糖尿病史的社区居民进行糖耐量试验，评估他们应激性生活事件的数目。结果发现，5％被调查者新诊断为糖尿病，糖尿病与应激性生活事件的数目阳性相关。Goetsch 等人研究了在自然生活环境中用心算模拟应激事件，心算期间患者血糖水平显著增高，而且随着应激强度的增加，血糖升高越明显。可见，应激事件能引起糖尿病患者的血糖变化。

(2) 人格特征。人格特征和应对策略与儿童、成人的糖尿病病程之间关系的研究未获得明确的结论。1930 年，Dunbar 等提出糖尿病患者多具有被动性、依赖性、不成熟性、适应不良、缺乏安全感、优柔寡断和受虐狂的某些行为特点。有研究发现，血糖控制不佳仅见于"B 类依赖人格"患者；另一项研究发现，血糖控制不佳仅见于利他主义的患者；而第三项研究未发现人格变量与血糖控制相关。同样的，有关儿童患者的研究也提示，人格特征与血糖控制之间的关系模糊不清。

(3) 抑郁。抑郁在糖尿病中的发生率是在普通人群中的 2～3 倍。抑郁可能对血糖控制和增加糖尿病并发症的风险产生负面影响。在一项系统综述 Meta 分析中,HbAlc 值(提示慢性高血糖)升高与抑郁之间始终存在高度相关性,抑郁促发高血糖,而血糖控制差又引起抑郁。Rubin 等对 24 项血糖控制与抑郁障碍关系的临床试验进行元分析发现,无论 1 型还是 2 型糖尿病,共病抑郁障碍的患者平均血糖水平明显升高,血糖水平与抑郁程度呈正相关,说明抑郁症状越明显,血糖控制越差,血糖水平越高。伴抑郁的糖尿病患者有更严重的糖尿病症状、更多的残疾、更高的死亡率和更高的卫生保健费用。有些研究者提出,糖尿病的代谢问题(低血糖和高血糖发生率升高)本身就可能是发生抑郁的原因。越来越多的证据显示糖尿病导致脑白质改变,这些脑白质异常如果累及情感调节脑区(即边缘系统),则可能成为导致抑郁的原因。两项对照研究显示,去甲替林和氟西汀对糖尿病患者抑郁治疗有效。去甲替林改善情绪但不改善血糖控制,而氟西汀则会对两方面均有改善。与仅接受糖尿病教育的患者相比,接受认知行为治疗(CBT)处理抑郁症状的患者的 HbAlc 水平表现出明显改善。抑郁标准治疗似乎不仅可以改善抑郁症状,还可以更好控制血糖。

(4)精神分裂症。精神分裂症患者发生 2 型糖尿病的风险是普通人群的 2～4 倍。它可能与精神分裂症患者普遍较差的生活方式有关——少动、经常抽烟、常过量进食高能量和高脂肪的食物,也可能与抗精神病药物有关。这些药物大多数都导致体重增加、葡萄糖耐受不良以及高脂血症,甚至出现急诊酮症酸中毒和高渗昏迷。因此,在开始抗精神病药物治疗之前,应对葡萄糖耐受不良进行评估,规律监测。在已知患有糖尿病的患者中,应首先考虑选用导致体重增加和葡萄糖耐受不良可能性最小的抗精神病药物。

(5)双相障碍。很多研究显示双相障碍患者中糖尿病(主要为 2 型)发生率明显较高。10％～12％的双相门诊患者和 26％的双相住院患者有糖尿病。这与双相患者比较肥胖可能有较大关系,而肥胖与可以导致体重增加的精神科药物相关,但并不是完全由后者导致。还有多种关于双相障碍中糖尿病发生率较高原因的理论,包括生活方式、精神科和躯体共病、共同的基因风险以及心理因素。

(6)认知功能。多项研究涉及糖尿病对认知功能的影响。研究结果发现,在 6 岁前患糖尿病的青少年和儿童会有一些认知困难。一项长期研究中,Northam 和同事对糖尿病儿童在诊断 2 年后和 6 年后时进行了检查,他们发现这些儿童的处理速度、词汇、学习以及区块设计功能比对照组差。另外,反复低血糖可以预测学习、注意力以及短期记忆指标较差。有两项研究报告,糖尿病患者认知下降风险比没有糖尿病者高 60％～100％。

3. 社会心理干预

一些随机对照研究发现,认知行为治疗、放松训练或应对技能训练均对糖尿病的血糖控制有效。尽管一些抗抑郁剂可能会引起适度高血糖或低血糖,但糖尿病伴抑郁的抗抑郁治疗是有效的,并促进血糖控制。

## 六、其他心身问题

### (一) 睡眠障碍

睡眠障碍是起因于生理学、神经病学或行为学等多方面因素的一组状态。DSM-5将睡眠-觉醒障碍分类为失眠障碍、过度嗜睡障碍、发作性睡病、与呼吸相关的睡眠障碍、异常睡眠等。睡眠具有避免神经细胞因过度消耗而致功能衰竭,使疲劳的神经细胞恢复正常的生理功能。

失眠是指有充足睡眠时间的个体出现长时间的入睡困难、频繁觉醒或睡醒后不易再睡、睡眠质量不佳、持续睡眠时间减少等常见的症状。失眠是在有充足睡眠时间的条件下发生的,必须与睡眠剥夺区分开来。失眠症是一种综合征,包含失眠主诉和显著的功能损害和痛苦。与失眠相关的常见功能损害和痛苦有:心境紊乱(易激惹、心情烦躁、应激耐受力减弱)、认知功能缺陷(容易分心、学习或工作效率下降、抽象或创新思维能力降低)、白天疲惫。针对临床患者或部分人群的纵向研究结果表明:失眠患者中有 $50\%\sim85\%$,其失眠是慢性或反复发作性。失眠属于睡眠障碍的一种症状,它在临床上极为常见,仅次于疼痛。2007 年卫生与公共事业部估计,美国每年有大约 6 400 万名失眠者,女性失眠者人数为男性的 1.4 倍。在 2002 年全球失眠调查显示,每年有 $43.4\%$ 的中国人曾有不同程度的失眠经历。不少临床学家认为,失眠仅仅是一种"继发"性症状,而非单独的疾病。然而,基于失眠症状的临床特征、发病过程以及疗效的一致性,2005 年的美国国立卫生研究院提出:失眠与其他疾病的关系,"共病"(comorbid)一词比"继发"(secondary)更为妥当。目前,已被广泛认可的引起失眠的高危因素包括:老年、女性、离异或单身、无业、药物、存在其他疾病或精神疾病。而心理社会应激,比如搬迁、人际关系困难、工作或经济问题以及照顾家人的社会责任等,则会诱发失眠和使失眠迁延。神经衰弱、焦虑症、抑郁症性失眠约占失眠总数的 $45\%\sim85\%$。由于思虑过度、兴奋不安和焦虑烦恼等精神因素引起的失眠称为心理生理性失眠,约占失眠总数的 $30\%$。咖啡因、茶碱、甲状腺素、可卡因、皮质激素等药物也可以引起失眠。

失眠的治疗要多方配合,包括去除病因、睡眠卫生教育、合理用药、认知行为治疗和其他辅助治疗。行为治疗旨在通过改变干扰睡眠的行为、习惯及认知来缩短睡眠潜伏期、增强睡眠的稳定性。认知行为治疗由睡眠卫生指导、睡眠限制疗法、刺激限制治疗、认知治疗和放松训练等构成。睡眠限制疗法用于缩短患者在床上的时间以加强睡眠效率。失眠者存在对睡眠的不合理认知,包括不切实际的睡眠期望、对失眠成因的错误看法、夸大失眠后果、试图控制睡眠和缺乏睡眠感,可运用认知治疗帮助患者改变对睡眠的不合理认知模式。刺激控制疗法为加强环境与睡意之间的条件反射的一套行为措施,只有感到有睡意并且打算睡觉时才上床,如卧床 10～20 分钟仍不能入睡,起床离开卧室,有睡意时再回来睡。睡眠卫生指导能提供睡眠卫生知识,纠正患者不良的睡眠习惯,失眠者要避免白天打盹,睡不着时不要看闹钟,睡前至少 6 小时以前进行规律锻炼,避免兴奋剂,限制酒精的摄入,晚饭不能吃得太饱,避免吃油腻的食物。

**(二) 疼痛**

国际疼痛研究协会对疼痛的定义是"实际或潜在组织损害有关的不愉快感觉和情绪体验"。按照该定义,疼痛不仅是一种躯体或感觉现象,而且是包含着情绪与心理过程的复杂感知。躯体疼痛经常伴有情绪悲伤和认知困扰,有显著的社会和人际交往影响。早期经验、对外在环境的认识评价、对疼痛部位的注意程度、情绪、暗示、人格因素、文化因素都会影响人对疼痛的感受。疼痛是临床疾病的主要表现之一,严重影响患者生活质量。

疼痛分为急性疼痛和慢性疼痛。对于存在组织损伤、外伤或炎症的急性期患者,治疗重点是缓解疼痛和定性,同时改善基础躯体状况。在急性期心理社会因素对疼痛的促发、持续或加剧的作用有限。后者是目前关注的重点问题。按国际疼痛研究协会的定义,慢性疼痛是指"无明显生物学价值而持续超过正常组织愈合时间(通常是 3 个月)的疼痛",常伴发持久的苦恼、失眠、易激惹以及丧失工作能力或不能从事其他活动,易伴发抑郁,破坏生活质量。对于持续疼痛患者,心理社会因素在整个疼痛体验中开始起着更为重要的作用,并受发病前、潜伏期和人格特点影响,最终患者可能表现为疼痛先占观念和无能感。疼痛的长期病程有多重效应,引起心境、思维模式、感知、应对能力和人格等明显变化。

慢性疼痛的常见精神障碍共病包括抑郁、焦虑、物质滥用和睡眠障碍。共病治疗应成为疼痛综合治疗的组成部分。慢性疼痛患者的抑郁患病率明显高于普通人群。大量数据表明慢性疼痛促使患者抑郁,同时一些研究提示抑郁是疼痛的预测因子。已有证据支持理论上抑郁或焦虑与疼痛联系存在一些生理基础。抑郁和疼痛可能相互影响,抑郁可以导致疼痛持续存在,躯体症状的数目、严重程度和病程增加,疼痛相关的主观无能感增强(例如更高失业率)。抑郁与疼痛患者预后差相关,影响疾病适应能力和生活质量。因此,治疗抑郁是处理疼痛综合模式的必要组成。研究发现,焦虑状态与关节炎、偏头痛、背痛和纤维肌痛相关。一项慢性疼痛患者的截断面研究显示,焦虑倾向与长期遭受疼痛明显相关。焦虑共病可能引起觉醒增加和对疼痛、躯体状况更加警觉。对突发疼痛的恐惧可能导致运动受限和避免活动,阻碍物理治疗等康复措施,结果导致患者状况恶化和肌肉萎缩。焦虑共病治疗可能是疼痛预防性治疗措施的补充(例如偏头痛)和增强康复治疗效果,因此是疼痛综合治疗的必要组成部分。

心理治疗有助于疼痛的综合处理,包括处理精神障碍共病、影响康复的亚综合征心理状态以及减少疼痛自身引起的不良后果。心理干预控制疼痛的有心理教育、支持性心理治疗和认知行为治疗等。认知行为治疗在减少疼痛严重度评分、疼痛表达和改善应对策略方面有明显效果。其他治疗方法,例如当个人因患病出现明显的角色转换困难或与家庭成员关系不良时,人际关系心理治疗或者婚姻家庭治疗可能有效。放松训练、生物反馈和催眠等辅助治疗技术对于急慢性疼痛状态有效。催眠还可以导致分离状态,以调整疼痛体验。总体上,这些方法可帮助放松、减少疼痛发生与持续引起的生理改变。共患的抑郁或焦虑可能在开始时就需要干预,目的是促使患者愿意参与和实践这些减轻疼痛的干预。

众多具有不同作用机制的辅助药物可应用于慢性疼痛治疗,包括止痛剂、抗抑郁药和抗惊厥药。抗抑郁药除影响情绪外具有直接缓解疼痛作用,因此抗抑郁药物可适当用于慢性疼痛患者,不需考虑是否伴有抑郁。抗抑郁药物有助于治疗神经痛(例如疱疹后、糖尿病和卒中后疼痛)、头痛(例如紧张性头痛和偏头痛)、口-面痛、纤维肌痛和功能性胃肠道紊乱。

急、慢性疼痛还有其他的治疗与干预方法,例如针灸、经皮神经电刺激、电极植入脑疼痛中心阻断对疼痛的感知、经颅磁刺激治疗、外科手术切断神经纤维等。麻醉学、神经病学、精神病学、心理学和康复医学等多学科治疗方法,有助于减轻疼痛感、降低残疾、减少情绪悲伤,提高康复效果、适应功能和生活质量。

## 第四节 | 心身医学在综合医院的应用

### 一、会诊-联络精神医学

1. 会诊-联络精神医学的概念

会诊-联络精神医学(consultation-liaison psychiatry,CLP)也称综合医院精神医学(general hospital psychiatry),是精神医学的一个重要分支,是指精神科专科医生应用精神科的知识和技能在综合医院的非精神科开展相关的临床、教学和科研工作,重点探讨社会心理因素在躯体疾病发生、发展、疗效和预后等方面的影响,以及躯体疾病引起或共病精神障碍的识别和处理。

2. 会诊-联络精神医学的具体工作

会诊-联络精神医学的具体工作内容包括以下几个方面:

(1) 精神科医生为非精神科医生提供会诊或联络服务,提高他们对患者精神心理问题的识别和处理能力。

（2）精神科医生作为医疗团队的一员，协同各科医生解决日常医疗中患者的精神心理问题。

（3）对医学生及专业医务人员进行相关的精神科知识教育。

（4）研究躯体疾病患者的心理反应，以及心理行为治疗对躯体疾病的疗效。

心身医学与会诊-联络精神医学联系密切，很多时候甚至将会诊-联络精神医学与广义的心身医学二者等同起来，但仔细比较还是有一定差别。会诊-联络精神医学更多的是从技术角度描述精神医学同主流医学的连接过程；心身医学则有理论上的思考，有着某种哲学意味。在综合医院，很多心身医学的理念是以会诊-联络的方式体现的。

## 二、综合医院背景下的精神科（心理）医生

在综合医院背景下，精神科医生主要通过会诊联络、参与临床整体干预及参与特殊疾病的管理而发挥作用。

### （一）会诊联络

1. 会诊

会诊是指精神科医生应其他科医生的会诊请求，针对患者的某个具体问题给予专业意见和建议。此时，精神科会诊医生不是医疗小组成员，通常不会对邀请会诊的非精神科人员起教育作用。

2. 联络

联络是指精神科医生与非精神科医生定期接触，帮助非精神科医务人员认识、处理患者的精神心理社会问题，并进行精神科教学和科研工作。此时，精神科医生作为医疗小组的成员，与其他科医务人员密切配合，对患者、患者家属及非精神科医务人员起到教育作用，也可预防和处理患者和医务人员之间发生的矛盾。这种联络多放在监护病房、急诊室、肿瘤科、老年科等精神心理问题较为集中突出的地方。

### （二）参与临床整体干预

精神科医生作为医疗小组的一员，全程参与患者从入院、治疗到出院，后期康复及疾病管理的整个过程。针对疾病不同时期的心理问题，给予相应的指导和干预。

### （三）慢性与终末期病症的管理

1. 慢性病患者的情绪反应

慢性病的范围极为广泛，从相对较轻的疾病（如轻度听力损害）到严重威胁生命的疾病（如癌症、冠心病、糖尿病等）。初步统计，在一般人群中有超过50%的人

患有慢性疾病,即使是 18～44 岁的青壮年人群中,也有 1/3 的人至少患有一种慢性病。严重影响患者的生活质量。

患者对自己身患慢性病往往有一定的情绪反应,具体包括否认、焦虑和抑郁等。

(1) 否认:是一种防御机制,是个体用来回避疾病危害性的一种自我保护行为。在慢性病患者中很常见,尤其是疾病刚刚确诊的时候,患者倾向于认为自己的疾病没有那么严重,很快就会好起来。这在疾病初期是有保护作用的,可以减轻患者的不愉快体验。但在疾病的康复阶段,否认可能会影响到患者接受有关治疗和生活管理的重要信息,从而带来副作用,妨碍患者现实地评估自己的活动、遵从医嘱等。

(2) 焦虑:在慢性病被诊断后,焦虑也是早期即会出现的一种常见情绪反应。很多患者由于担心疾病带来的不良后果,如残疾、死亡等,而惶惶不安,以至于对身体的每个细小变化、每一次检查都显得过分关注,甚至出现相应的躯体反应,如心动过速、气促、出汗等。这不仅使患者在主观上痛苦不堪,还会妨碍患者的正常功能。随着时间的推移,直接来自疾病的焦虑可能逐渐减轻,患者接受了自己罹患慢性疾病的事实,对疾病有了相对客观的认识,但也有些患者因为担心疾病的并发症、将来对生活的影响而更加焦虑。在这种情况下,就需要进行针对性的治疗。

(3) 抑郁:在慢性病患者中也极为常见。它可能是慢性病的症状之一,也可能是患者对慢性病的一种延迟反应。往往持续时间较长,对疾病症状改善、康复和预后都有重要影响,还会增加慢性病患者自杀的风险,是慢性病患者死亡的潜在原因之一。因此,需要仔细评估慢性病患者的抑郁症状,并及时给予相应的治疗。

2. 慢性病患者面临的问题

慢性病引发许多躯体、职业、社交及个人问题,需要患者与医生,包括精神心理医生的共同参与和协作。

(1) 慢性病相关的身体问题:主要是躯体康复,是慢性病治疗的一个重要组成部分。目的是在新的疾病情况下,学习如何尽可能多的合理使用躯体功能,还要学会识别提示危机的躯体体征,需要建立系统的综合康复计划。

(2) 慢性病中的职业问题:很多慢性病患者需要限制或调整工作,其中还涉及对慢性病患者的歧视问题。因此,必须在康复阶段的早期就对患者可能遇到的职业问题进行评估,并进行相应的干预,如职业咨询、再培训计划、如何面对歧视等。

(3) 慢性患者的社交问题:慢性病可能会给患者带来一定的社交问题,患者可能回避与人交往,抱怨他人的同情或拒绝等,尤其是来自他人的歧视,会让患者更倾向于自我隔离。慢性病患者对其他家庭成员的依赖会增加,使他们感到生活失控、难以应付。因此,无论是患者本人,还是其家庭成员都需要适应新的角色转变。

3. 慢性病或终末期病症的管理

1) 慢性病的管理

慢性病的管理需要综合使用多种措施,调动各种资源,制定系统的整体干预计划。具体包括药物治疗、物理治理、短程心理治疗、患者教育、放松应激管理和锻炼、社会支持干预、家庭支持、支持性团体等。

2) 终末期病症的管理

尽管现代医学已经非常发达,但仍有很多疾病无法根治,患者不得不面对疾病带来的死亡这一最终结局。个体面对死亡的反应可能差异很多,库伯勒罗斯将身患绝症的患者,从获知病情到临终的心理反应过程划为五个阶段:即否认期、愤怒期、协议期、绝望期和接受期。

(1) 否认期:当患者直接或间接听到自己可能死亡时,其第一反应就是否认,即"不可能""我不会死""他们肯定搞错了"。这时患者心理就是想尽一切办法努力否认有可能死亡的诊断信息,他们到处找医生,总是希望通过第二、第三、第四个医院的诊断来否认自己得了绝症。这时,患者往往要向你诉说各种情况,认为可能是医生错误的诊断,他们企图逃避死亡这一现象,表现得心神不定。

(2) 愤怒期:当患者经过短暂的否认期,确实了解到自己不可能治愈时,自然地产生一种愤怒情绪,"为什么不幸要落在我的身上""苍天待人太不公平",于是就产生愤怒、怨恨、嫉妒的情绪,常常发泄在医生、护士和自己亲人身上,甚至训斥、谩骂、不配合治疗。

(3) 协议期:随后,患者的心理特点由愤怒转入讨价还价,"为什么是我""为什么现在发生""看来,死亡要落在我身上了""能不能延长几年",并且提出一些相应的要求。患者的这种心理特点,常常是暗自进行的,如果不仔细观察往往会被忽视。

(4) 绝望期:患者的协议要求期过去了,感到自己日益接近死亡,心情明显忧郁、深沉和悲哀,有时流泪,有时沉默不语、考虑后事,有时情绪焦虑。一切努力都无济于事时,便陷入消沉、冷淡、沉思、忧愁、抑郁的状态中。

(5) 接受期:在经历一段时间的抑郁后,患者的心情得到了抒发,要办的事已办完,其心情可能稍微平静下来,无可奈何地听从命运安排。他们在事实上已接受死亡,并且变得昏昏欲睡、疲倦、衰弱、孤独,逐步走向死亡。

对终末期患者的管理需要从以下几个方面来进行:

(1) 医疗问题:采取的往往是姑息治疗,目的是减少患者的痛苦,帮助患者获得适当的死亡。更多地采取的是机构关怀、家庭关怀的方式。

(2) 心理干预:可对患者进行一定的个体心理咨询或家庭治疗,帮助患者更好的应对和适应疾病和人生的终末阶段。

（3）遗属问题：家庭成员的死亡是一个人生命中最重大的事件之一。最初的忙碌阶段过后，家庭成员可能进入一种茫然而不知所措的状态，在相当长的一段时间内都无法接受亲人亡故的事实，更无法适应失去亲人后的关系模式。可能出现较长时间的悲伤反应，需要适当的心理干预。

**参考文献**

［1］姜乾金.医学心理学［M］.2 版.北京：人民卫生出版社，2010.

［2］谢利·泰勒.健康心理学［M］.7 版.北京：中国人民大学出版社，2012.

［3］江开达.精神病学［M］.2 版.北京：人民卫生出版社，2010.

［4］利文森.心身医学［M］.北京：北京大学出版社，2010.

［5］葛均波，徐永健.内科学［M］.8 版.北京：人民卫生出版社，2013.

（苑成梅）

# 第六章

# 患者心理

## 第一节 | 患者和患者心理概述

当医学处于传统的生物医学模式时代,患者心理这个领域并未被纳入到医学范畴中。随着当代的医学模式转变为生物-心理-社会模式,对患者心理的认识和研究越来越受到重视。将患者心理相关的理念运用到临床实践中,可以帮助现代临床医学工作者建立良好的医患关系、提高诊疗效果,从而全面的帮助患病个体。

## 一、患者与患者角色

### (一) 患者的概念

患者(patient)也称病人,顾名思义即患有疾病的人。但这种解释仅局限于从生物层面进行定义,只着眼于"病",未放眼于整体的"人",忽视了心理、社会层面,未考虑到人的心理和行为还受诸多社会因素的制约,因而并不全面。

有些人虽然患有疾病,例如近视、龋齿、骨质增生、脚癣或皮肤的轻度外伤等,但他(她)们并不认为自己有病,也没有求医行为,并且照常进行着生活、工作,正常担负着原有的社会责任,其本人及社会均没有将他(她)们归于"病人"范畴;有些人虽未患躯体疾病,但可能因为心理社会因素而产生"病感",从而产生求医行为,寻求医生的帮助；有些人可能仅仅因为不良动机（如法律纠纷中获得赔偿、取得伤残证明获取补助等），寻求医生的诊断甚至治疗，成为"病人"；到医院体检的人和到产科分娩的正常产妇，也常常被统称为病人，一并进行就诊数量的统计，但他（她）们并非真正患有疾病。

由此可见，单纯从生物医学的角度很难界定"患者"的定义。研究患者的概念是一个医学社会学的问题，还需要从社会学的角度进行考虑。医学社会学认为，"患者"是指那些寻求医疗护理的或正处在医疗护理中的人。患者被看作是社会群体中与医疗卫生系统发生关系的有疾病行为和求医行为的社会人群。

### （二）患者角色

角色（role）本是戏剧术语，被社会心理学家们引入社会心理学，产生了"社会角色"的概念。一个人在生活中要承担多种社会角色，每一种社会角色因其社会要求不同，而有各自的特征以及相应的义务和权利。

患者角色（patient role）也称患者身份，是一种特殊的社会角色，指由医生和社会共同确认的患病个体应该具有的心理活动和行为模式。每个人都有承担患者角色的可能，而且一旦进入患者角色，便会被期望有与其患者角色相称的心理和行为，拥有其特殊的权利，同时也承担其相应的义务。

1. 患者角色的特征

美国社会学家帕森斯（Parsons）于 1951 年提出了患者角色的 4 个特征。

（1）免除或部分免除社会职责：患者可以从常规的社会角色中解脱出来，完全或部分免除其原有的社会责任和义务，免除的程度取决于患者疾病的性质和严重程度。

（2）患者不必对罹患疾病承担责任：患病是超出个人控制能力的一种状态，通常不是患者所愿意的，患者也不能依靠自己的主观意愿来治愈疾病，只能处于一种需要得到帮助的状态。因此，患者无需对患病负责。

（3）患者有寻求适当帮助的权利与责任：很大程度上，患者需要依赖他人的帮助才能恢复健康，包括医护人员的专业帮助以及家庭和社会的支持等。

（4）患者有恢复健康的义务：患病不符合社会对个人的期望，社会需要其成员健康，能承担相应的社会角色和义务。患者需要有尽快恢复健康的动机，并表现出行动上为之努力，如积极求诊，配合医疗、护理工作等。

2. 患者的权利和义务

作为一种社会角色，患者角色享有的特殊权利包括以下几个方面。

（1）享受医疗护理服务的权利：现代社会的医疗服务体系较完善，可提供医疗服务。人们在患了疾病后具有享受良好的医疗护理服务的权利，通过相应的诊断、治疗和护理，以尽早恢复健康。

（2）对疾病诊治的知情同意权及参与选择权："生物-心理-社会医学"模式中，患者不再是完全被动的接受者。患者在接受医疗护理服务的过程中，有权利知晓自己疾病的状况，并且可参与讨论决定对自己疾病的治疗方案。

（3）隐私保密和得到尊重的权利：患者在疾病过程中往往存在生理和心理的双重压力和痛苦，应该得到社会的重视、同情、照顾和尊重。在医疗护理过程中，患者常常需要暴露自己的身体、心理的隐私，而患病本身也是患者的隐私之一，医护人员需予以保密（某些特殊情况除外，如抑郁患者严重的消极自杀意念），从而保障患者的隐私权。

（4）监督自己医护权益实现的权利等：患者在与医疗机构发生互动的过程中，有权利检视、监督自己的医疗权益是否得到实现。

患者在享受权利的同时也应承担相应的义务，包括以下几个方面：

（1）提供自己真实病史的义务：在医疗过程中，病史是非常重要的信息。患者必须向医护人员提供真实的病史，从而保障自己得到合理的医疗救助。

（2）遵守医嘱并积极配合医护工作的义务：患者在医疗诊治过程中应该积极配合医护人员，尽到与医护人员合作的义务，才能使诊治过程顺利进行，从而缓解疾病所带来的痛苦。

（3）尊重医护人员的义务：在医疗诊治过程中，患者与医护人员之间会发生频繁、紧密的互动。医患双方是相互平等的，患者作为其中的重要一方，同样也有尊重医护人员的义务。

（4）遵守医疗服务部门的规章制度得的义务：当医疗诊治过程发生在医疗服务部门时，患者也必须遵守医疗服务部门的相关规定和制度，从而保障该部门的正常运作，使所有患者能够得到医疗服务。

## 二、患者的角色转换和适应

### （一）患者角色转换和适应的类型

因为病痛的折磨，患者需要治疗及康复护理，应该从其他社会角色转换到患者角色，在角色转换过程中，有角色适应和适应不良两种类型。

角色适应是指个体承担并发展一个新的角色的过程。当个体被诊断患有某种疾病时，需要从原有的社会角色转变为患者角色。如果患者的心理与行为和患者角色的要求基本符合，例如客观面对现实，承认自己患病，积极寻求医护帮助遵守医嘱，采取积极的措施恢复健康等，则称为角色适应。

通常对患者来说，转变到新的角色并适应它并不是一件容易的事情，而且随着疾病的变化，患者角色也会产生各种变化。如果患者不能顺利地完成患者角色转换则称为角色适应不良。常见的角色适应不良有以下几类：

1. 角色行为缺如(role scarcity)

角色行为缺如指的是患者不能正常进入患者角色。虽然有医生的明确诊断,但患者意识不到自己有病,不承认自己患病,认为医生诊断有误,或者否认病情的严重程度。例如,由于难以承受心理压力,某些癌症患者会使用"否认"的心理防御机制,表现为不愿承认患有恶性疾病,也拒绝接受治疗或采取等待、观望的态度等;也可能因为涉及个人利益,患病状态会影响入学、就业、婚姻等问题,导致患者不愿意接受患者角色;或是因为患者的个性特点,使其难以面对和接受患者角色。

2. 角色行为冲突(role conflict)

通常,个体作为社会人会同时具有多种社会角色,也必须在这些社会角色间进行转换。个体患病时,就需要转换为患者角色,但并不意味着原有正常社会角色的完全消失。在患者角色的适应过程中,如果患者不能从得病前的社会角色转换到患者角色,则内心会出现心理冲突,可表现为焦虑不安、恐惧、愤怒、悲伤等,并发生行为矛盾。例如,患病的母亲因为要照顾年幼的孩子而不愿接受住院治疗,这是母亲角色与患者角色的冲突,患者的母亲角色超过了求治动机。原有社会角色的重要性、紧迫性以及患者的个性特征等因素会影响心理冲突的激烈程度。

3. 角色行为减退(role reduction)

角色行为减退指患者已经从原有社会角色转换为患者角色后,由于某些原因,又重新承担本应免除的社会角色的责任。患病时,原有的社会角色并不完全消失,因此患者不可能完全摆脱原有社会角色的影响,由于家庭、工作方面的责任,或由于正常的社会角色对患者的吸引力,可使患者的患者角色减退,转而重返某些社会角色。例如,某些需要继续治疗的慢性病患者因为家庭经济拮据,不顾病情而中断治疗,转而去工作以赚钱补贴家用。这是其工作者角色冲击了患者角色,造成患者角色行为的减退。

4. 角色行为强化(role intensification)

角色行为强化多见于患者角色向正常社会角色转换时。当患者主要表现为患者角色时,其诸多社会角色减退,相应的责任和义务也减轻,生活大多由他人照顾,患者常表现为不同程度的退缩和依赖心理。有的患者虽然病情已渐好转,但患者"安于"患者角色,对自己恢复承担正常社会角色的能力缺乏信心,仍然继续已经适应的患病时的生活模式,不愿意重返病前的生活环境。这种情况尤其见于患病前后生活状况相差较大者。

5. 角色行为异常(role of abnormal behavior)

角色行为异常多见于患不治之症或慢性病长期住院治疗的患者。患者无法承受患病的压力和挫折,感到悲观、绝望导致行为异常,表现为拒绝治疗甚至有自杀行为,或对周围环境冷漠、无动于衷,或者对医护人员表现出攻击性行为。这种情况对疾病治疗非常不利,严重者会造成不可挽回的不良结果。

### (二)影响患者角色转换与适应的因素

对患者来讲,适应患者角色转变并不是一件容易的事,许多患者开始时往往不能很快进入患者角色,需要在病情演变和治疗护理过程中逐渐适应。患者角色的适应情况影响患者的康复,所以医护人员要重视和熟悉患者的角色转换与适应,要注意创造条件促使患者的角色转换,帮助患者适应患者角色。医护人员应正确评估患者角色转换过程,及时发现存在的问题,分析其影响因素,适时给予指导和帮助,使患者尽快完成角色适应。

患者角色的适应受许多因素的影响,主要有以下几个方面:

#### 1. 疾病的情况

疾病的性质和严重程度、病程发展、治疗效果及预后等会影响患者角色的适应。明显的疾病症状及相应的痛苦、疗效较好等会促使患者及时就医,使其容易适应患者角色。如果疾病较严重、无有效的治疗方法,则患者更容易出现患者角色适应不良。

#### 2. 患者的社会心理特征

患者的个体特征如性别、年龄、个性特征、文化程度、职业、家庭经济状况、医学常识水平等也是影响患者角色适应的重要因素。一般来讲,个性比较顺从、依赖,对其他人信赖的患者比较容易适应患者角色,老人和孩子的患者角色适应更困难。

#### 3. 医疗卫生机构的情况

医疗保健机构的特性,如医护人员的服务水平、服务态度、医疗环境、声誉等,也会影响患者的角色适应。另外,医院的规章制度对患者也是一种约束,对患者的角色适应也有一定影响。

## 三、患者的角色行为及其影响因素

### (一)求医行为及其影响因素

求医行为指的是人们在感到某些躯体不适或心理不舒适时寻求医疗帮助的行为,对人类的健康维护具有重要意义。此外,孕妇正常分娩、常规体检、心理咨询等与医疗系统的无病性接触,也可被视为广义的求医行为。一般情况下,一个人患病时会有寻求医疗救助的行为,但此行为的产生也受到诸多因素的影响。

#### 1. 求医行为的原因

(1)生理需要:生物学方面的原因常导致患者产生求医行为。器质性或功能性的疾病导致患者感觉不适,常常是促成患者求医行为的重要原因,如高热、疼痛、外伤、呕吐腹泻等。个体无法自行消除病痛时,希望解除病痛的动机及生活常识促使个体到医疗机构寻求帮助。如果患者具有某些慢性疾病,常常需要到医疗机构就诊,则会形成规律性的求医行为。此外,一些自然灾害、人祸事故等对个体所造成的损害也会促使个体产生求医行为。

(2)心理需要:现代社会经济飞速发展,生活节奏不断加快,社会竞争激烈,人们所遭受的应激越来越多,压力也越来越大。当压力增加到一定程度,会导致人们出现适应不良,继而出现心身反应、心身疾病、心理疾患、精神障碍等。患者为缓解负性心理反应和精神痛苦等也会产生求医行为。

(3)社会需要:"生物-心理-社会医学"模式中,一些社会因素如家庭工作生活、文化氛围、经济收入等也会影响个体的身心健康,导致各种疾病的发生,从而使个体产生求医行为。另外,患传染病、社会公害病等的患者会对社会人群产生现实的或潜在的危害,从而被社会或政府卫生行政部门强制采取求医行为。

2. 求医行为的类型

求医行为的产生受到各种因素的影响,做出求医决定的可能是患者本人,也可能是他人或社会。根据求医行为的发出者,可将求医行为分为主动求医行为、被动求医行为和强制求医行为三种类型。

(1)主动求医行为:指的是患者感觉不适或产生病感时,在自我意识支配下,为治疗疾病主动寻求医护帮助的行为,大多数的求医行为属于这种类型。一般来说,这一人群的社会地位、文化水平、经济收入都较高。

(2)被动求医行为:指患者自身无能力寻求医护帮助,而由第三者代为求医的行为。如丧失意识的昏迷患者、自我意识尚未发育成熟的婴幼儿、缺乏疾病自知能力的患者等,常由其亲友、家长帮助去求医。被动求医行为的特点是患者由他人决定就医行为,也常由他人陪同前往医院。

(3)强制性求医行为:指公共卫生机构或患者的监护人为了维护社会其他人群或患者的健康和安全而强制给予治疗的行为,实施对象是严重危害公众安全的传染病(如 SARS)患者、精神病患者和对毒品严重依赖的人。即使患者本人不愿就医,社会也必须对其予以隔离和强制性医疗。

3. 影响求医行为的因素

求医行为是一种复杂的社会行为,人们察觉到自己有病时是否产生求医行为受到诸多因素的影响,例如,患者的年龄、性别、社会经济状况、宗教信仰、疾病种类、患者对疾病和症状的认识、家人朋友的建议、获得医护帮助的便捷程度、以往的求医经历等。概括起来主要有以下两个方面:

(1)患者方面的因素:当患者感受到自身的变化或体验到痛苦时,不论患者实际所患疾病性质如何,出现病感是患者求医的直接起因。在众多因素中,患者对疾病和症状的感受和认识是影响求医行为最主要的因素。在求医行为之前,人们往往先有一个自我判断的过程。人们多根据症状、自我感觉和常识等来判断自己是否有病,是否该去医院就诊。通常情况下,患者越认为疾病严重,对生命安全威胁越大,其求医的可能性就越大。儿童和老人的求医次数会相对较多,女性比男性求医次数多,同时工作繁忙也会影响人们的求医行为。

患者对所患疾病的性质及其严重程度的认识主要取决于两方面:①症状的特点:包括症状的严重程度、强度、持续时间、症状在人群中出现的频率(多见或少见)、发生的部位、预后是否易于预测、对日常生活工作的影响程度等。通常,严重的、不常见的、不明预后的症状往往让患者感到恐惧害怕,从而促成求医行为,如常见的、不太严重的腰背部疼痛可能不被认为是疾病,因而不易产生求医行为;而严重的胸部疼痛、呼吸困难因为不常见而威胁到患者的生活或生存,难以预测预后,往往导致求医行为。②患者的心理社会特征:患者对疾病和症状的认识还受到患者的文化程度、社会文化背景、个性特征等社会心理因素的影响。一般来讲,受教育程度较高的人对疾病的性质和严重程度会有更多的认识,其求医率会较文化程度较低的患者高;敏感、依赖性强的患者较之独立性强、孤僻的患者,对自身更加关注,对自己的病感更加担忧和重视,产生求医行为的概率会更高;经济困难的患者会因为担心支付不了医疗费用而减少求医行为,或表现为短期求医。

(2) 医疗保健服务方面的因素:医院的医护人员技术水平、服务态度或者以往求医经历都会影响患者的求医行为。如果患者既往经历过不愉快的求医体验,之后不到万不得已,患者不会愿意去医院就诊,从而影响其求医行为;医疗资源缺乏会影响患者就医,例如,偏远山区的患者会因条件所限而无法求医;另外,即使在有丰富医疗资源的城市,患者可能也会因为医疗费用太高、交通拥堵、排队挂号候诊时间长、检查痛苦等原因不愿到医院就诊。

**(二) 遵医行为及其影响因素**

遵医行为是指患者遵从医护人员开具的检查治疗医嘱或护理处方等,进行检查、治疗及预防疾病复发的行为。医护人员对患者进行诊治是医护人员的职责,但患者疾病的治愈不能单纯依靠医护人员选择有效的治疗手段,同时还需要患者积极参与、主动配合治疗方案的实施。患者只有跟医生护士密切合作,严格遵守医嘱,才能尽早康复。如果患者不能遵守医嘱,即使医生医疗技术高超,也不会达到预期的治疗效果。良好的遵医行为是实现预期的治疗护理效果的首要前提。

影响患者遵医行为的因素很多,其中最主要的因素有以下几个方面:

1. 疾病因素

疾病的种类、严重程度及患者的就医方式影响患者的遵医行为。一般情况下,急症、重症、住院患者遵医率较高,往往能按照医嘱执行,而慢性病、轻症、门诊患者不遵从医嘱的情况相对较多。有研究发现,患者对疾病相关信息的掌握程度影响其遵医行为,患者了解和接受其疾病的危害性,知道遵守医嘱能有利其健康,则易于出现遵医行为。

2. 患者的心理社会特征

患者的年龄、性别因素、职业因素、受教育程度、信念、社会经济地位等心理社会特征也不同程度地影响着患者的遵医行为。例如,老年人可能因为不理解医嘱中的专业术语或者因为记忆力下降而不能完全记住医嘱,导致其遵医率也较低;受教育程度低的患者对疾病缺乏正确的认识,其不遵医行为的发生率较高;经济状况不好的患者可能想通过减少药物用量等来减轻经济负担,不遵医行为的发生率也较高;享受公费、劳保医疗的患者,常常出现不遵医嘱服药而导致浪费的现象。

3. 医患关系

有研究发现,医护人员与患者之间的关系影响到患者的遵医行为。患者与医护人员接触的时间、频率、交流方式对患者遵医行为的影响强于患者自身因素对遵医行为的影响。患者对相关医护人员不满意、不信任时不易产生遵医行为。医护人员如果不能跟患者进行深入的、有针对性的交流,或者在交流中多用专业术语,会影响患者对医嘱的理解,甚至对医嘱存在疑虑和恐惧,从而影响医嘱的执行;医护人员如果服务态度差,不能跟患者形成良好的医患关系,或者医护人员专业技术水平不高,在操作过程中给患者造成不能接受的痛苦,得不到患者的信任,也会影响遵医行为。

4. 治疗和护理方案本身的因素

如果治疗和护理医嘱太复杂,患者难以理解并记住,就会影响患者的遵医行为;治疗和护理方案前期的效果如果不明显,患者容易失去继续遵从医嘱的耐心和信心,这也会影响患者的遵医行为;如果医护人员交代医嘱时过于简单,患者对治疗和护理方案缺乏了解,存有疑虑或恐惧,担心会带来疼痛或引起其他不良影响,如担心药物的毒副作用,从而影响其遵医行为;如果治疗措施与患者的心理期望差别较大,也会影响遵医行为;如希望采用中医治疗的患者对西医的治疗方式也不易于遵从。

重视医患间的互动,让患者及其家属参与治疗护理方案的制订,使其真正理解和接受医嘱,这样才能有利于患者的遵医行为。

# 第二节　患者的心理需要与心理反应

当一个人患病后,该个体从原有的社会角色转换进入特殊的患者角色。进入患者角色的个人会产生和该角色相对应的一些心理需要。患者对于患病这个事实、对于经历医疗诊治过程也都会产生相应的心理反应。因此,医护人员应该了解掌握患者的这些心理需要和心理反应,采取科学、合理、有效的应对措施,以帮助患者更好的接受医疗帮助,达到康复的目标。

# 一、患者的心理需要

患者在患病期间会有对医疗服务的需要,同时也会产生一些特殊的心理需要。医护人员在工作中若能及时识别患者的心理需要,则能更好地理解患者的行为,并促进其康复。虽然患者的心理需要因人而异,表现形式也各不相同,但也有共性规律可循。按照马斯洛的人类需要层次理论,患者的心理需要包括以下几方面:

## (一)康复的需要

患者在患病后,病痛的折磨会威胁到一些基本的生理需要,因此会急切地希望得到医生和护士的专业帮助,以恢复身体舒适,尽快康复成为患者的第一需要。在康复过程中,往往需要患者卧床休息,尤其住院患者的活动范围与空间也相对狭窄、固定不变,患者会感觉孤寂、无聊、度日如年。多变的、丰富的环境刺激是人类维持正常生理、心理状态的必要条件。适度的良性环境刺激可以改善患者的精神状态,对其康复有积极的影响,所以医院环境应尽量避免单调沉闷的色彩,可在走廊、病房、诊室等装饰适当的艺术作品,从而给患者良好的视觉刺激。有条件的医院可在门诊或病房增设电视、电脑等设备,以备患者娱乐。

## (二)安全的需要

疾病使患者感到生命安全受到威胁,因此患者迫切地希望可以采取一些措施来保障生命安全。病情越严重,个体的自我保护能力越低,安全的心理需要就越强烈。住院患者由于离开熟悉的家庭和工作环境,进入完全陌生的医院环境,常常会有强烈的不安的感觉。在求医过程中,患者会非常关注与自己病情相关的信息,急切需要了解自身疾病的性质和严重程度、可行的治疗护理方案,恐惧药物治疗的毒副作用,担心疾病的预后等。如果患者不能获得这些信息,容易引起其焦虑、恐惧等负性情绪,影响患者的康复。所以,医护人员应该有针对性地开展健康教育,帮助患者有效获取必要的相关信息。

另一方面,患者希望了解医院及自己的主治医生的医疗技术水平,希望得到安全可靠的治疗。如果患者了解了相关信息,其焦虑担心就会得到消除,并且会对医护人员及其处理措施产生信任感,患者就会有较强的安全感和更多康复的信心。因此,医护人员应对医疗措施进行相应的解释,使患者有所了解,以增加其安全感。

## (三)爱与归属的需要

由于疾病的痛苦折磨,患病后患者深切期盼周围人的理解、关爱与呵护,尤其是住院患者,一个人住在医院这个陌生和不方便的环境中,有的患者会出现被抛弃感,觉得自己被家人丢在了医院里,因此家人的照顾、关爱和精神支持可以带给患者强烈的精神满足感和仍然被爱的感觉。医护人员也应注意与家属沟通,鼓励家属为患者提供精神上的支持和关爱,帮助患者建立战胜疾病的信心。患者希望自己被医护人员认识、重视和关爱,得到更多的照顾和更好的治疗。

在医院内,住院患者还有强烈的归属动机,他们希望尽快融入新的环境,与医护人员、病友建立良好的关系,被新的人际群体接纳和认可。病友之间有相似的病痛和求医经历,患者希望与病友沟通,被病友所接纳,因为"同病相怜"也更容易相互理解、相互支持,因而有利于增强患者康复的信心。患者如果已经处于疾病的恢复期,他们会想要了解家人的生活、工作的情况、工作单位的变化情况等,期待病愈后尽快融入和回归到家庭和工作团体。

**(四) 尊重的需要**

每个患者都希望自己被医护人员认识和得到应有的尊重。疾病可能导致患者自理能力部分或全部丧失,日常生活需要依靠别人,导致患者常感到自己是别人的负担,常常悲观无助、缺乏自信,此时他们对尊重的需要更加强烈和敏感。患者在转换到患者角色后即具有被尊重的权利,他们希望医护人员在制订和执行医疗护理措施时尊重他们的个人自主权,保护他们的隐私,尊重他们的人格。如果尊重的需要不能被满足,会使患者产生自卑感,甚至导致愤怒情绪。医护人员要时时处处注意尊重患者,以高尚的医德、和蔼的态度主动热情地对待每一位患者,要称呼患者的姓名礼貌,切忌直呼床号。在进行治疗和护理操作时,做好沟通解释,充分尊重患者的知情权和同意权,注意保护患者隐私。

**(五) 自我实现的需要**

患者在患病期间最难以得到满足的是对自我实现的需要。此期间的自我实现主要体现为与疾病进行战斗的这个过程,通过医护人员的治疗与患者自身的配合与努力,如果患者最终战胜了疾病,则患者的自我实现的需要会得到一部分满足。疾病常常使患者感到力不从心,需要他人的照料,容易使患者产生挫败感和无助感。所以,在疾病初期,医护人员列举恢复良好的患者的治病经历来激励仍然患病的患者,从而增强患者战胜疾病的信心,帮助患者实现自我。同时,医护人员也应及时将病情好转的信息告知患者,使患者看到战胜疾病的希望,以此鼓励患者战胜疾病。

# 二、患者的心理反应

个体的生理与心理并非相互独立,而是相互联系、相互影响的。疾病会对患者的生理功能产生影响,同时也会使患者的认知、情绪、意志等心理活动过程发生一系列的变化,甚至影响到患者的人格特征。反过来,患者的心理状态也会影响到疾病的进展与转归。由于疾病本身、求医行为、医疗措施等的影响,患者会出现与健康人不同的心理现象,称之为患者的心理反应。以下为常见的患者的心理反应。

**（一）患者的认知反应**

1. 感知觉异常

个体患病后,其注意力会更多地转向自身和疾病,感知觉的范围、指向性、选择性和理解性都会发生一定的变化,可能产生下列几种异常:①感受性增高:患者会对外界环境中原先属于正常强度的声音、光线、温度等刺激特别敏感,容易受其影响,甚至出现紧张、烦躁、愤怒等情绪反应;另一方面患者也会过分关注自己的躯体,对躯体生理活动的变化过度敏感,尤其会关注到新出现的一些变化,患者也常常认为是自己疾病严重的表现。②感受性降低:有的患者对某些感觉的感受性在患病后会降低,如味觉感受性降低,对饮食的香味感觉迟钝,食之无味;有的患者则对外部世界丧失兴趣,自觉麻木感、无谓感。③时间空间知觉异常:有的患者出现对时间感知的异常,如分不清上午、下午或昼夜;有的患者感觉时间过得非常慢,常常觉得度日如年;有的患者对空间感知发生异常,如感觉房间变得异常狭小等。④幻觉:有些患者甚至会产生幻觉,如患者在做了截肢手术后仍觉得截肢部位有一个虚幻的肢体,并且会感到幻肢出现疼痛。

2. 记忆异常

有些疾病会影响患者的记忆力,例如某些脑器质性病变等。另外,疾病对患者来说是一个强烈的应激,受其影响,许多患者有不同程度的记忆力减退。记忆力受影响的患者常常表现为不能准确地回忆自己的病史,记不住医护人员交代的医嘱,有些患者甚至对刚刚做过的事、刚刚说过的话都记不住。

3. 思维异常

患病时,患者的思维能力也受到不同程度的损害,尤其是逻辑思维能力,表现为分析判断能力下降,犹豫不决、瞻前顾后,无法做出决策,只得完全请家属或医护人员代为决策,而有些患者又不经思考草率决定。另外对外部环境中的事物特别敏感,无法进行客观正确的判断,可表现为多疑,如看到周围人小声谈论,会以为他们在说他的疾病严重无法医治;有些患者表现为对别人不能充分信任,总是担心医生误诊或者护士发错药、打错针等。

**（二）患者的情绪反应**

在各种心理反应中,患者最常体验到的心理反应是情绪反应,也是最重要的心理反应。疾病会对个体的生命安全、健康产生威胁,也会导致强烈的痛苦,因此患者会对此产生情绪反应。持续时间较长的负性情绪会影响患者的康复,所以医护人员应该能够识别出患者的情绪反应,并适时给予恰当的干预,从而帮助患者顺利的康复。患者常产生的典型情绪反应有焦虑、恐惧、抑郁、愤怒等负性情绪。

1. 焦虑（anxiety）

焦虑是一种情绪体验,是临床患者最常见的情绪反应。当个体感受到威胁或预期要发生不良后果时,会产生焦虑情绪。引起患者产生焦虑情绪的原因很多,在疾病的各个阶段都会有一些因素导致。疾病初期,患者对疾病的原因、性质和预后都不明确时会产生焦虑;疾病过程中,患者一方面希望做详细深入的检查但同时又担心出现不良后果;对一些创伤性检查和治疗又担心其可靠性和安全性;目睹危重病友的抢救过程和死亡情景也会让患者紧张担心和恐惧;与家人分离、牵挂亲人、担心家庭经济负担等也会让患者非常焦虑。根据焦虑的产生原因及表现可将其分为三种类型:①期待性焦虑:面临即将发生但又尚未确定的重大应激时的焦虑,常见于疾病初期或不了解自己疾病性质及预后的患者。②分离性焦虑:因为儿童和老年人的依赖性较强,他们离开熟悉的环境或与亲人分离时容易产生。③阉割性焦虑:一些外伤或一些治疗措施,如乳腺癌根治术会破坏患者身体的完整性,同时也会威胁到患者的自我完整性,这时患者会感受到阉割性焦虑。

焦虑是一种普遍存在于人们日常生活中的情绪,适当一定焦虑有利于人们对外部世界的适应,是一种保护性反应。同样,对患者来说适度的焦虑也具有有利的作用,它促使患者关注自身健康,因此对疾病的治疗及康复有积极意义。对医护人员来说,消除患者的一切焦虑并不是工作的目标,医护人员需要识别和判断患者焦虑的程度,对于严重的和持续性的焦虑,需要采取针对性的措施来减轻患者的焦虑,从而消除对病情康复的不良影响。

2. 恐惧(fear)

恐惧是人们面对实际的危险情境而产生的一种负性情绪反应。恐惧与焦虑的区别在于:焦虑是对尚未出现的危险所产生的情绪,焦虑的对象不明确或是有潜在威胁的事物;而恐惧是对现实中已发生或存在的人或事物产生的情绪,是有明确的对象的。通常,会使患者产生恐惧情绪的因素主要是疾病导致的一系列不良结果,例如疼痛、疾病导致生活或工作能力受损等。患者的年龄、性别、经历不同,其恐惧的对象也会不尽相同。临床上,最常见手术患者和儿童患者产生恐惧情绪。例如,儿童患者大多恐惧疾病导致的疼痛、陌生、黑暗的环境,而成年患者则多恐惧于手术本身及其结果、有一定危险性的特殊检查或疾病的预后。

恐惧对正常人群来讲也是一种保护性反应,适度的恐惧可以使个体进入战斗或逃跑的应激反应状态,帮助个体应对应激。但持续时间长、超过一定程度的恐惧会对患者的康复产生不利的影响。产生恐惧情绪时自主神经会进入兴奋状态,导致患者呼吸急促、心率加快、血压升高、肢体颤抖、烦躁激动等,甚至出现回避行为,这些都不利于患者疾病的康复。医护人员同样需识别患者的恐惧情绪并对此进行判断,认真分析患者的心理特点及导致恐惧的原因。对于过度恐惧的患者,针对其具体情况给予适当的干预,如解释、安慰等,帮助患者修正认知,从而减轻或消除患者的恐惧情绪。

3. 抑郁（depression）

抑郁是一种由现实的或预期的丧失而引起的消极情绪，以情绪低落为主要特征。疾病时，患者丧失了许多东西，如疾病导致患者丧失了健康，有些患者也有可能丧失身体组织器官的完整性、正常的体型体态，患病也使其丧失了某些社会功能，同时还伴随着经济上的损失以及职业生涯的潜在损害。生病后的诸多丧失，导致许多患者会出现"反应性抑郁"，轻者表现为心情不佳、少言寡语、悲观失望、自我评价低、对周围事物没有兴趣，严重者可出现悲观绝望，甚至有消极轻生的意念和自杀的行为。危重患者和所患疾病预后不良的患者，如癌症或治疗不顺利的患者，最容易出现抑郁。急性期的患者在刚被确诊进入治疗过程时，由于立即需要患者做许多决定，如住院、治疗、对家庭的安排等，患者没有时间去考虑疾病对自己的将来会产生什么样的影响。但等急性期一结束，患者开始思考和感受到疾病带来的各种影响，真正理解症状的全部含义，此时抑郁就会成为对患病的一种延迟反应。另外，患者的性别、年龄、个性特点及家庭因素也会影响其抑郁情绪的发生，女性患者、有抑郁家族史的患者、酗酒或面临应激的患者更易于出现抑郁情绪反应。

抑郁会增加医务人员对患者进行诊断和治疗的难度，而长期的抑郁也会对患者的生理状况产生影响，如抑郁会降低患者的免疫力，导致病情加重，也会使患者更容易发生并发症。抑郁状态会使患者的治疗动机和信心下降，还会妨碍患者与医护人员的合作，以至于影响其对治疗的信任和依从性。抑郁还会影响患者与家人朋友的关系，导致患者的社会支持减少。医护人员在治疗护理患者、消除其躯体症状、改善其生理功能的同时，还应该有意识地给抑郁的患者提供正确、科学、积极的治疗信息，增强患者对治疗、康复的信心；医护人员还要鼓励抑郁的患者参与到诊疗过程中，增加患者的主动性；鼓励患者与病友之间进行接触和交流，鼓励家属提供积极的社会支持。对于严重抑郁的患者，需要请专职心理工作者或精神科医生进行治疗干预，防止患者发生自杀行为。

4. 愤怒（anger）

愤怒是人们因追求目标愿望受阻，或追求过程中感受到挫折时出现的一种负性情绪反应。在诊疗初期及诊治过程中，患者都有可能出现愤怒的情绪反应。例如，当患者得知自己被诊断为严重的疾病时，往往会觉得非常不公平，为什么是自己得这种倒霉的疾病，再加上病痛的折磨，患者会产生愤愤不平、烦躁易怒等愤怒情绪。在诊治过程中，如果遇到不顺利或不理想的情况，患者会感到受挫，也会产生愤怒情绪。患者受挫的原因很多，常见有对医护人员的服务态度不满意、觉得医护人员技术水平不理想，或因为医疗条件有限导致其疗效不佳、病情恶化难以治疗等。愤怒常伴随攻击行为，攻击的对象往往是周围可及的人，如医护人员或家人，患者甚至会失去理智地谩骂或直接攻击他人来发泄不满和怨恨的情绪；攻击也可能指向患者自身,表现为自我惩罚或伤害,如拒绝继续治疗、破坏已经取得的疗效等。

对患者愤怒情绪的干预需从多方面着手。一方面,医院加强科学管理、提高服务质量和水平可以预防和消除患者的愤怒情绪;另一方面医护人员加强与患者的沟通,给予适当的引导与疏泄,可以缓解其内心的愤怒和痛苦。如果患者对医护人员产生攻击行为,医护人员需要冷静对待患者的愤怒反应,避免与患者发生直接争吵对抗,以耐心细致的解释平息患者的愤怒情绪。

**(三) 患者的意志行为反应**

对患者而言,治疗过程也是一个意志活动的过程,其目的是达到康复的目标。疾病本身及诊断治疗带来的不适与疼痛、原有生活方式的改变等对患者的意志都是一种考验。在这个过程中,患者会产生一系列意志行为方面的变化。

1. 意志变化

在配合医护人员诊断治疗的过程中,有的患者变得意志力非常差,稍遇到困难或病情稍有反复就难以忍受,继而失去治疗的信心;有的患者无法对自己的决定和行为承担责任,表现为盲从、被动、缺乏主见;有的患者缺乏自控能力,容易感情用事、敏感脆弱,或易激惹。在患者的意志活动变化中,最显著的是产生依赖心理。当患者从原来的社会角色转换为患者角色时,产生依赖心理是一种正常的心理反应。但如果患者变得过度依赖,则应该予以积极的干预,帮助患者承担应有的责任。

2. 依赖行为

个体患病后往往会受到家人及周围人的关心和照顾,即使以前在家中不太受到重视的人,在生病后也会成为被关心、被照顾的中心,这会使患者产生依赖行为;同时,因为疾病影响到患者自己照顾自己的能力,也容易导致患者产生依赖行为。在患病初期,患者从原来的社会角色转换到患者角色时,患者必然会出现依赖行为,这是一种正常的现象,有利于疾病的治疗和康复。但如果出现严重的依赖行为,如有些患者对自己的诊断治疗过程无法参与,缺乏自信心,或者对日常生活中能胜任的事情也不愿去做,事事都依赖别人,甚至要求周围人给予更多的关爱和照顾,则对患者康复非常不利。医护人员不应迁就患者的过度依赖行为,而应鼓励患者承担自己能力范围内的责任,发挥在病程转归中的积极主动性,促进患者的康复。

3. 退化行为

退化是指一个人重新使用在发展过程中已放弃的行为或幼稚的方式来处理当前遇到的困难。在退化过程中表现出来的行为成为退化行为,该行为举止与患者的年龄和社会角色不相符。一个人在生病后出现退化行为是比较常见的现象,例如,当个体感觉身体不适时,会通过呻吟、哭泣甚至喊叫以引起周围人的注意和关爱。有学者认为,退化是患者重新分配能量以促进康复的过程,可以为患者保存精力与能力,有利于疾病的痊愈。但是严重的退化行为则不利于患者的康复过程。有些患者极度自我为中心,认为自己是病人,应该是关注和照顾的中心,周围的所有人都应该围着自己,希望周围人提供无微不至的关怀和照顾,如不符合自己的意愿,则会表达愤怒和不满。过度退化的患者也表现出只对与自身有关的事有兴趣,对周围其他事或其他人都不再关心。

当患者病情有一定好转时或进入稳定期时,医护人员应该对过度退化的患者进行适当的引导,鼓励患者逐步将一部分注意力从自己身上转移到其他事物上,恢复正常的社会行为。

**（四）患者的人格特征变化**

一般而言,人格是相对比较稳定的,不会随着时间和环境的变化而发生剧烈的改变。但是在某些疾病状态下,如难以治愈的慢性疾病、恶性肿瘤、截肢、毁容等,疾病会对患者本人及其生活产生非常大的影响,则有可能会改变患者的人生观、世界观和价值观,对患者的人格特质产生暂时或长久的影响。

一个人生病后,尤其是首次罹患比较严重的疾病,其自我概念常会发生变化,主要表现为自尊感减低、自信心下降、自我评价降低。如因为罹患恶性肿瘤并且截肢的患者,由于疾病的打击,感到自己完全无望恢复和维持健康,对自己的社会生活能力缺乏信心,表现为自我否定,强烈的无助感和依赖感、悲伤抑郁等,导致患者自尊感和自我价值感降低,严重者可能会出现自杀自伤行为。

医护人员应鼓励患者开放地表达自己的感觉和想法,和患者一起进行探讨,了解患者的困难所在,指导患者正确评价自己,提高其自尊感和自我价值感,以适应和接受疾病带来的改变。

## 第三节　各类患者的心理特点与调节

### 一、急性病患者的心理特点及调节

急性病患者大多病情危急、症状严重,不是面临生命威胁,就是遭受躯体伤残,因此患者的心理正处于高度应激状态,心理反应往往非常强烈又非常复杂多样。瞬间袭来的天灾、人祸或恶性事故等超常的紧张刺激,可以摧毁一个人的自我应对机制,出现心理异常;一向自以为健康的人突然出现心肌梗死或神志清醒者突发脑卒中等,也会因过分恐惧而失去心理平衡;还有那些慢性疾病突然恶化的患者易于产生濒死感,其恐怖、悲哀、失助、绝望等消极情绪往往可以加速患者的死亡。

急性病患者常见的心理反应主要包括情绪反应和相应的行为反应。由于疾病急速来临,患者对疾病的性质、治疗及转归等情况都不确定,因此急性病患者的情绪反应主要是焦虑、恐惧和抑郁,并渴望得到最佳和最及时的抢救;行为反应主要表现为行为退化和情感幼稚,以减轻巨大的心理压力。医务人员的心理素质和技术水平对急性期患者的心理反应起关键作用。如果帮助患者进行良好的心理调节,缓和其焦虑、恐惧、紧张不安的情绪,就有助于患者转危为安。否则,在患者心理高度紧张之时,抢救的种种恶性刺激会进一步加重患者的病情,甚至造成严重的后果。

由于急性患者的主导心理活动是焦虑和恐惧,因此,心理调节的中心任务是增强患者的安全感。对于急性患者,无论预后如何,原则上都应给予肯定性的保证、支持和鼓励,尽量避免消极暗示,尤其是来自家属、病友方面的消极暗示,使患者能够身心放松,感到安全。医护人员紧张有序而又热情的接诊、亲切耐心的询问可使患者感到在危难之时遇到了救命的亲人。医护人员娴熟的医疗操作技术和严谨的工作作风,不仅可以赢得时间最大可能地使患者转危为安,同时对患者来说又是心照不宣的支持、鼓舞和依靠力量。这种医患关系,对抢救过程能否顺利进行有极大的影响,直接呈现在抢救和治疗效果上。

## 二、慢性病患者的心理特点及调节

当代医学尚无法治愈一些慢性疾病,例如高血压病、冠心病、糖尿病等,因此,不少患者要终身进行治疗。慢性病患者因为需要承受长期的疾病折磨、经历漫长的病程,往往会产生极为复杂的心理反应。

慢性病患者一开始大多有否认得病的心理,即不肯承认自己真的患了疾病,迟迟不愿进入患者角色;一旦明确诊断,又易产生急躁情绪,恨不得立即服上灵丹妙药,于朝夕之间把病治好。这时他们对自己的疾病格外敏感、格外关心,会向医护人员寻根问底,向病友"取经",或翻阅大量相关书籍,或上网查阅相关疾病的所有信息,渴望弄清疾病的来龙去脉,企图主动地把握病情。但是,目前许多慢性疾病还没有令人满意的特效治疗方法,这迫使广大慢性疾病患者只好无可奈何地去适应漫长的疾病过程。

慢性病患者的情绪会随着病情变化而变化,有时高兴、有时悲伤、有时满意、有时失望;紧张、焦虑、忧愁、愤懑、急躁、烦闷等消极情绪也经常出现。有些患者,由于长期的疾病折磨,人格特征也往往发生变化。那种兴高采烈、生机勃勃的形象不见了,代之以动作迟缓、情感脆弱、谨小慎微、被动依赖、敏感多疑、自我中心等表现。他们过分关注机体感受及病情的细微变化,一旦受到消极暗示,就迅速出现抑郁心境,有时还可产生悲观厌世之感,从而加重原有疾病的程度。

疾病的种类、病情严重程度、患者原有的人格特征及患病经历、社会环境因素等均会不同程度地影响慢性病患者的心理反应,大致包括以下几个方面:

（一）外向投射性心理反应

外向投射是指个体将自己不能接受的意念、欲望等潜意识认为不是自己的,而是属于他人的;或遭受精神挫折时,将原因推诿于外界,责怪他人。这类患者的主要情绪反应是愤怒。他们经常埋怨医生没有对其精心治疗,对医生及医疗措施不信任;患者也常常责怪家人没有尽心照料,没有把他放在第一位考虑,或称"久病床前无孝子"等,因此造成家庭关系紧张。在这种情况下,医护人员及家人应知道,这些心理反应可能是患者对治疗疾病的信心不足造成的。所以,应采取关心、同情的态度,耐心地照料患者。当患者疾病的部分症状有所缓解,病情有所控制时,应及时加以鼓励,帮助患者树立战胜疾病的信心。

（二）内向投射性心理反应

内向投射又叫摄入,与外向性投射作用相反,指个体毫无选择的吸收外界事物并将它们内化,表现为自我压制、压抑不能接受的意念、感情和冲动。既往具有内向投射特点的个体在罹患慢性疾病时往往容易产生自责自罪,感到自己患病给家庭及他人带来了沉重的负担,容易产生消极厌世意念,呈现出抑郁、自卑、退缩、甚至有自杀行动,尤以老年患者为甚。

慢性病患者伴有明显抑郁情绪,如果没有得到及时的调节与治疗,会加重原有的慢性疾病严重程度,并延缓疾病的康复。如伴有抑郁的类风湿关节炎患者会更消极地看待自己的疾病,更担心出现并发症,因而可能出现难以用疾病进展解释的躯体主诉,导致不必要的加大所用药物的剂量;糖尿病患者伴发抑郁时,即使血糖正常也会有躯体不适感,并且会对糖尿病的治疗失去信心,有的甚至自行加大降糖药物的剂量以求一了百了。

为减轻或消除慢性病患者的这类内向投射性心理反应,医务人员应给予慢性疾病患者相关的疾病教育,让患者多了解现代医学的发展和进步以及康复的可能性,及时肯定疾病的治疗效果,对患者进行鼓励,提供继续治疗的保证;也可以通过别的患者治疗成功的经验来帮患者树立战胜疾病的信心。患者家属要善于观察患者的心理变化,给予患者耐心细心的照料,并在情感上予以支持和鼓励,多与患者进行沟通交流,为患者分担疾病带来的负担。

（三）患者角色的适应及习惯化

患病时,个体原有的社会身份被患者身份所取代,取得患者角色。慢性病患者一旦进入患者角色,会慢慢察觉到这是一个长时期的过程,需要不断的就诊、服药、打针等治疗与护理。这一心理适应过程有利于慢性病的治疗,使患者能面对现实、遵从医嘱、配合治疗。

对于慢性病患者,由于长期处于患者角色中,其相关的社会、家庭责任会部分被减少或免除,因而患者会得到某些"利益",也就是"继发性获益"。继发性获益使患者对其患者角色会逐渐习惯化,因而患者角色会成为疾病康复的巨大障碍,导致疾病迁延不愈,甚至妨碍疾病好转,患者也会长期依赖于医护人员的治疗及家人的照顾,越来越丧失社会功能。对于这类患者,医师应注意与患者一起讨论制定治疗方案,或让患者对方案提出意见,以此建立共同参与的医疗模式。同时鼓励患者进行适当的活动,为日后恢复社会功能进行准备,以使其摆脱心理依赖,尽早达到心理上的康复。

## 三、临终患者的心理特点及调节

部分疾病经过诊治可以治愈,但不论医学发展到什么程度,总有一部分患者因医治无效而面临死亡。我国对"临终"并无明确的时间规定,一般认为,当患者处于生命垂危期,经过积极治疗后仍无生存希望,直至生命结束前的这段时间称"临终"阶段。不管死亡是突然发生或久病造成的,临终患者所必须面对的煎熬与痛苦是其他任何时候都无法比拟的。在这个时期内对于临终患者来说,他们所面临的是生理上最起码的要求不能满足,如饮食、排泄、温度、消除痛楚及对空气的需求等。肉体上的痛苦折磨加上心理上面临着与亲人生死离别的悲痛,使他们身心憔悴、不能自拔。

临终患者经历了疾病的折磨,同时又有对生的渴望、对死的恐惧,故其心理反应十分复杂,美国医学博士伊丽莎白·库勒·罗斯在观察了 400 位临终患者的基础上,将大多数面临死亡的患者心理活动变化分为 5 个阶段。

### (一) 否认期

当患者直接或间接听到自己可能会死亡时,他们的第一反应是不承认自己病情的严重性,对可能发生的严重后果缺乏思想准备,总希望有治疗的奇迹出现以挽救死亡。有的患者不但否认自己病情恶化的事实,而且还会谈论病愈后的设想和打算。也有的患者表现出欢快和不在乎的态度,但却是在掩饰内心的极度痛苦。患者也常会感觉孤独、被隔离。

对于这样的患者,医护人员应当建议家属尽量不当着患者面表现出难过,即使患者内心中知道这是心照不宣的掩饰,也可使他们得到心理上的安慰。多数临终患者的否认期很短,很快便会开始接受现实,也有些人会持续否认直至死亡。

### (二) 愤怒期

度过了否认期,患者知道生命岌岌可危,但又禁不住地想:这种致死的病为什么落在自己身上! 怨自己命不好。表现为生气、愤怒、怨恨、嫉妒、烦躁、拒绝治疗,甚至敌视周围的人,或是拿家属和医务人员出气,借以发泄自己对疾病的反抗情绪,这是患者失助自怜心理的表露。

医护人员要理解患者这个时期的心理特点,谅解宽容患者,真诚相待,同时说服家属不要计较和难过,获得家属与医护的合作,帮助患者度过愤怒期。

### (三)妥协期

患者由愤怒期转入妥协期后,心理状态显得平静、安详、友善、沉默不语。这时能顺从地接受治疗,要求生理上有舒适、周到的护理,希望尽可能延长生命,以完成未尽心愿,并期望奇迹出现,常常表示"如果能让我好起来,我一定……"。此期患者变得非常和善、宽容,对病情抱有一线希望,能积极配合治疗。

医护人员在这一期需要尽量地安慰患者,为之解除疼痛,缓解症状,使患者身心获得一定的舒适。

### (四)抑郁期

当病情进一步恶化,患者自己知道治疗已经无望时,往往会产生很强烈的失落感和极度伤感,表现为情绪低落、消沉、退缩、悲伤、沉默、哭泣等,甚至有轻生的念头。大多数患者在这个时候不愿多说话,但又不愿孤独,希望多见些亲戚朋友,愿得到更多人的同情和关心,希望有挚爱的人陪伴,并开始交代后事,留下自己的遗言。

医护人员要同情患者,尽量满足患者的需求,允许亲人陪护和亲友探望,让患者同亲人在一起度过不可多得的时刻。嘱咐亲人要控制情感,不要再增加患者的悲痛。

### (五)接受期

这是临终患者的最后阶段。此时,患者对死亡已有所准备,一切未完事宜均已处理好,因而变得平静、安详。患者因精神和肉体的极度疲劳和衰弱,故常常处于嗜睡状态,情感减退,静等死亡的来临。

协助患者安详、肃穆地离开人世,使患者、家属感到安慰都是医护人员的职责。尤其是一直守护在临终患者身旁的护士,要帮助患者整理遗容。患者听觉是人体最后丧失的知觉功能,故不可议论不利患者心情的话,不可耳语。

上述心理反应过程并非固定不变,也并非依次发生,但却是临床上常见的表现,因此医护人员应该识别终末期患者的心理反应,并依据不同阶段予以适当的帮助与调节,给予临终患者良好的心理支持,让临终患者平静地面对死亡。

## 四、手术患者的心理特点及调节

手术治疗是一种重要的外科治疗手段。无论手术何等重要,也不论手术大小,对患者都是较强的应激事件。患者意识到了这种紧张刺激,就会通过交感神经系统的作用,使肾上腺素和去甲肾上腺素的分泌增加,引起血压升高、心率加快,有的临上手术台时还可出现四肢发凉、发抖、意识域狭窄,对手术环境和器械等异常敏感,甚至出现病理心理活动。

手术作为一个应激事件可以影响到患者的心理活动,反过来,该心理活动也会影响到手术的效果,以至于影响疾病的转归。有些因素也会影响手术患者的心理反应,包括患者的年龄、性格特点、患者的家庭社会环境、手术的性质。

患者的年龄是影响其心理变化的一个重要因素。老人与儿童更容易发生手术相关的不良心理反应。少年儿童更害怕手术带来的疼痛,也更容易由于住院手术与家人分离而产生分离焦虑;老年人更会担心手术的风险以及将来的康复程度。

患者的性格特点也在不同程度上影响到经历手术过程中的心理反应。研究表明,外向型性格患者对于手术应激产生的反应更小,更易于适应手术带来的变化,手术后的恢复更好,也更能适应术后的生活状态。

患者的家庭社会环境对于手术患者来说是一个重要的支持力量。这个力量越强,越偏向正性,则对手术患者的不良影响就越小。

手术的性质在很大程度上会影响到手术患者的心理。患者会对风险较大的手术更容易产生明显的担心、恐惧。手术后如果会产生较明显的后遗症,如乳腺癌行乳腺切除术,患者在术后更容易产生悲观、抑郁情绪。如果手术会对患者的日常生活产生严重影响,如结肠造瘘术,则患者在术后常会产生性格改变,变得消极、退缩、不愿进行人际交往等。

**(一) 患者手术前的心理特点与调节**

通常患者在手术前常会产生一些情绪反应,一是恐惧、害怕,二是焦虑、担心。怕的是疼痛与死亡,担心的是是否会出意外,是否会残废和毁容等。手术前焦虑恐惧反应的原因主要是患者对手术的安全性缺乏了解,特别是对麻醉不了解;手术前的心理准备不足,常不能对手术做出客观的分析和评价;对医务人员过分挑剔;对手术的恐惧;过去的经验,如患者有过住院或手术的经历,特别是伴有负性的情绪体验,或来自于周围人的经历,如听说过某些手术意外的议论等。

大量临床观察和研究均证明,患者术前的这种恐惧和焦虑将直接影响手术效果,如失血量大、愈合慢等,而且这种恶劣的情绪状态还易于引起并发症。因此,术前的心理调节具有极为重要的意义,应当给予患者术前的心理咨询。

术前心理咨询应由权威的医生和护士进行,权威性的咨询对患者获得安全感极为重要。医生和护士需耐心听取患者的意见和要求,详细交代病情,阐明手术的重要性和必要性,尤其要对手术的安全做出相应的保证。还要依据不同的患者,用恰当的语言交代术中必须承受的痛苦。如准备在局麻下做腹部手术,就应告诉患者术中牵拉脏器时会感到不适和牵拉痛,届时应行深呼吸,努力放松,可以减轻疼痛等。对术后如需用鼻饲管、引流管、导尿管及需在身上附加仪器者,术前也应向患者说明,使患者醒来后不致惧怕。又如需作气管插管,或术后放置鼻饲管的患者,因将影响说话,应事先告诉他们到时如何表示自己的需求。对于危险性大、手术复杂、心理负担重的患者,还要介绍有关专家是怎样反复研究其病情并确定最佳手术方案的,并突出强调他本人在手术中的有利条件等,使患者深感医护人员对其病情十分了解,对手术极为负责。另外做过同类手术患者的信息,对术前患者的情绪影响较大,护士可有针对性地组织交流。病房护士还应介绍手术医生和护士情况,在患者面前树立手术医生的威信,以增加患者的安全感。在术前让患者看一下术后观察室,介绍一下术后护理措施也是有益的。这些心理上的准备,对控制术中出血量和预防术后感染都是有益和必要的,并可使患者正视现实,稳定情绪,依从医疗计划。

另据研究报道,术前焦虑程度对手术效果及预后恢复得快慢也有很大的影响。资料表明:有轻度焦虑者,效果较好;严重焦虑者,预后不佳;而无焦虑者,效果往往更差。这是因为,无焦虑的患者由于对医生或手术过度依赖、过分放心,对生理上带来的不可避免的痛苦缺乏应有的心理准备。

**(二)患者手术中的心理反应与调节**

对于患者来说,从被推离病房开始,就已经进入了手术的过程。由于患者对手术的环境和气氛极为敏感,印象又很深。所以,手术室一定要整齐清洁,床单无血迹、手术器械要掩蔽。一个手术室内最好只摆一张手术台,不宜几个手术台并排摆列,以免产生消极暗示。患者也十分重视手术室医生和护士的举止言谈,因为他们一进手术室就失去了对自己的主宰,一切痛苦大小甚至包括生命如何全都由医生和护士掌握。所以,医生和护士都应端庄大方、态度和蔼、言语亲切,使患者产生安全感。非全身麻醉下手术的患者意识都是清晰的,手术全程中都能听到医护之间的谈话。术中医生和护士都应注意意识清楚患者的情绪变化,如心理过度紧张时应及时安慰。器械护士必须手疾眼快地配合手术,医生之间要全神贯注、紧密合作,以减轻患者的痛苦。手术室内不应闲谈嬉笑,也不要窃窃私语,相互之间谈话的声音应当轻柔和谐。应尽量减少、减轻手术器械的碰击声,避免给患者的一切不良刺激。在术中一旦发现病情变化或发生意外,医护人员要沉着冷静,不可张皇失措,以免给患者造成恐惧和紧张。

**(三)患者术后的心理反应与调节**

患者经过手术,尤其承受大手术的人,一旦从麻醉中醒来,意识到自己已经活过来,颇感侥幸,这时他们渴望知道自己疾病的真实情况和手术效果。由于躯体组织受到程度不同的损伤,都会体验到伤口疼痛,加之躯体不能自主活动,又怕伤口流血或裂开,多产生焦躁不安的心情。开始,他们感到当前的痛苦难熬,过 2～3 天疼痛缓解之后,又会担心预后情况。因此,对术后患者的心理调节应抓好以下几个环节:

### 1. 及时告知手术效果

当患者回到术后室或是从麻醉中刚刚醒过来,医生护士应以亲切和蔼的语言进行安慰鼓励。告诉他手术进行得很顺利,目的已达到,但伤口疼痛仍会持续数天,同时也需要鼓励患者数天后进行适当的活动。医生和护士应当传达有利的信息,给予鼓励和支持,以免患者术后过度痛苦和焦虑。

### 2. 帮助患者缓解疼痛

患者术后的疼痛不仅与手术部位、切口方式和镇静剂应用得恰当与否有关,而且与每个个体的疼痛阈值、耐受能力和对疼痛的经验有关。患者如果注意力过度集中、情绪过度紧张,就会加剧疼痛。意志力薄弱、烦躁和疲倦等也会加剧疼痛。从环境方面来说,噪声、强光和暖色也都会加剧疼痛。因此,医生护士都应体察和理解患者的心情,从每个具体环节来减轻患者的疼痛。术后六小时内给予药物止痛,可以大大减轻术后疼痛。暗示也可以减轻疼痛,让患者听喜欢的音乐也能减轻疼痛。

### 3. 帮助患者克服抑郁反应

术后患者平静下来之后,大都出现抑郁反应。主要表现是不愿说话、不愿活动、易激惹、食欲不振及睡眠不佳等。要准确地分析患者的心理特点,注意他们不多的言语含义,主动关心和体贴他们,使患者意识到既然已顺利度过手术关,就要争取早日恢复健康。

### 4. 鼓励患者积极对待人生

患者手术后大都要经过相当长一段时间的恢复过程。如果手术预后良好,即使再痛苦也有补偿的希望。若术后效果不好或预后不良,如恶性肿瘤已转移,则还将挣扎在死亡线上。患者在极度痛苦时,经不起任何外来的精神刺激,所以对预后不良的患者,不宜直接把真实情况告诉他们。术后带来部分机体生理功能的破坏(如胃切除)或残缺(如截肢)而造成躯体缺陷的患者,必然产生缺陷心理。尤其人生中的突然致残,会给患者心理上带来巨大的创伤,所以对可能致残的患者,术前要交代清楚,并给予同情、支持和鼓励,让他们勇敢地承认现实、接纳现实。

## 五、肿瘤患者的心理特点及调节

近年来,恶性肿瘤的发病率不断上升,恶性肿瘤已经成为我国居民的主要病死原因之一。对于肿瘤尤其是恶性肿瘤,患者出现心理问题也非常常见。其心理反应类型与自身个性心理特征、病情严重程度以及对肿瘤认知程度有关。

（一）肿瘤患者主要心理变化期

当患者被告之病情后，其心理反应可分为六个阶段，即体验期、怀疑期、恐惧期、幻想期、绝望期、平静期。

1. 体验期

患者看到化验结果或得知患了肿瘤，顿时呆住了，霎时间思想紊乱，大脑一片空白，甚至昏厥，这种震惊称为"情绪休克"。此期短暂，可持续数时或数日。

2. 怀疑期

患者对诊断结果极力否认，甚至去几家医院看病或假充患者家属找医生咨询，以便得到不同方面的信息。对患者的否认态度不能简单评价为一种负性心理状态，这种拒绝接受事实的做法是一种对创伤或应激状态下的心理反应，属于保护性反应，可降低患者的恐惧程度，缓解痛苦的体验，逐渐适应意外打击。

3. 恐惧期

当患者不断验证诊断结果是正确时，会产生恐惧感，包括对疾病、疼痛、分离、死亡的恐惧感等。患者表现为恐慌、哭泣、警惕、挑衅性行为、冲动行为以及一系列生理功能改变等。

4. 幻想期

当患者经历了得病后各种痛苦的体验时，已能正视现实，但仍存在许多幻想，如希望奇迹出现等。当然，幻想不一定对患者产生负性影响，相反则可以支持患者与疾病抗争，增强信心，提高应对能力，改善恐惧、焦虑程度。我们在临床常常看到这样的例子，当患者存在某些幻想时，容易接受别人的劝慰，有良好的依从行为，一旦幻想破灭，患者会失去治疗信心，产生绝食、拒绝治疗行为，甚至出现自杀念头。

5. 绝望期

当治疗效果不理想、病情恶化，或出现难忍的疼痛时，患者都会失去信心，表现为易怒、对立情绪、不服从、不遵医嘱等。

6. 平静期

患者已能接受现实，承认了患者角色，情绪平稳，配合治疗，对死亡已不太恐惧。当病情发展到晚期，患者处于消极被动应付状态，不再考虑自己对家庭与社会的责任，专注自己的症状，处于无望无助状态。

（二）肿瘤患者常见心理问题及调节

1. 角色紊乱

一个人得了病，就迫使他由常态的社会角色转换成为患者角色。这种转换不能瞬间完成。许多患者不愿意接受这样的角色转换，使自己担负的多种角色发生冲突，使患者产生焦虑、恐惧情绪。医护人员在患者角色转换过程中，应起积极作用。倾听患者诉说，帮助患者接受现实的健康状况，鼓励患者正确认识自己的力量和能力,探讨生活方式改变的应对方法,取得家庭支持系统的帮助,使患者很快适应角色要求,配合医生治疗。

**2. 退行和依赖**

出于对疾病的担心,患者在行为上产生退行,自己能做的事也要让家属来做,情感脆弱,意志衰退。依赖是一种消极情绪,可降低患者自身免疫功能,缺乏抵抗疾病的信心和力量,不利于疾病康复。医护人员应该给予鼓励,自己做力所能及的事情,使其在自理中恢复信心,找到自尊。

**3. 焦虑**

焦虑是对恐惧的自然反应,多数肿瘤患者在疾病过程中会体验到焦虑。表现为生理上和情感上的多种症状,如心悸、出汗、坐立不安、失眠、头痛、眩晕、疲乏等。患者往往对行为失去控制,容易激动、缺乏耐心、发脾气、自责和谴责他人。

**4. 抑郁**

抑郁指情绪低落,心境悲观,自我评价降低,自身感觉不良,对日常生活的兴趣缺乏,消极厌世,甚至萌生自杀念头。抑郁可导致食欲、睡眠障碍。肿瘤患者如果对诊断缺乏思想准备、肿瘤恶性度高、肿瘤为晚期等均会加重患者抑郁反应。医护人员要了解患者个性心理特征,用适宜方法与患者交流,使患者发泄负性情绪,及时进行卫生知识宣教。对于严重的抑郁情绪,必要时用抗抑郁药物治疗。

**5. 抗肿瘤治疗引起的心理反应**

抗肿瘤治疗大都会产生严重的不良反应,这些治疗也会导致肿瘤患者产生心理反应,主要表现为恐惧,甚至有的患者因为对肿瘤治疗副作用的恐惧而回避进行治疗。对于这些心理反应,医护人员需要在治疗前对患者进行相应的解释和教育,并帮助患者在治疗前做好相应的准备,改善机体的状况,从而帮助患者树立应对治疗的信心。

**6. 治疗后复发的心理反应**

这类患者的心理反应更为复杂。患者常常会有深深的孤独感和绝望感。医务人员应该给予患者情感上的支持。

总的来说,对于肿瘤患者心理问题的干预,临床医务工作者要建立与患者良好的医患关系,告诉患者真实的信息;纠正患者对癌症的错误认知;处理患者的情绪问题;减轻疼痛;重建健康的生活方式,切断生活方式与癌症的通道。

## 六、重症监护病房患者的心理特点及调节

重症监护病房的患者都是病情严重或危急者,所以发生心理问题的比例很高,约达50%~60%。这些心理反应受到多种因素影响,如疾病导致的功能损害、丧失监护病房中的氛围和设备、治疗带来的影响等。监护病房中患者的心理变化常

见 4 个阶段:

## (一) 初期的恐惧心理

最突出的表现在入病房的第 1~2 天,主要是因为对死亡恐惧,这可以认为是一种合理的心理反应,是原始的心理防御机制的表现。医护人员一般可以用简单的心理安慰,适当的保证,使之减轻这种恐惧心理,以尽快适应监护环境。

## (二) 心理否认反应

约 50% 的患者会产生心理否认反应。多数患者在入室后第二天始出现,第 3~4 天达到高峰。由于急性症状略有控制,患者心理上否认自己有病,或认为虽然自己患病但并不需要住进监护病房,这是一种保护性心理防御反应。心理否认反应可以防止过度恐惧的心理。一般持续 2~3 天,可能有 1~2 天反复。

## (三) 中期忧郁

忧郁反应一般在第 5 天以后出现,可见于 30% 的患者,这是一种心理损失感的反应。患者感到失去工作能力和自理生活能力,忧虑家庭,对一切事物不感兴趣,自我评价过低,消极意念增强,这时医护人员应向患者说明进入监护室的必要性和安全性,有利于忧郁的消除。

## (四) 撤离 ICU 的焦虑

许多患者对于离开监护室缺乏足够的心理准备,或已对监护病房产生心理上的依赖,在离开监护室时会产生焦虑、恐惧反应,甚至不愿离开监护病房。医护人员应作好说明,对一些治疗项目不要停用,以解除后顾之忧,减轻患者的焦虑恐惧。

**参考文献**

[1] 姜乾金. 医学心理学[M]. 2 版. 北京:人民卫生出版社,2010.

[2] 季建林. 医学心理学[M]. 4 版. 上海:复旦大学出版社,2005.

[3] 陈福国. 医学心理学[M]. 上海:上海科学技术出版社,2012.

(蒋文晖　徐　勇)

# 第七章

# 医患沟通

医患关系直接影响到疾病诊治工作的顺利进行,学习和认识医患关系,了解医患关系的模式和影响因素,认清医患冲突的主要原因,探索医患关系的和谐之道,对每一位临床工作者都大有裨益。

## 一、医患关系的概念和特征

医患关系是医务人员与患者在医疗过程中结成的特定的医疗人际关系。医史学家西格里斯曾经说过:"每一个医学行动始终涉及两类当事人——医生和患者,或者更广泛地说,医学团体的社会,医学无非是这两群人之间多方面的关系。"

医患关系作为一种特殊的人际关系,既有人际关系所有的共性,受人际关系因素的影响,也有其特殊的性质。从人际互动的方式上说,医患关系是一种密切合作的关系。

临床医护人员和患者互相依赖配合,缺少其一都无法完成疾病诊治工作,两者共同目标都是为了治愈疾病维护健康,提高患者的生活质量。在这个合作的过程中,医患双方密切交往、积极互动、目标明确。

## 二、医患关系的双方和内容

医患关系有狭义和广义之分。狭义的医患关系是指医生与患者的关系；广义的医患关系是指医院一方与患者的关系，医生与患者及其家属、患者所属单位团体及与患者治疗费用有关机构的关系。

通常我们所说的医患关系往往指狭义的医患关系，既往的医患关系和医患沟通研究的视野也往往放于医务人员和患者两方面，随着观念的更新，人们越来越重视临床工作者与患者本人的沟通和关系的和谐。但在实际的工作中，广义的医患关系对临床医学工作也有重要影响，患者的父母、配偶、子女、同事等在医患关系的介入，往往会对医患关系形成复杂多元的影响。如何与患者家属等第三方建立起良好的医患关系，并且争取到他们的支持，对于促进狭义的医患关系和临床诊疗工作都大有帮助。

医患关系包含医疗技术关系、非技术关系两个方面的内容。医患关系的技术关系指的是在实际医疗措施的决定和执行中，医生和患者之间的行为和地位关系，它对医疗效果起着重要的作用。这种医患关系最主要的表现体现在医疗措施的决定和执行过程中医务人员与患者彼此之间的地位上。

非技术关系是指在医疗活动过程中，医生与患者由于社会、心理、经济等方面的影响，形成的道德关系、利益关系、价值关系、法律关系、文化关系等方面。医患关系的非技术方面，是医患关系中最基本最重要的方面，通常以服务态度的医疗作风表现出来，在医疗过程中对医疗效果有着无形的作用，影响着医患关系的发展。

## 三、医患关系的模式

模式是某种事物的标准形式，或可以照着做的标准样式。医患关系模式是医患之间关系或联系的标准形式，或使医方或患方可以照着做的标准样式。医患关系的模式是在长期的医疗过程中逐渐形成并被学者总结固定下来的。

### （一）萨斯—荷伦德模式

美国学者萨斯和荷伦德提出，他们依据在医疗措施的决定和执行中，医生和患者各自主动性大小以及重要性，确定了 3 种类型的模式。

1. **主动—被动型**

"主动—被动型"是历史比较悠久的关系模式。这种模式是指在医疗过程中医生的权威性得到了充分的肯定，处于主动地位；患者处于被动地位，并以服务为前提。医疗双方地位不平等，患者"求医问药"，医生接受患者的请求，以主导者自居；患者不能发表自己的看法，也不能对医生的措施有任何的异议。这一模式又被西方学者称为"父权主义模式"，其生活原型是"父母对婴儿"的照料关系。

这种类型在当代医疗关系中一般不能被患者所接受,受到了越来越多的批评。这种医患关系的模式仅限用于昏迷休克、严重精神病、严重智力低下及婴幼儿等患者。因为这些患者失去了表达意见和主动性的任何可能,只能一切由医生决定。此时要求医务人员务必以高度的责任感、高尚的道德和娴熟的技术诊治患者,不得给他们以损害。

2. 指导—合作型

大多数情况下,患者求医的目的通常是为了了解和减轻身体局部不适或功能障碍之类的问题,他们可能知道一些有关疾病的发展、治疗方面的知识。这种情况下,患者求医是因为医生可以提供必要的照顾以及信息指导。这种模式被称为"指导—合作型",其生活原型是"父母对孩子(儿童或少年)"的关系。儿童具有一定行为能力,但不成熟,需在父母的指导下行动。在这模式中,医生主动性大于患者,医生起主导作用,最终决定权的仍然是医生;患者接受医生的指导,按照医生的决定行事,并密切配合,可以对治疗效果提供反馈信息,有疑问可寻求解释,提出意见和要求。这种医患关系多见于患急性病的患者和医生之间。

3. 共同参与型

"共同参与型"是指在医疗过程中,医生和患者具有近似同等的权利,共同参与医疗措施的决定和实施,其生活原型如同"成人对成人"的关系。医生认为患者的意见和认识不仅是必需的,而且是具有价值的;患者不仅仅能主动配合诊治,还能参与意见,帮助医生做出正确的诊治。这种模式中,患者不仅主动配合协调,还要进一步参与到疾病治疗中。如糖尿病患者按照医生所开的处方进行循序渐进的治疗,口服药物或注射胰岛素等。在该种模式中,医生只是为患者提供不同的治疗方案,告知每一种方案的利弊,最终的选择权掌握在患者手里,医生只能帮助患者执行和实施患者所选择的方案。这种模式有助于消除医患隔阂、减少冲突,建立真诚和相互信任的医患关系。在临床中,这类模式多见于慢性疾病和心理疾病,并且前提是患者成熟、具有一定医学知识水平。此外,该模式也适用于疾病的预防。

**(二) 维奇医患关系模式**

美国学者罗伯特·维奇(Robert Veateh)根据医生在医患关系中所充当的角色不同,提出了 3 种医患关系模式。

1. 纯技术模式

纯技术模式又称工程模式,是一种纯技术型医患关系模式。这种模式中,医生角色就是纯科学家,只管技术,不问其他。医生将所有与疾病健康有关的事实提供给患者,让患者接受这些事实,然后医生根据这些事实,解决相应的问题。这是一种把患者当成生物变量的生物医学阶段的医患关系模式。类似于萨斯—荷伦德模式中的"主动—被动型"。

### 2. 权威模式

权威模式又称教士模式。在这种模式中,医生充当家长的角色,具有巨大的权威性。医生不仅有为患者做出医学决定的权利,而且具有做出道德决定的权利,一切均由医生决定;患者丧失了自主权,处于完全被动的地位。这种模式不利于调动患者的主观能动性,也类似于萨斯—荷伦德模式中的"主动—被动型"。

### 3. 契约模式

契约模式是指医患之间关系是一种关于医患双方责任与利益的约定。这种模式中,尽管医患双方彼此之间并非完全平等,但相互之间有着一些共同的利益,分享道德权利时遇到的责任,同时对做出的各种决定以及行为负责。维奇认为,契约模式较前两种模式是一大进步,是较令人满意的模式。这种模式类似于萨斯—荷伦德模式中的"共同参与型"。

## 四、构建医患关系新模式

我国医疗行业过去长期处于"以医为尊"的状态。在医疗过程中,医方习惯性地把自己放在主体的地位,认为一切医生说了算,治疗不用和患者商量,患者完全处于被动的无条件服从地位。随着社会的发展,人们的法律意识普遍提高,越来越看重自身的权益和地位。这就要求医务人员充分认识医学模式的转变,重新定位医患关系,适应社会进步和医疗市场竞争的需要。因此,从心态上医务人员应把患者放在一种平等的地位上看待,两者是战友、朋友式的关系,相互理解、信任尊重,才能有助于构建良好的医患关系。近年来,有学者提出"战友"医患关系模式,这种模式更能表达医患关系的内涵,即双方都面对一个共同的敌人——疾病。医务人员把患者当作战友,双方并肩作战,团结一致,一起与疾病做斗争。这种模式有利于调动患者的积极性,增强战胜疾病的信心。很多医疗纠纷和矛盾,都源于医方对于患者主体地位的忽视。医方把自己放在权威地位上,"以己度人",替患者做决定,这种观念和行医方式在临床工作中,可能会引起不必要的麻烦。

## 五、影响医患关系的心理因素

医患关系的影响因素众多复杂,来源于社会、医院、医务人员、患者及家属等各个方面,也可分为经济、法律道德、文化、心理等各个层次,这里着重讨论心理方面的因素。

求医行为是患者因为自身健康问题而向医疗专业人士寻求帮助的行为,产生于本身的需要,心理因素对医患关系也有重要的影响。医患矛盾反映在心理层面上,表现为医患双方心理上存在的"不完满状态",医患之间出现心理上的矛盾主要体现为"信任危机"。

### （一）认识方面

从患者方面来说,对自己疾病的预期、对医务人员的看法等,都对医患关系起着潜移默化的影响。患者对医疗效果期望过高,往往是患方造成医患关系紧张的原因之一。医方可以有意识地让患者本人及家属多掌握一些医学方面的知识,使患者及其家属更加科学理性地看待医疗过程,把自己的期望值定在一个适度的水平。受媒体社会影响,部分患者对医务人员存在一些错误的认识,认为花费高、就医难是医院、医生造成的,把医务人员看成"白眼狼"、把医院看成罪魁祸首,这些偏见都会对医患关系造成破坏。

从医方来说,部分医生受传统医学模式的影响,过分看重技术,把自己地位看得很高,忽视了情感、思想、意识等心理因素的影响,存在医患之间心理、思想情感交流的障碍,造成了医患之间出现不同程度的隔膜。执业环境恶劣是医务人员对医患关系认知的一个共识,多数医务人员对我国大环境医患关系和本院医患关系的评价更偏于负向。不断出现的"医闹"、伤人事件,更是恶化了患者在医务人员心中的印象。

医患双方互不信任、互相设防、过度医疗与自卫性医疗行为频繁发生,更促进了这种恶性循环。

### （二）情感方面

从患方来看,患者由于疾病痛苦,情绪方面必然会产生变化。如反应强度大、情绪活动稳定性差、反复无常等,有些患者得病后变得易激惹,情感脆弱而易受伤害,有时甚至为一些微不足道的小事而毫无道理地激动不已,或气愤争吵,或悲伤哭泣。此外,患者到医院看病,因为就医不便利、医疗费用高、医生服务态度不好等原因,大多带着一肚子气,心境低落,情绪压抑,情感需要找投注、发泄对象。这种"移情"可能会表现为对医务人员的"无礼"甚至"攻击",从而影响医患的良性发展。

从医方来看,因为风险高、压力大等原因,医务人员也存在较多的情绪问题。如果医护人员将自己的不良情绪带到医护过程中,使者受到伤害,也会影响医患关系。

可以看出,医患双方都有情绪的"易激发"状态,如果有一方不能调整或控制好自己的情绪,相互间便可能产生矛盾和冲突,从而影响良好医患关系的形成。情商是一种准确地察觉、表达、掌控自己的情绪以及理解别人情绪的能力,这种能力的培养和训练对提高医务人员的整体素质、改善医患关系十分重要。

### （三）动机方面

动机直接引起行为。行医过程中,医患双方动机应该是相同的,即共同战胜疾病,而不应该有冲突。但在实际过程中由于受到种种因素的影响,医患双方的动机并非单纯唯一。如医务人员在治疗患者时要考虑收入、名声等,甚至部分医院为了利益会给医务人员定接诊指标;患者在治疗同时也看重人格和隐私权,并希望花最少的钱达到最好的效果,极个别患者甚至会有借医疗纠纷敲诈医务人员、医疗机构的行为。医疗行为背后动机的多样性必然导致医疗目标的偏离与差异,最终影响医患关系的构建。

### (四) 人格方面

医患关系需要双方的不断努力经营,任何一方的某个个体存在性格上的缺陷或双方存在性格、观念上的差异时,都会影响到关系的稳定和良性发展。在交往过程中,双方共同点越多,互相理解的程度就越深,交流目的就越容易达到。如在交流时分享共同的爱好、兴趣等话题,无疑会增加患者对医务人员的好感;另外,也可以就一些患者碰到的疾病、生活问题,结合医务人员自身的感受经验和处理方式,对患者进行辅导和沟通。这样,患者不再会认为医护人员是一位严厉、"铁石心肠"的医务工作者,而是一位"知音"和同甘共苦的朋友。

另外,在交往中应尽量避免相异之处。医患双方并非由生活中接触、互相选择发展而来,双方在价值观、文化、人格方面差异必定存在,在医患交往中,如果遇到与自己价值观念不一致的情况应尽量避免触及双方差异,更不应因为双方的不同产生敌视和抵触情绪。

## 第二节 | 医患沟通

### 一、医患沟通概述

沟通一词的英文是 communication,由拉丁文 communis 一词演变而来,原意是分享和建立共同的看法,在实际应用中有"通信、传达、传授、交易、联系"等含义。医患沟通属于沟通的一种特殊类型,古希腊医学家希波克拉底曾经说过:"了解什么样的人得了病,比了解一个人得了什么病更重要。"这句话体现了医患沟通的精髓。在医患关系中,医生要做的不仅是了解病,更要了解人。1957 年,Bahnt M 提出了一个让全球医学界震惊的观点,即:"医生本身就是药物"。这一观点的提出明确了医生自身能力,特别是沟通能力在医疗活动中的重要作用。1964 年,在芬兰首都赫尔辛基召开的第 18 届世界医学大会上通过的《赫尔辛基宣言》中提出了知情同意权,知情同意是目前医患沟通中的一个重要内容。1977 年美国精神病学、内科学教授恩格尔提出,生物医学模式应该逐步演变成为"生物—心理—社会医学"模式,指出治疗和预防疾病时必须考虑到患者环境及社会,这一模式符合世界卫生组织(WHO)对健康的定义,得到了医学界的认可。从此医学模式也就从生物医学模式转变为"生物—心理—社会医学"模式。现代新型医学模式的建立和发展,是医学人文精神的回归,新的医学模式下医患沟通比以往任何时候更显得重要,越来越受到人们的重视。1989年3月世界医学教育联合会在《福冈宣言》中指出,"所有的医生必须学会交流和人际关系的技能,缺少共鸣应该看作与技术不够一样是无能的表现",进一步明确了医患沟通在医学中的重要地位。

### (一) 医患沟通的概念

在医患沟通一词中,"医"(doctor)狭义上指医疗机构中的医务人员,广义上指各类医务工作者、卫生管理人员及医疗卫生机构,还包括医学教育工作者;"患"(patient)狭义上是指患者,广义上指患者、家属、亲友及相关利益人。"沟通"则是指人与人之间、人与群体之间思想与感情的传递和反馈的过程,以求思想达成一致和感情的通畅。

医患沟通是对医学理解的一种信息传递过程,是为患者的健康需要进行的医患双方能充分有效地表达对医疗活动的理解、意愿和要求的过程。医患沟通也有狭义与广义的内涵。狭义的医患沟通,是指医疗机构的医务人员在日常诊疗过程中与患者及家属就伤病诊疗、健康及相关因素(如费用、服务)等主要以诊疗服务的方式进行的沟通交流,它构成了单纯医技与医疗综合服务实践中十分重要的基础环节,也是医患沟通的主要构成;广义的医患沟通是指各类医务工作者、卫生管理人员及医疗卫生机构,还包括医学教育工作者,主要围绕医疗卫生和健康服务的法律法规、政策制度道德与规范医疗技术与服务标准、医学人才培养等方面,以非诊疗服务的各种方式与社会各界进行的沟通交流,如制定新的医疗卫生政策修订医疗技术与服务标准、公开处理个案、健康教育等。广义医患沟通是在狭义医患沟通的基础上衍生出来的,由许多未处理好且社会影响较大的医患沟通(关系)个案所引发。广义的医患沟通产生的社会效益和长久的现实意义是巨大的,它不仅有利于医患双方个体的信任合作及关系融洽,更重要的是它能推动医学发展和社会进步。

概括来说,医患沟通是指在医疗卫生和保健工作中,医患双方为了治疗患者的疾病、满足患者的健康需求,在诊治疾病过程中进行的一种以伤病诊疗健康等相关因素为主题、以医方为主导,通过各种有特征的全方位信息的多途径交流,科学地指引诊疗患者的伤病,使医患双方形成共识并建立信任合作关系,达到维护人类健康、促进医学发展和社会进步的目的。医患沟通的内容主要包括思想情感的沟通和医疗信息的沟通等,是医务人员在对患者健康照护过程中使用的重要交流方式,它贯穿于整个医疗活动中。良好的医患沟通对于建立和谐医患关系、促进医患双方的身心健康均具有重要的意义。

### (二) 医患沟通的特点

从医患沟通的概念可见,医患沟通的主要特点有以下几个方面:

（1）医患沟通属于人际沟通，但不同于普通人际沟通。由于医务人员和患者之间的特殊专业关系，医患沟通有其特定的内容形式和目的，所应遵循的关系规则与普通人际沟通亦不完全相同，其沟通效果在很大程度上受职业情感和专业知识技能的影响。

（2）医患沟通的本质为治疗性沟通。医务人员的沟通任务不仅仅是通知患者有关的疾病和治疗信息，还要通过评估患者的忧虑、表达理解与同情提供舒适和支持等，创造一种治疗性的、有效的医患关系，促进患者健康的恢复。

（3）医患沟通不仅是技巧，更是一门艺术。

（4）医患沟通是双向性的。在医患沟通中更主张采用共同参与的医患关系模式，有效地实现信息的双向传递，以利于达到医患之间的和谐统一。

（5）医患沟通方式可以是多渠道的，一般以交谈为主，包括言语性交谈和非言语性交谈，也可通过电话、书信、电子邮件、在线聊天工具等方法实现。

## 二、国内外医患沟通现状

### （一）国内医患沟通现状

中国传统医学受儒释道等多种思想影响，其中占主导地位的是儒家思想。儒家思想在其发展的历史长河中给中国传统医德烙上了深深的印痕，"医乃仁术""无伤也是乃仁术""夫医者，非仁爱之士，不可托也"等描述的传统医德名言警句充分体现了儒家"仁者爱人"的思想，也体现了现代医学中的尊重生命权、关怀和无伤害原则。尽管传统医学给医者赋予"活人性命"神圣使命，在医疗活动中也常以医生为主导，但其"望、闻、问、切"的传统医学诊断方式也充分体现"沟通"在医学中的重要性。孙思邈、徐大椿、龚廷贤等中国传统医学的集大成者无不恪守了上述医德原则。随着西方医学的广泛传播、现代医学技术的发展和市场经济大潮的影响，我国医学发展曾一度进入过于重技术的"以疾病为中心"发展误区。但近年来随着我国医疗制度改革步伐的加快，特别是在国家经济体制改革以后，人民群众的法律意识、健康意识和维权意识逐渐增强，对疾病的知情同意权、诊疗方案和医务人员的选择权也越来越重视。在这种环境下，重技术而轻人文的医学发展模式势必不能满足人民群众健康要求，从而导致医患关系日益紧张、医患矛盾越来越突出，医疗纠纷事件甚至是极端的暴力事件发生呈增多趋势。在众多的医疗纠纷事件中，医患沟通通常是重要的影响因素。中华医院管理学会维权与自律工作委员会于2001年对326所医疗机构的调查结果表明，321家（98.47％）医疗机构曾被医疗纠纷问题困扰，并且80％的医疗纠纷不是由医疗技术引起，其中49.5％是因为服务不到位造成。北京市医学会对2002年9月1日～2006年9月6日的395例医疗纠纷案例统计结果显示，构成医疗事故的为154例，占总数的38.9％；241例不构成医疗事故,占61.1%;所有案例中,医方有次要责任和轻微责任的比例占56%。2005年6~7月份中华医院管理学会对全国270家各级医院进行了相关的调查,据调查统计的数据显示,全国三级甲等医院每年发生的医疗纠纷中,要求赔偿的有100例左右,到法院诉讼的有20~30例左右;二级医院每年发生20例左右,到法院诉讼的有5例左右;而赔偿的数额中,三级甲等医院一年一般在100万左右。此外,全国有73.33%的医院出现过患者及其家属用暴力殴打、威胁、辱骂医务人员;59.63%的医院发生过因患者对治疗结果不满意,纠集多人在医院内围攻、威胁院长人身安全;35.56%的医院发生过因患者对治疗结果不满意,纠集多人到医务人员或院长家中,威胁医务人员或院长人身安全;76.67%的医院发生过患者及其家属在诊疗结束后,拒绝出院且不交纳住院费用;61.48%的医院发生过患者去世后,患者家属在院内摆设花圈烧纸、设置灵堂等。之所以医疗纠纷层出不穷,更多是医患沟通不良引起的。钟南山院士曾经说过:"在中华医学会处理的医患纠纷和医疗事故中,半数以上是因为医患之间缺乏沟通引起。没有沟通、不会沟通、不恰当沟通都在不同程度上加剧了医患之间的紧张对立情绪。一名优秀的医生除了有责任感、具有对患者的关爱之心外,更重要的是学会与人沟通"。

概括来说,目前国内医患沟通中存在的问题主要有以下几个方面:

1. 思想认识不到位

医务人员对医患沟通的重要性认识不足,更没有从法制的角度去认识这个问题,没有认识到加强医患沟通是防范医疗争议的重要手段,没有认识到加强医患沟通是使医院提高医疗质量、树立医院在人群中的威信的需要,因而不重视医患沟通。例如,一个三甲医院为一位"风心病"患者长期治疗五年后患者病情加重,到该院手术时抢救无效死亡,经鉴定不属于医疗事故,但法院仍认为医院未能告知患者相关"风心病"的预防措施及要求,判赔家属32万元。

2. 制度建设不到位

虽然从法律法规上强调医患沟通已经多年,但许多具体的执行部门还没有一套行之有效的制度和监管体系来保证医患沟通的实施,使得不少医疗卫生机构的医患沟通制度只是流于形式;同时,《医疗事故处理条例》与国家法律不够协调,行政立法与国家法律相矛盾,导致最高人民法院不得不出台一系列相关司法解释来进行完善。

3. 沟通方法不适应

临床医师往往忙于诊断、检查治疗,忽视患者的心理需求和感情需求,不能耐心地接待患者和家属,不和患者协商检查治疗方案,不能很好地告知治疗目的、意义和可能出现的医疗风险,还存在语言表达上准确交代预后不客观,解释内容前后矛盾,随意评价他人的诊疗,不倾听患者诉说等不当做法。美国学者研究表明:在西方国家,患者平均诉说23秒就会被医生打断。国内调查显示,当患者诉说症状时,平均19秒就会被医生打断。

4. 社会氛围不适应

近几年医疗争议的增加,除了医疗服务方面存在的问题外,也有复杂的社会问题。患者对医疗服务"只有更好,没有最好"的苛刻要求,医患之间医学信息掌握的不对称性,社会舆论和媒体导向对医疗争议则常常倾向于患者这一弱势群体,使得医患之间处于对立面。另外,舆论界对卫生系统中先进模范人物和事迹集中宣传报道较少,但对一些医疗争议的信息报道常较快,使得医务人员处于舆论的风口浪尖,职业环境恶化往往让医务人员有"如临深渊、如履薄冰"之感。

**(二) 国外医患沟通现状**

纵观全球医疗服务领域,医患矛盾是普遍存在的现象,但这种矛盾并不一定要转化为医患纠纷。在美、英、日等发达国家,医患矛盾并不鲜见,但其医患矛盾很少转化为医患纠纷,医患关系问题也未成为一个严重的社会问题。究其原因,与这些国家早期关注医患沟通,且目前医患沟通已发展到比较成熟的水平有莫大关系。1986年秋,在伦敦召开的首届"医患关系国际研讨会"上,来自美国、加拿大、澳大利亚及欧洲一些国家的心理学家、语言学家及医学伦理学家就医患关系、医患沟通问题进行了专题研讨,认为在现代科学和当代意识不断发展的今天,在医学模式从"生物医学"转向"生物—心理—社会医学"的时代,通过学习和掌握与患者交流沟通的技巧是通往成功的一条理想途径。1989年3月的《福冈宣言》,更是把医患沟通看作是医生的一项基本技能。国外许多医学院校早已开设了语言训练课程,专门训练医学生的交流沟通技巧、规范语言表达、培养语言修养。2002年4月国际医学教育研究所公布了本科《医学教育全球最低基本要求》,阐述了医学院校毕业生应具备的7种基本核心能力及60条要求,这7种核心能力包括:职业价值观、态度职业行为和职业伦理;医学科学基础知识;交流技能;临床技能;人群健康和卫生保健系统;信息处理;批判性思维和研究。

## 三、医患沟通的作用

医患沟通在医疗活动中发挥着重要的作用,也是保证医疗目标实现的重要保障。以至于许多医疗机构把是否进行了良好的医患沟通作为评价医疗工作优劣的重要标志,简述如下。

(1) 医患沟通有助于完善医疗过程,提高医疗质量。

(2) 医患沟通有助于融洽医患关系,妥善解决医患矛盾,促进医患和谐。

(3) 医患沟通有助于维护患者的权利。

(4) 医患沟通有助于维护医方的利益。

## 第三节 | 医患沟通的相关心理学基础

医患沟通以在医患之间建立良好的医患关系为目的,具体实施中涉及包括心理学在内的多学科的内容。从心理学的角度考虑,医患双方任何关于健康和疾病治疗方面的心理变化都将会影响医患双方沟通的效果。可以说,沟通的形式、技巧和效果与心理学关系密切,沟通的过程自始至终反映、折射着心理学的理论和技术。因此,了解医患沟通过程中双方的心理活动特点有助于医患关系的处理,并最终影响到医疗服务态度和医疗服务质量。

### 一、相关心理学知识

医患沟通是为了建立一种特殊的人际关系,而人际关系和沟通密不可分,彼此相互影响。良好的沟通能促进人际关系,反之则易引起人际关系失调。人际关系(interpersonal relationship)是人们在人际交往过程中所结成的心理关系,它表现在人们对他人的影响与依赖。与他人建立良好的人际关系是人类社会生活中最为重要的任务之一,众多的心理学研究表明,人际关系在我们的心理生活中有着举足轻重的作用。心理学家鲍麦斯特(Baumeister)等人于 1995 年就指出:归属的需要(need for belong)是人类最重要、最基本、最广泛的社会动机。与他人建立良好的人际关系,不仅可以使我们克服生活中的寂寞,而且由人际关系带来的社会支持对我们的身心健康也有着不可替代的影响。研究发现,良好的人际关系可使工作成功率与个人幸福达成率达 85%以上,也就是说一个人获得成功的因素中,85%决定于人际关系,而知识、技术、经验等因素仅占 15%。

1. 人际关系的要素及基本原则

(1) 人际关系的要素。人际关系一般具备以下几方面要素:①交往的主动性:人们在交流沟通的过程中,不是一方领导另一方,而是双方都是活动的主体。这就是说,在人际交往过程中,每一方都是积极活动着的主体,所不同的是所处地位有主次而已。但即使处于次要地位的一方,也不是被动地接受信息、机械地做出反应,而是根据自己的要求、兴趣去理解和分析对方的信息,并做出反馈调整自己的言行,达到信息交流之目的。就医生与患者之间的关系来说,在诊治方面医生虽然是主动地下诊断开处方,但患者也并非被动,也可向医生反映自己的病情、询问用何药以及什么剂量适合自己,医生可根据患者的反馈来调节自己的诊治。②交往的互益性:单个个体的各种活动,虽然可能与外界有密切的关系,但不能称之为人际交往。人际交往必须是在两个以上的个体之间进行的相互作用的活动。一方发出信息会引起另一方在心理和行为上的反应,这种反应反过来成为新的信息作用于前者。如一位护士对一位慢性病患者讲:"这个病你比我有经验,所以还得多听听您的意见",患者听后会自然做出积极的反应。所以人们在影响他人的同时,也在接受着他人的影响。③交往的条件性:在人际交往中,首要条件是双方所使用的符号必须相同或相通,这是交往发生的必备条件。它们可以是语言符号,也可以是非语言符号。

(2)人际关系的基本原则。在处理人际关系时,应遵循以下基本原则:①平等:在人际交往中总要有一定的付出或投入,交往的两个方面的需要和这种需要的满足程度必须是平等的,平等是建立人际关系的前提。人际交往作为人们之间的心理沟通是主动的、相互的、有来有往的。人都有友爱和受人尊敬的需要,都希望得到别人的平等对待,人的这种需要就是平等的需要。不论职位高低、能力大小,还是职业差别、经济状况不同,人人享有平等的政治权利、法律权利和人格尊严,都应得到同等的对待。因此,人与人之间交往要平等相待,一视同仁,相互尊重,不亢不卑,尊重别人的爱好、习惯和风俗。②相容:主要是心理相容,即人与人之间的融洽关系,与人相处时的容纳、包含以及宽容忍让。要做到心理相容,应注意增加交往频率,寻找共同点,谦虚和宽容。为人处世要心胸开阔,宽以待人。要体谅他人,遇事多为别人着想,即使别人犯了错误,或冒犯了自己,也不要斤斤计较,以免因小失大,伤害相互之间的感情。③互利:指交往双方的互惠互利。人际交往是一种双向行为,故有"来而不往非礼也"之说,只有单方获得好处的人际交往是不能长久的,所以要双方都受益,无论是物质的还是精神的,交往双方都要讲付出和奉献。④信用:人际交往离不开信用。信用指一个人诚实、不欺、信守诺言。古人就有"一言既出驷马难追"的格言,要以诚实为本,不要轻易许诺;一旦许诺就要设法实现,以免失信于人。⑤宽容:表现在对非原则性问题不斤斤计较,能够以德报怨,宽容大度。宽容克制并不是软弱、怯懦的表现,相反,它是胸襟宽阔的表现,是建立良好人际关系的润滑剂,能"化干戈为玉帛"。

2. 人际关系的形成发展阶段

奥尔特曼和泰勒(Irwin Altman & Dalmas Taylor)对人际关系进行系统研究后提出,良好的人际关系的形成和发展一般要经过以下 4 个阶段:

(1)定向阶段:在这个阶段主要是初步确定要交往并建立关系的对象,包含对交往对象的注意、抉择和初步沟通等。人们对人际关系具有高度的选择性。生活中人自然而然地特别关注那些在某些方面能够吸引自己兴趣的人,但究竟把谁作为自己人际关系的对象,常常还要根据自己的价值观做出理性的抉择。选定交往对象后,就会利用各种机会和途径去接触对方、了解对方,通过初步沟通人们可以明确双方进一步交往并建立关系的可能与方向。定向阶段通常是个渐进的过程,但也不缺乏戏剧性的发展。比如,两个邂逅却一见如故的人,其关系的定向阶段就一次即可完成。

(2)情感探索阶段:在这一阶段,双方主要是探索彼此在哪些方面可以建立真实的情感联系。尽管已经有了一定的情感卷入,但还是避免触及私密性领域。表露出的自我信息比较表面,因此仍然具有很大的正式性。

(3)情感交流阶段:在此阶段,双方的人际关系开始出现由正式交往转向非正式交往的实质性变化。表现在彼此形成了相当程度的信任感、安全感、依赖感,可以在私密性领域进行交流,能够相互提供诸如赞赏、批评建议等真实的互动信息,情感卷入较深。

(4)稳定交往阶段:这是人际关系发展的最高水平。双方在心理上高度相容,彼此允许对方进入自己绝大部分的私密性领域,分享自己的生活成为"生死之交"。但实际上,能够达到这一层次人际关系的人很少,人们与自己的亲朋好友的关系大多都处于第三阶段的水平上。

## 二、医患沟通中需要注意的几种心理影响因素

### (一)心理应激

心理应激(psychology stress)是机体在某种环境刺激作用下,由于客观要求和应付能力不平衡所产生的一种适应环境的紧张反应状态。应激及其对个体的健康状态、医疗保健人员及其他职业群体的效应已经成为一个举世瞩目的问题。自从Selye 于 1956 年提出"应激"这一概念以来,吸引了医学、心理学、生理学、社会学及其他广泛学科的注意。具体到医患关系中从医方角度,当医生认为自己的能力不足以满足患者身心需要的时候,会对自己承担的责任感到紧张焦虑。当护士长期值夜班生活质量下降,而工作责任又很大的时候,也常处于心理应激状态;从患方角度,患者患病特别是患上严重疾病,其本身就可以引起心理应激。如果对陌生的医务人员与环境服务不满,又可产生紧张或焦虑而加强心理应激。如果医患双方心理应激过于强烈,超过了他们的心理承受能力就可能以愤怒、恐惧等情绪形式爆发出来,就会对医患沟通造成障碍,从而产生医患矛盾。

### (二)动机冲突

动机冲突(motivational conflict)是指在个体有目的的活动中,因目标的多样或全部得不到满足、目标的实现受到阻碍而产生的心理,也叫心理冲突。由于动机冲突常常使人的需要部分或全部得不到满足,目标的实现收到阻碍,亦即产生了挫折,伴随挫折的是人紧张情绪和焦虑反应,这便容易产生异常心理。虽然医患双方的共同目标是战胜疾病,但医务人员趋向于期望患者不折不扣地执行医嘱,患者趋向于医务人员用精湛的医术为自己解除病痛并能尊重自己。如果医方与患方不能

较好地满足对方的动机需求,则会引起动机冲突,损害医患关系。常见的动机冲突有以下几个方面:

### 1. 双趋冲突

双趋冲突指两种对个体都具有吸引力的目标同时出现,形成强度相同的两个动机。由于条件限制,只能选其中的一个目标,此时个体往往会表现出难于取舍的矛盾心理,这就是双趋冲突。"鱼与熊掌不可兼得"就是双趋冲突的真实写照。这种冲突在临床工作中亦常可见到,有的患者既想住院医治疾病,又担心所肩负的工作重任因时间拖延而不能完成,造成难以取舍的矛盾心理状态。

### 2. 双避冲突

双避冲突指两种对个体都具有威胁性的目标同时出现,使个体对这两个目标均产生逃避动机,但由于条件和环境的限制,也只能选择其中的一个目标,这种选择时的心理冲突称之为双避冲突。如化脓性腮腺炎的患者,既害怕炎症进一步加重,又害怕切开引流会影响以后的容貌。

### 3. 趋避冲突

趋避冲突指某一事物对个体具有利与弊的双重意义时,会使人产生两种动机态度:一方面好而趋之,另一方面则恶而远之。如,有的患者接受药物治疗的效果而不愿忍受药物的副作用。

### 4. 多重趋避

在实际生活中,人们的趋避冲突常常表现出一种更复杂的形式,即人们面对着两个或两个以上的目标,而每个目标又分别具有吸引和排斥两方面的作用。人们无法简单的选择一个目标,而回避或拒绝另一个目标,必须进行多重的选择。由此引起的冲突即为多重趋避冲突。

动机冲突不仅可以影响医患沟通和医患关系,还可以造成个体不平衡、不协调的心理状态。严重的心理冲突或长时间的心理冲突均可以引起个体的心理障碍,这点更需要引起医务人员的注意。

### (三) 认知冲突

皮亚杰(Piaget)认为,认知冲突是指人的原有图式与新感受到的事件或客体之间的对立性矛盾。具体到医患关系中,医患认知冲突是指医生与患者在诊疗过程中对同一事实和现象的认知之间的差异、矛盾与对立,包括对健康和疾病的认识、对痛苦的感知、对医术的期待、对死亡的态度等各个方面之间的不协调和差异。由于医生和患者彼此间原有认知图式、认识事物的角度、所处情景的不同,就会造成医患之间对诊疗过程中同一事物认知的差异与冲突。医患认知冲突如果处置不当,就会产生消极影响。如,医生责任感和耐心的减弱,患者对医生信任的降低,并进而造成医患双方情绪上的压力甚至医患关系的紧张,影响医患沟通及对疾病的诊治。因此,应对医患认知冲突的最有效途径就是医患沟通。

### (四) 移情与反移情

移情与反移情是心理咨询与心理治疗中常用的技术。

移情(transference)是指患者对医务人员的印象容易受其以往对类似人物印象的影响,在治疗中易表现出对医务人员的情感依赖、不信任和敌意。如把对父母的敌意转移到医务人员身上,并对医务人员做出反应。在移情反应中,表现为友好、爱慕甚至带有性爱成分的叫作正移情;表现为拒绝、不满甚至敌对、不配合以及将医务人员视为发泄对象的叫作负移情。从表现形式上,移情有直接和间接两种形式。前者是直截了当地向医务人员表达自己的体验,如某位患者对护士说,"我同你交谈感到非常放松,你让我想起了我的妈妈";后者则是以间接的方式表达其体验,如通过表情、姿势等。

反移情(counter-transference)是指医务人员常常基于自己过去与他人的关系,把患者看成重要人物或出于自己的情感需要对患者的行为进行反应。它有广义和狭义之分。广义的反移情是指医务人员对患者的无意识的认知情感、意志的反应趋向,它在很大程度上由医务人员本人的生活经历和世界观所决定;狭义的反移情是指医务人员对患者移情表现的反应。与移情的产生原理一样,医务人员在与患者交流时也会产生情感反应。经典的精神分析法认为,反移情是患者在医务人员心中所发动的全部情绪。美国著名心理学家辛格儿(Singer)认为,反移情有3种表现形式:医务人员对患者的过分人情和关切;医务人员对患者过分敌视和厌恶;医务人员对患者一般的紧张情绪。在本质上,这些表现形式均表示了医务人员对患者思想行为的一定的自我防御。如一位男性性病患者叙述自己的冶游史并由此引发的夫妻关系紧张时,遭到道德观念极重的女性医务人员强烈地厌恶并进行指责,这正好重复了其患者妻子的反应模式,可能使医患关系因此陷入危险并影响病史的进一步收集。

基于移情与反移情的上述特点,医务人员应掌握一定的相关知识。在实际工作中,正确处理移情和反移情通常可以产生积极的作用,否则不仅不利于医患关系的和谐,也不利于患者疾病的诊治。

## 第四节 | 医患沟通技巧

### 一、医患沟通的途径

根据沟通过程中所运用的符号系统不同,沟通方式可分为语言沟通、非语言沟通和心理沟通等。

### （一）语言沟通

语言沟通是借助于语言符号实现的。在人类的社会交往中，语言沟通是人们使用最广泛的一种沟通方式，这种沟通方式不受时间和空间的限制，是其他任何沟通方式不可替代的。临床上，收集患者健康资料、了解患者需要、实施治疗、护理计划都离不开语言沟通。因此，语言沟通是沟通不同个体之间交流的桥梁，是不同的个体心理活动彼此发生影响的最有效的工具。

### （二）非语言沟通

语言是人类最重要也是最便捷的沟通工具，但语言并不是唯一的沟通工具，非语言符号在人类的社会沟通中同样具有极其重要的意义。非语言沟通是借助于非语言符号，如姿势、表情动作、空间距离等实现的。在医护患沟通过程中，患者的非语言行为包含了丰富的信息，它有助于医生、护士了解患者真实的感觉和需要；同样，医生护士在此过程中所展示的非语言行为也为患者提供了丰富的信息，这些信息反映了医生、护士对患者是否尊重、理解、体贴和友好，这对建立良好的医护患关系起着极其重要的作用。

### （三）心理沟通

人际沟通本质上是人与人的心理沟通，是一种受多种心理作用和影响的复杂的心理活动。

1. 沟通动机

人际沟通作为一种社会行为，受特定动机驱使。根据行沟通驱使力的需要性质，可以把人际沟通的动机分为 3 类：①归属动机：所谓归属动机，就是人不甘寂寞，想加入他人行列，渴望别人尊重与赞许，追求友谊与爱情的愿望。人们有意识地结交朋友，谈情说爱都由归属动机直接推动。②实用动机：所谓实用动机，是指人们追求满足以功利需要的意愿。一般的人际沟通，往往与功利动机有关。有时人们与他人交往不是出于不甘寂寞，不是为了建立友谊，而是为了完成某项任务，达到特定功利目的。在这种情况下，沟通成为完成任务、达到特定目的的工具和手段，因而也称之为工具式沟通。工具式沟通在管理工作中特别重要，比如上级出于完成整体目标的动机，与下级交流信息，沟通心理；下级为了本职工作和切身利益，向上级反映情况，提出意见等。③探索动机：探索动机表现为人们对新奇事物的好奇、感兴趣、渴望认识和理解。这种动机是一种丰富动机，不是以追求某种需求的满足或维持某种平衡为基础的。相反，其所欲求的是一种不断更新和丰富的状态，是以在满足的基础上又重新出现不满足为基础的。满足与不满足的交替出现，促使人们不断寻求人际沟通来实现自己的探索动机。

2. 意见沟通

意见沟通与信息沟通是有关联的,因为广泛地理解意见沟通,就是信息沟通。但是意见沟通和信息沟通又有很大的区别,信息是已经或将要发生的情况,是客观存在,而意见则是人们对某些事情的看法,是主观认识。意见沟通有 4 个基本环节:①从意见不通到意见互通。②从意见互通到意见分歧。③从意见分歧到意见冲突。④从意见冲突到意见调停。

3. 情感沟通

人人都有感情上的需要。正常的、正当的感情应该给人以尊重,并在可能的条件下予以满足。消极的不正常的感情应该予以引导和矫正,而这些都是建立在感情沟通的基础上并包含在感情沟通之中。重视和公众的感情沟通,才能使公共关系活动顺利开展并建立起良好的合作关系。

4. 其他辅助工具沟通

人际沟通除了借助语言、非语言、心理沟通外,还可以借助许许多多人类创造的其他辅助工具,这些工具实际上都是五官及大脑的延伸。对人际沟通有直接帮助的其他辅助工具有以下几种:

(1)电话:电话是十分普及的联络方式。它的优点是快捷、远距离及时沟通等。掌握一定的电话沟通艺术,可以增进人与人之间的感情。在接听电话时,要注意语气和措辞,要显得热情诚恳友善亲切,并使对方能体会到你对他的关注。

(2)书信:书信是最灵便的文字沟通的辅助工具。信函的真实价值不容易为人们注意,以为这不过是互相维持联系的一种手段。其实,一封书信往往在经过自己或别人的大脑过滤后会成为知识和信息的精华。

(3)电子邮政:电子邮政是采用电子技术进行信息交流的设备系统。它比电话、电传等传统的信息工具具有设备简单、使用方便的优点。

## 二、医患沟通基本技巧

### (一)仪表与举止

医务人员服饰大方得体、整洁;仪态端庄、神态和蔼;发型适当,身体清洁卫生,女性化妆要适当;坐立身直、举止稳重。

### (二)称谓与礼貌

医务人员称呼患者的原则是:要根据患者身份、职业、年龄等具体情况因人而异,以尊称为上,避免直呼其名,不用床号取代称谓。与患者谈及家属时也应用敬称;自然使用礼貌用语,如"您好""请坐""谢谢您的合作(信任)""不用谢,这是我应该做的""请慢走""对不起,请稍等一会儿""对不起,让您久等了"等。

### （三）目光与表情

善于运用平视、凝视、瞬视、移视、避视等目光，对患者及家属表达同情理解、鼓励和难过等；面部表情适时适度自然微笑，面部同情（移情）表情明显，随时表现；避免对患者及家属漠视、斜视、冷视甚至无视。

### （四）体态与距离

用身体姿势来表达对患者的尊重和同情：如微微欠身表示谦恭有礼、点头表示打招呼、侧身表示礼让等，不可有摇头晃身、依墙、昂头及跷腿等体态；医患距离应根据双方的关系和具体情况来掌握，对患者表示安慰、安抚时约 0.5 米以内；正常医患之间的交谈，双方适当的距离约为 0.5～1.2 米。

### （五）倾听与语速

倾听的原则：站在对方的立场，仔细倾听他所说的每一句话，不要用自己的价值观去侃侃而谈，要与对方保持共同理解的态度。必须专心的理解对方所讲过的内容，以确认自己所感受的意思和对方一致，要能表现诚恳、专注的态度倾听对方的话语。倾听，是沟通的好方法之一。对沟通而言，善听比善辩更重要，医生通过倾听能够获得患者更多的认同。

语速：急缓适宜的语速能吸引住患者的注意力，使人易于吸收信息。如果语速过快，他们就会无暇吸收对话的内容；如果过慢，声音听起来就非常压抑、消极令人生厌，患者就会分散注意力；如果说话吞吞吐吐、犹豫不决，患者就会不由自主地怀疑你的能力，开始坐立不安了。自然的说话速度能使人吸收讲话的内容，不定期地使用停顿能给人以片刻的时间进行思考，并在倾听下一句话之前部分消化前一段话。适时提高音量能强调某些词语，如果没有足够的提高音量，患者就不会很在意这些内容非常重要。当然也要控制次数，如果强调太多，患者会晕头转向，不知所云且可能会有倦意。加上适当的微笑亦能提升声带周围的肌肉，使你的声音更加温和友善。

### （六）身体接触

握手：礼节性，安慰性；安抚性接触：抚额头，抚手臂；患者辅助性按摩：为患者轻轻拍背；扶助患者：为患者变换体位，搀扶患者活动，帮助患者整理衣被等。其基本要求为动作轻缓、认真细致、目光、表情、语言综合参与，表达适当。

### （七）"开放式"谈话

医患谈话具体、细微、展开深入、持续。如面对患者述说伤口痛，医护人员问"是什么感觉的痛"与"还有哪儿不舒服了"。与之相应，"封闭式"谈话多是笼统、中断、浅表的。如面对患者述说伤口痛，医护人员仅说："伤口痛是正常的""好的，我知道了"等。

### （八）询问病史中的沟通

按诊断学要求,主动引导并控制患者叙述病史;目光不断交流、保持和蔼神态,适时同情面容;认真记录病史、适当附和或重复患者的叙述;结束前,适度通俗地回答患者的问题。

### （九）体格检查中的沟通

当患者面洗手与暖手(天冷时);动作轻缓认真细致;有体贴言行、询问感受、目光和表情综合参与;感谢患者合作。

### （十）与患者及家属"聊天"

平等、朋友式、适度地讲述自我;"锁定"患者及家属疾病外关注的话题;注意回避消极和恶性话题;表达出积极健康、乐观向上的人生态度;把握时间、适可而止。

### （十一）感谢患者及家属

态度真诚;感情流露;握手有力;语言得体、具体。

### （十二）赔礼道歉

态度真诚、主动表达歉意;语言具体、得体;耐心听取批评意见,积极表态改进工作。

## 三、医患之间言语沟通技巧

### （一）倾听

倾听就是指用心去听,去理解,去感受对方并做出积极的反应。如果要想使谈话成功就必须学会倾听。不要以为我们总是能很好地进行倾听。实际上,由于说话的速度远比不上思维的速度,所以,倾听时常常会出现走神、开小差等现象。倾听是信息接收者集中注意力将信息发出者所传递的所有信息进行分类整理、评价以及证实,使信息接收者能够较好地了解信息发出者所说的话的真正含义。要想成为一个有效的倾听者,必须努力做到以下几个方面:

1. 倾听的准备

准备花时间去听患者的讲话,最好坐下来与患者交谈(双手或双腿都不要交叉放置)这是一种身体语言,可以传递一种信息。保持与患者的目光接触(不是目不转睛地盯着患者),可以表示医生、护士对交谈感兴趣以及愿意听患者谈话。可以通过使用适当的面部表情以及身体的姿势,表示医生、护士注意听患者讲话。既要注意患者语言沟通行为,也要注意其非语言沟通行为。

2. 倾听技巧

倾听技巧可从以下几个方面做起。

（1）专心、耐心地倾听:出于尊重对方,在交谈中必须给予良好的视觉接触;还应点头或说"对""是的""好"等来表示专心和认同;此外还应表现出足够的耐心,不能东张西望,也不能抢过话头来不顾对方地大加发挥。

(2) 要感受性地听,不要评判性地听:听者应当先去感受对方的话语中现出来的情绪情感,站在对方的立场去体会、思考,与之进行情感交流,然后才能进行分析评判。很多时候,对方并不需要你去评判他所讲述的东西,而只需要有人倾听、有人表现出对他的感受的理解和体会就够了,也就是说希望得到共鸣。

(3) 积极反馈,适当提问:积极向对方提出反馈,对于不明白的地方,应该适时提出疑问,以利于沟通的有效进行,帮助对方清楚表达自己的意思,传达准确的信息。但需要避免干涉性和盘问式的提问,不要探问隐私。对于自己明白的也可以给出适当的反馈。

(4) 不要随意打断对方:在对方表述的过程中,不应该随意地打断对方,更不能插进去大讲特讲。因为这会使对方觉得很扫兴,也感到没有得到尊重和理解。一般而言,交流应该按一定的节奏进行,彼此传达信息、发表立场,而不是随意打断对方。如果节奏在对方一边,听者应该在适当的时机,简单明白地表示理解,切忌长篇大论。

(5) 要抓住言外之意:要听出"弦外之音""言外之意",这一点很重要,但切忌误解他人的意思。一般而言,除了听对方讲话以外,听者应该更多地注意讲话者的非语言信息,包括语调语速、声音、表情体态、肢体动作等。要想确定理解的是否准确,可以通过积极的反馈来验证和修正。通常在交谈中,应该多注意分析对方多次用到的词语和句子,并可以此为线索找到对方内心的秘密。用词的感情色彩,也往往能展示一个人的心理。如果一个人开口"当然""肯定"、闭口"绝对""一定",除非他对事情了如指掌,否则就是一个主观武断的人。相反,如果他总是连串的"也许""可能""大概""或者"等,则不但表明他心中无数,也显示了他谨小慎微。

**(二) 介绍与称呼**

1. 自我介绍的艺术

自我介绍是交际中常用的一种口语表达方式。在某种意义上说,自我介绍是进行社会交往的一把钥匙。掌握自我介绍的艺术能够帮助获得交际的成功。

(1) 克服羞怯:羞怯是做自我介绍的一大障碍。生活经验证明,克制羞怯心理、增强自信意识是做好自我介绍的首要保证。正确地认识自我介绍在医患交往中所担负的使命,用理智代替感情,就可以有效地克制羞怯、增强自信心,从容不迫地做出得体的自我介绍。

(2) 注意繁简:自我介绍是人们进行社会交际的一种手段。由于交际的目的、要求不同,自我介绍的繁简程度亦应有所区别。简单的自我介绍只要讲清姓名、身份、目的、要求即可。

(3) 医护人员自我介绍的学问:患者住院后,医生、护士应主动进行自我介绍。

字里行间体现以诚相对、热情相待,使患者有一个"宾至如归"的第一感觉;达到既让患者了解医生、护士,又便于医生、护士了解患者的目的,为做好医疗护理工作打下基础。在自我介绍中应注意以下几个方面:①介绍自我,要简洁明了、便于记忆,特别是自己的姓名及主要职责。一要给患者带来方便,有事便于找你解决;二要让患者了解医生、护士的工作内容及重要性。②自我介绍时,要落落大方、和蔼亲切。在老年患者面前,以小辈尊重长辈的态度关照患者,使患者有一种信任感;在年轻患者面前,要以朋友面对,使患者有一种亲切感;在患儿面前,应耐心、细致当好他(她)们的阿姨,使患者有一种依赖感。③承诺如山,答应的事就要真心实意地去办,使知名度与可信度同时提高。介绍自己过后,还要努力记住对方的姓名及某些情况,以示尊敬与负责。

2. 自我介绍的忌讳

在人际交往中,不论是出于礼貌还是业务上的需要,在自我介绍时都必须注意态度和方式,否则会影响人际沟通效果。简而言之:①自我介绍时不要过分地夸张热诚,不要作用力握手或热情地拍打对方手背的动作。②不要中止别人的谈话而介绍自己,要等待适当的时机。③如果希望与某一个人相识,应采取主动态度,不要等待对方注意自己。④如果对一个以前曾向其介绍过你自己的人,对方记不起你的姓名时,也不要做出提醒式的询问,应该直截了当地再自我介绍一次。

3. 介绍他人的艺术

介绍双方认识的时候,为使双方有思想准备,应先向双方打一个招呼:"请允许我介绍你们认识一下"或"我介绍你们相互认识一下好吗",然后再为双方做简单或翔实的介绍。介绍时要注意顺序:一般应该先把年幼的介绍给年长者,将晚辈介绍给长辈,将男士介绍给女士,将没有职务的人介绍给领导者。介绍时,口齿要清楚,并作必要的说明。介绍别人相识后不能马上就走开,否则介绍人走得太早,双方可能谈不起来。但是在某种场合,该离开时迟迟不走也是不合适的。

4. 称呼的艺术

(1)常规称呼的艺术:常规称呼中应注意:①称呼要简单、准确。②称呼要注意区分不同对象、不同场合。③对职务的称呼要得当。④要注意称绰号的分寸。⑤称呼要诚于中而形于外。⑥要扫除称呼上的污染。

(2)称谓患者的艺术:患者住院的时间虽然短暂,但角色转换了,医护人员恰当地称呼他们,会使患者从心理上得到宽慰与满足,这也体现了对患者的敬重与友爱。①按年龄称呼。例如,对老年患者可称为××大爷、××大娘,对中年患者可称为××先生、××女士,对青年患者可称为××小姐、××先生,对少年患者可称为××同学、××朋友,对儿童可称为××小朋友。②按职务称呼。例如,在职干部可称为××首长、××部长、××局长、××所长等;离退休老干部可称为原职务,××主任、××书记等;对知识分子可称为职务或职称,××高工、××教授、××总编等。

### (三) 交谈

交谈技巧不仅是建立和谐的医患关系、提高工作效率和治疗效果的基础,而且也是医生在诊疗过程中常处于主动角色必须具备的能力。从某种意义上说,掌握必要的交谈是医生通往成功之路的重要途径。

1. 交谈分期

可将交谈的全过程分为准备与计划、交谈两个阶段,其中交谈阶段又可分为三部分。

(1) 准备与计划阶段:医生护士应对每一次交谈作细心的准备。在交谈之前要明确交谈所要达到的目的,了解患者的一般情况,包括心理状态,以便能控制交流的方向,起到引导作用,同时也可避免触及患者忌讳的问题,使之顺利进行,达到预期目的。要确定交谈的时间、地点。交谈前要穿戴整洁注意仪表。

(2) 交谈阶段:可分为开始、进行和结束三个阶段。

在交谈开始时,首先应礼貌且得体地称呼对方。医生护士称呼患者应有所讲究,根据患者的身份、年龄、职业等具体情况因人而异。体现对患者的尊重,使患者得到心理上的满足。要掌握和运用婉转的修饰艺术,如询问病情,要避免直接进入与疾病有关的问题,可先询问睡眠、饮食情况再计划下面谈话的内容。

在交谈进行中,可选择适当的时机将话题转入讨论的主题。交谈时要态度诚恳,语言亲切。避免居高临下式的说教,交谈过程中可通过征求患者或家属的意见取得患者的看法。问题简短扼要,一次只问一个问题。要耐心主动地倾听患者的谈话,注意保持眼神的交流,适当地给对方以鼓励,如点头发出一些表示注意的声音"是""对""恩"等,避免分散注意力的动作。对关键内容可将患者的话用自己的话重复一遍,使者知道你在听,从而增强交谈的自信心。重复常用的方法是医生护士将自己的反应加在患者的话之前,如"您刚才说⋯⋯根据我的理解您的意思是⋯⋯"。当对方离题太远时,可用灵活的语言将谈话引入主题。如许多患者不知道自己病史中最主要的问题,可能叙述很多情况,可用提问进一步引导。

在交谈结束时,恰到好处地结束谈话要在双方情绪较高时而非双方疲惫时。不能突然结束谈话,应通过积极的语言和具体的帮助使对方接不上原谈话的内容,而达到打断谈话的目的。如触摸式地打断或给予帮助(翻身饮水等),切不可表现出不耐烦的面部表情,以免伤害患者。交谈结束时,要总结主要内容可约定下次交谈时间,或下一步治疗、护理工作方案。在交谈中为了不至于遗漏信息,医生护士可适当记录。使用必要的客套话语,如"谢谢您的配合""有事请与我联系"等。

### 2. 交谈技巧

（1）营造宽松的交谈气氛：医生以整洁的仪表和亲切、安详、稳重的态度迎接患者，面带微笑招呼患者并请其坐下等，都有助于消除患者的紧张与不安，形成良好的第一印象，也有助于以后的沟通。即使是复诊患者，也不宜刚接触就问病情，这会使人感到医生只关心疾病而非患者本身。一些非医疗性的交谈，对增进医患关系和患者满意度很有益处。清爽安静的诊室环境会使患者感到舒适、放松。交谈是一项很严肃的活动，其间应尽量避免闲杂人员进出，医生也不宜频频打电话或被打搅，这些都会令患者感到缺乏隐私权及不受重视。

（2）认真投入地谈话：与患者交谈要认真，如果听者心不在焉地似听非听或者随便中断患者的谈话或随意插话都是不礼貌的。倾听患者谈话时应集中注意力，倾听对方所谈内容，甚至要听出谈话的弦外之音。对患者诉说的内容和表达方式要保持敏锐的观察力，交谈时与患者保持视力接触，对患者谈话要及时做出应答反应，以鼓励患者进一步诉说，要避免只顾埋头记录而不顾患者的情绪反应。另外，要集中注意了解患者的主导症状群及其发展过程与重要环节，要避免交谈程式化、不分主次、取得资料表浅和疏漏病情要点等情况的发生。

（3）正确引导交谈方向：交谈时医生要善于引导交谈方向，使交谈过程自然流畅。应在仔细倾听患者诉说的基础上，不时提出问题，以进一步深入了解情况。如需另换话题时，医生可用一个开放性的问题询问，如果患者言语过多、讲述大量与病情无关的情况，医生则应等适当空隙坚定而有礼貌地表示要提出其他问题，用不断的提问来控制交谈的进程，但务必注意不要伤害患者的自尊心。

（4）力求信息要准确：可靠医生在交谈时要善于把握重点，深入探寻。患者由于种种原因或顾虑，对有些病情一带而过，甚至隐瞒不提；也可能因文化程度较低，不能恰当说明病情，以致重要的问题反而简略叙述，医生应当准确、及时地抓住这些迹象，要求患者进一步说明。有疑问不应轻易放过，要及时提出加以澄清。如果患者由于某种原因拒绝提供情况时，就不要勉强，可等到建立起良好信任的医患关系后再谈，但如果确系诊治所必需的重要资料，则应向患者说明这些资料对诊治疾病的意义与作用帮助其消除顾虑，积极合作。

（5）避免过多使用专业性术语：医生应使用科学、通俗易懂、患者能够理解的词语和字句，并应根据患者的文化及教育背景，做相应的调整，要避免不适当地使用医学术语。患者使用了医学术语时，医生应做必要的解说，医生的问题不能语义不清、模棱两可，防止因患者理解错误而导致不真实的回答。注意口语的科学性通俗化。科学性表现在不说空话、假话，不模棱两可，不装腔作势，能言准意达、自然坦诚地与患者交谈。

（6）处理好谈话中的沉默：患者谈话中出现沉默有 3 种可能：第一是故意的，

是患者在寻求医护人员的反馈信息。这时医护人员有必要给予一般性插话以鼓励其进一步讲述。第二是思维突然中断，或是出于激动或是突然有新的观念闪现。这时医护人员最好采用"反响提问法"来引出原来讲话的内容。第三是有难言之隐，为对患者负责，应通过各种方式启发患者道出隐私。医护人员对患者谈话时，也可运用沉默的手段交流信息。但长时间的沉默又会使双方情感分离，应予避免。打破沉默的最简单方法是适时发问。

（7）不随便评价他人的诊疗：由于每个单位的条件设备和医师的技术水平等因素存在差异，对同一疾病的认识也会有不同的治疗方案；甚至出现某种疾病在发病初期，症状不典型时的阶段误诊。然而当患者再就诊时，有的医师却不假思索地随便评价、指责前面的医师、医院。还有的上级医师当着患者的面批评下级医师、点评治疗方案、评价治疗效果，这些常引起纠纷。特别是若患者留有后遗症、并发症，则医患纠纷不可避免。

（8）医患交谈中的注意点：①尽可能用数字来说明。患者对一些泛性频率词没有直观的理解，如经常、很少、一般和可能等词。在与患者进行沟通时，最好能尽量使用数字来沟通，便于患者理解。比如腹泻的具体次数、体温的度数、症状持续的时间和发作的频次。②记下关键信息。交谈内容较多时可记下关键词和便于联想和理解的词语，以免遗忘。③尽量使用中性语言。医生的提问要避免带有偏向性，尽量采用中性词语。任何带有暗示性的提问，往往会导致不真实的回答。④一次问一题。如果同时问几个问题会使患者感到紧张，不知先回答什么才好，影响交谈的气氛。一个问题弄清楚后再谈其他问题，不仅有利于保护交谈气氛，也能使交谈更有条理性。⑤不要重复询问。重复询问同样的问题，可能使患者误认为先前的回答错了而改变回答的内容，导致病情资料不真实。同时也可能引起患者的不满，认为医生心不在焉，没有在意自己先前的回答。医生在交谈中有时听比说更重要，不应轻易打断患者的思路，听好才能说准。有时医生的暂时性静默（表示在深思）也能鼓励和促使患者述说。⑥交谈结束前总结。医生应有一个完整的交谈提纲，有经验的医生会将提纲记在心里，在交谈临近结束时，回顾总结一下交谈提纲，避免疏漏项目和重要指标，使资料保证完整。

**（四）恰当地使用沉默**

语言技巧固然重要，但并不是可以帮助患者的唯一方法。在整个的沟通过程中不必都说话，在适当的时候以温暖、关切的态度表示沉默，有时可能会起到"无声胜有声"的作用。

1. 沉默所传递的信息

沉默的常见情况有：①对医、护、患关系感到满意没有必要继续沟通。②患者可能想表明他有能力应对所有的事情而不需要医生护士的帮助。③患者可能在探究自己的情感,此时医生护士跟他讲话可能会干扰他的思路,在这种情况下患者的想法是"我需要时间想一想"。④患者可能是担心害怕,用沉默作为一种对所受到威胁的一种逃避。

### 2. 医生护士使用沉默的要求

医生、护士应学会使用沉默的技巧,能适应沉默的气氛。沉默是一种重要的治疗工具,但不能一直保持沉默,在适当的时候医生护士需要打破沉默。

### 3. 打破沉默的方法

护士可以通过下列问话来适时打破沉默,如"您是否可以告诉我这个问题给您带来的困扰""您是否可以告诉我您现在正在想些什么"。

## 四、医患之间非言语性沟通技巧

### (一) 什么是非语言沟通

非语言沟通是指伴随着沟通出现的除了实用词语之外的一种人类属性和行动。这些属性和行动具有为社会共享的含义,其信息被有意图地发出或被感觉是有意图的,同时也是被有意识地接受并且予以反馈。它既包括说话者的行为如发型、声音、服装、表情等,也包括听者的行为如厌烦、焦急不安、快乐或者恐惧等,还包括说者、听者和场景之间的相互作用如环境、时间和距离等。非语言信息是一种不很清楚的信息,但它往往比语言性信息更真实,因为它更趋向于自发和难以掩饰。

### (二) 非语言沟通的特点

非语言沟通作为人际沟通的一种基本表达手段,是有规律可循的。在信息沟通的互动过程中,非语言符号具有以下特点:

### 1. 沟通性

在一个互动环境中,非语言符号总是不停地沟通着。只要参与者双方开始进行沟通,自始至终都有非语言沟通在自觉或不自觉地传递着信息。在沟通过程中,有意识的非语言在沟通,无意识的行为举止也在沟通,如某个人安静地坐在房间的角落看书,便能传达诸如"他好学""他性格文静""他对其他人的活动不感兴趣"等丰富的信息。

### 2. 情境性

与语言沟通一样,非语言沟通也展开于特定的语境中,情境左右着非语言符号的意义。相同的非语言符号,在不同的情景中,会有不同的意义。

### 3. 组合性

非语言沟通常以组合的方式出现。在非语言行为过程中,人们可以同时使用身体的各种器官来传情达意,因而在空间形态上具有整体性的特点。例如,一个人在准备格斗时,通常两手紧握拳头,两腿分开一定距离站立,两只眼睛逼视着对方,全身肌肉紧张。这表明,人们的情绪几乎都是由整个身体表达的,如果身体的不同部位表达各自不同或矛盾的情绪,是非常难的。

4. 可信性

当某人说他毫不畏惧的时候,他的手却在发抖,那我们更相信他是在害怕。非语言符号之所以可信,一是因为人的动作比理性的言语更能表现人的"情感和欲望";二是一个人的非语言行为是其整体性格的表现以及个人人格特性的反映,是一种对外界刺激的直接反应,极难压抑和掩盖。

5. 隐喻性

无声语言在沟通中所显示的含义,往往比有声语言深刻得多。比如,同样是流眼泪,在不同的场合中可以表达悲痛与幸福、生气与高兴、委屈与满足、仇恨与感激等完全对立的情感。只有联系具体的沟通情境,才能了解其确切的含义。

**(三) 非语言沟通的功能与作用**

1. 非语言沟通的功能

非语言沟通是和语言交流共同进行而产生某种意思的。因此,谈及它的功能主要是说对于语言交流的几种功能。

(1) 重复:这是非语言沟通的一个主要功能,即通过多余形式来重复语言交流的意思。例如伸出手指来重复语言交流中说出的数字或者摇头重复语言交流中说出的"不"。

(2) 替代:以适当的非语言行动代替语言交流有时更能表达信息,例如对痛苦的人以拥抱或抚摸要比说些安慰的话效果好。

(3) 强调:非语言行为对语言信息加以强调。例如高声大喊加上有力的手势,会表现一种"威吓"的行为。

(4) 补充:补充性的非语言信息能够补充和修饰语言信息。例如在向人表达友好感情时,目光、身体姿态等都能补充所说的话。

(5) 调节:通过目光接触、身体位置、音调等控制语言交流的发展过程。

2. 非语言沟通的作用

(1) 表达情感:非语言沟通的首要功能是感情和情绪的表现,这个功能是通过情感表达实现的。情感表达可表现个人很多感情,如恼怒或快乐、软弱或坚强、振奋或压抑等。

(2) 调节互动:在与他人沟通中,调节动作被用于维持和调节沟通的进行;与感情表达一样,调节动作常包括眼、面部及头的运动,手和臂的运动或体位的转换也可起到调节动作的效果。

(3) 验证语言信息:验证语言信息是指与说话内容密切相关的运动,它是动作表达语言的内容,就像谈话内容的一幅幅插图。当非语言传递的信息验证了语言信息时,沟通是最有效的。

(4) 显示自我表现情况:非语言沟通帮助人们在他人面前恰如其分地表现自己的形象,也可帮助人们表现他们想在他人面前表现的形象。经验告诉我们,一个人的真实情况在很大程度上来自对其非语言行为的观察。诸如年龄、身份、地位、兴趣、爱好、情感、意志、态度、倾向等有关自我的信息,都可以从非语言行为中表现出来。

(5) 表示人际关系状态:非语言沟通有确定关系的作用。因为沟通发生在内容和关系两个方面,一个信息的意义是由它"说的什么"(内容)与"怎么说的"(关系)两者结合的结果。"怎么说的"主要取决于伴随着信息的非语言暗示。非语言暗示向人们提供了有关人际关系的信息,人们可将此理解为某一特殊信号的内容。例如,挥拳相向表示人际关系紧张甚至敌对的状态,而相互握手则表示良好人际关系的建立。

### (四) 非言语沟通的方式

1. 面部表情

面部表情是一种最普通的非语言行为,通过面部的表情肌表达快乐、惊讶、恐惧、厌恶、愤怒、蔑视等感受。面部表情是一种共同的语言,不同国家、不同文化的人面部表情所表达的感受和态度是相似的。眉间舒开、嘴巴放松表示快乐;眉头紧皱表示怀疑、紧张;抿嘴和鼻孔张开表示生气。

2. 眼神

眼神语言是指人们在交际中用眼睛神态的变化表达思想感情、传递信息的一种形式。目光注视、交流应注意以下几点:

(1)注视时间:我们和有些人说话感到舒服,有些人则令我们不自在,有些人甚至看起来不值得信任,这主要与对方注视我们时间的长短有关。常见问题是目光四处巡视,像是故意逃避、心虚、心不在焉或者缺乏自信。对说者来讲,只偶尔注视对方也不适宜,会让人对你的话产生怀疑,因为你的表情说明没有信心,只有不断地注视目光所及范围内的听者,听众才会感觉到你的话是对他们说的。在整个谈话过程中,你和对方目光相接达 $50\%\sim70\%$,就可得到对方的信赖和喜欢。

(2)注视部位:可分为三种类型:①公众注视。眼睛看着对方脸上的三角地区:以双眼为底线,上顶角到前额。这是洽谈业务、磋商交易、谈判时所用的注视部位。②社会注视。看着对方的倒三角地区:双眼为上线,嘴为下顶角。③亲密注视。男女之间,尤其是恋人之间的注视部位,双眼至胸部之间。双方产生好感时宜用亲密注视,但不适用于陌生人之间。在面对面交往中,应针对不同对象选择不同注视部位。例如,在治疗区批评一位吸烟的年轻患者,如果采用社会注视,该患者会觉得你不是很认真的而不当回事;采用亲密注视,更会令其窘迫;只有在讲解吸烟危害的同时采用公众注视是恰当的。

（3）视线交流：在日常生活中，视线本身是有含义的，视线的交流具有以下功能：①爱憎功能。友好的视线交流可以打破僵局，使谈话双方目光长时间相接。②威吓功能。长时间盯视对方会产生一种威吓功能，例如警察长时间注视罪犯会形成一种无声压力。③补偿功能。交谈当中，说者看着听者的次数要少于听者看着说者的次数，而当说者将视线移向听者，则暗示听者可以说话了。④调整、反馈功能。在较大场合讲话时，说者目光会顾及全场，分别和听众的某一部分相照应。当发现听众表情淡漠甚至打瞌睡时，就说明自己的论点不合逻辑或不受欢迎，应及时予以调整。

3. 微笑

一个人的面部表情比他的穿着更重要。医生及护士从容、沉着、和蔼的表情容易得到患者和同事的信任与好评，愁眉苦脸、遇事惊慌失措就很难赢得患者和同事的信任。微笑就像一缕穿过乌云的阳光，让所有看到它的人感到温暖、亲切。微笑能表达出许多意思：高兴、喜悦、同情、赞许、尊敬、同意等。它的影响是巨大的，即便是本身无法看到，也会使别人感受到。有的医生、护士在与患者沟通时总是放松不下来，一副冷冰冰的面孔，他们认为自己与患者的关系就是工作人员与工作对象的关系，虽然为患者做了许多，却得不到患者的尊重与理解，反而给患者平添了许多"心病"。其实，如果我们想到，医院的存在是以患者的需要为前提，医护人员靠患者才得以生存，是患者给予我们工作的机会，那么，我们就会表现出真诚，微笑服务也就不难做到了。

4. 身体动作

身体动作也是一种非语言沟通信息和内心的情绪状态。在人的感情和沟通方式中，身体动作可以表达种种不同的信息和内心的情绪状态。人的感情和欲求在无意识中可通过动作而流露出来，面部表情也包含在内。

身体动作可分为标记动作、指示动作和调节动作共3种：①标记动作：能被直接理解的动作，如点头表示同意，摇头表示反对、不同意等；又如坐立不安表示烦躁，垂头丧气表示忧郁，搓手的动作表示内心焦虑，跺脚表示受挫折而愤怒等。②指示动作：是一种与语言交流的内容密切相关的动作。如护士教患者一些自我护理知识就要对患者做一系列指示动作，以便让患者了解如何进行。③调节动作：主要用于调节和维持交流的进行。如谈话过程中向对方点头表示"说下去，说完你想说的一切"。

（1）身体动作的意义：准确理解身体动作的意义并不容易，影响因素很多，需谨慎把握。①同物异形现象：是指同一种动作姿态可以发出几种不同的信息。例如，当一个人莫名其妙、无可奈何、漠不关心时都可能做出"耸肩"的动作，因此我们在理解动作语言时,要结合其他因素来判明意义。②要注意上下文:由于一种动作可以表达好几种意思,这就需要结合"上下文"来理解无声的动作,并且将这些无声的动作同其有声的语言进行比较。当二者不一致时,动作语言往往更为真实。③注意情境和文化的不同:同样的动作在不同的情境里可能表达不同的意思,例如人双臂交叉,下巴放低,如果是在冬天的车站,其动作的最大可能是他感到冷,如果在商场推销员面前,其动作则是表达否定。不同国家和民族文化习俗的不同也会造成动作语言的差异。例如象征胜利的 V 手势,如果手心向内,在某些国家则表示侮辱人的意思。总之,我们在观察人体语言时,要顾及左右,尽力去提取准确的信息,实现沟通。

(2) 手势:人的手势动作具有极为丰富复杂的表现力,它在表达思想和感情时,你也迎上去握住它,这是表示友好和交往的诚意;如果你无动于衷地伸出手或懒懒的触握一下对方的手,则意味着你不想与之交朋友。在医患交往中,手的动作更起直接沟通的作用。手势可以使信息发出者表达信息更完美,帮助信息接受者对信息的理解更准确。

由于人们常不由自主地表现出一些不适当的手势动作,会影响良好的沟通。因此在医患交往中,手势信息应注意礼仪。①手势的规范化:掌心向上表示虚心和敬意;向下则表示傲慢无礼之嫌。站立时两手自然下垂,五指伸直并拢手掌与前臂成一条直线。既是美观的需要,也避免给人感觉不敬、敷衍。②在与人相处时,避免用于随便指点。在任何场合用带尖的锐器指向别人都是不礼貌的。在与人相处交谈时用拇指指自己的鼻尖,以示指指对方或者在背后指手画脚都是不礼貌的。

(3) 身体姿势:身体姿势是一个人的举止状态。双手展开的舒展状态表示有信心、能控制,直立放松表示有兴趣、有安全感,低头哈腰表示顺从,昂头踮脚表示趾高气扬、信心百倍。一个人的身体姿势显示他的精神面貌,一个挺胸抬头、肩向后、走路轻捷的人,显示他的身体状况良好,心情愉快;相反一个低头垂肩双膝弯曲、走路拖拉的人,则显示他的心情抑郁。①站立礼仪的基本要求是头端、肩平、挺胸收腹、双腿并拢、双手叠放身前。女性忌双脚分开站立,可一前一后;男性双脚分开不宜超过肩宽。在正式场合,双膝应挺直。双手不拢抱,持物时应以右手搭在左手上,贴放于腹部。禁忌手抄在口袋里或相握在背后。胸部略向前方挺起,避免含胸、挺肚、驼背等不雅姿势。②坐姿基本要求是女性双脚应并拢,至少膝部以上须完全并拢。注意以下几点:正式场合就座后,背部应挺直,头不要靠在椅背上;若是探访长辈、上司、贵宾,只坐座位的前1/2,表示敬意。双手位置可放在桌上或叠放在腿上,禁忌抱膝、垫在臀部、抱在胸前、脑后或以手抚摸腿等。避免双脚向前直伸出去或以脚尖指人、全身上下抖动等。

5. 交往中的身体接触

身体接触是人际交往中最亲密的一种社会行为,也是表达情感和传达信息的重要途径。常见的身体接触包括以下几类。

(1) 握手:握手是人际交往中不可缺少的"见面礼"。握手的使用有一些一般准则:①握手的先后。一般而言,主人、女士、长辈、上级需先伸出手,客人、男士、小辈、下级则随后伸出手去握。②握手的方式。一般需起立,双眼注视对方,脱下手套,用右手握,力度适当,时间一般不宜太长。男性同女性握手,一般只握对方手指部分,不宜太紧太久,关系亲密则应上下微摇几下。双手相握一般用于表现关系亲密或见于长时间未曾见面的好友之间。③握手的场合。主要包括被介绍与人相识、社交场合突遇熟人或久别重逢迎接客人到来、送别客人或拜访告辞、接受别人的祝贺和馈赠等场合。④握手时应注意的忌讳。贸然伸手,目光游移,心不在焉,长时间不放,交叉握手,别人正在握手时去与之相握或打招呼,该伸手时慢腾腾或不伸手,握手后用手帕擦手等都是应避免的行为。

(2)轻拍:轻拍常用于朋友间打招呼、贺喜、安慰,表示友善等。

6. 声调

声调有助于表现一个人的情绪状态和态度,如爽朗的笑声表示愉快,不停地呻吟表示痛苦;喜悦时声调高,言语速度快,语调的高低差别大;悲哀时音调低,言语缓慢,语调高低差别小;愤怒时语调高尖且有颤抖等。一个人是友好、敌对冷静、激动、诚恳、虚假、谦恭、傲慢、同情、讥笑等,都可以通过声调表现出来。有时言语本身的重要性反而退到了次要的地位。

**参考文献**

[1] 李功勋.医患行为与医患沟通技巧[M].北京:人民卫生出版社,2012.

[2] 姜乾金.医学心理学[M].北京:人民卫生出版社,2005.

[3] 姜学林.医学沟通学[M].北京:高等教育出版社,2008.

[4] 王锦帆.医患沟通学[M].2版.北京:人民卫生出版社,2006.

（刘　强）

# 第八章

# 健康心理问题

医学临床实践的基本任务是需要对个体的健康与疾病状态做出区分。本章主要内容包括健康心理的概念和评估标准,病理心理的概念和理解模型,精神卫生的基本概念,以及常见心理健康问题的表现与干预要点。

## 第一节 健康心理概述

### 一、健康心理的概念

如果把从出生开始到死亡结束视为一个人的生命过程,健康与疾病反映的是生命过程中两种不同的功能水平状态,是可以发生相互转变的过程。或者说,健康到疾病可以看作是一个由量变到质变的过程。

#### (一) 心理的健康

心理的健康是指个体的基本心理过程与内容彼此之间,或者各部分与整体之间保持动态的均衡、完整、协调一致的自在轻松状态,以及认知、情绪情感、意志和行为、人格的完整与协调,同时能够与外界环境进行有效的沟通,较少有内部或外部冲突。

《简明大不列颠百科全书》关于心理健康的条目中指出："心理健康是指个体心理在自身及环境条件许可的范围内所能达到的最佳功能状态,但不是十全十美的绝对状态。"

### (二) 心理健康的特征

参考国际上的各种看法,结合中国的社会文化背景,比较重要的心理健康指标是:①认识自我,感受安全。②自我学习,生活自立。③情绪稳定,反应适度。④人际和谐,接纳他人。⑤适应环境,应对挫折。上述指标分别从个体层面的自身感受与发展、社会层面的个体适应,概括了个体心理健康的主要特征。

### (三) 心理健康的评估标准

确定心理健康的标准和范围对于理解心理与行为异常的发生、发展、变化的过程具有重要的价值,尤其对于精神障碍的诊断、预防和流行病学的调查研究等方面更是不可缺少。对于心理健康的评估标准虽然比较复杂,但是学术界普遍认同可以分为个体经验标准、统计分析标准、社会适应标准以及医学诊断标准等4种类型。

1. 个体经验标准

这是根据个体自身的经验对自己或他人的心理健康进行评估的标准。此方法简捷实用,是日常生活和临床工作中最常用的方法。由于是以经验为依据,会由于评价者的参照标准和经验有差异,常常受到本身的经历、知识水平、心理状态、态度倾向性等多种因素的影响。

2. 统计分析标准

这是根据统计分析的方法对个体的心理特征是否偏离了人群平均状态进行评估的标准。也称为心理测验标准,这一标准源于心理测量。心理统计显示,人群的心理健康状态呈现正态分布,即大多数人的心理健康处于一定的平均值范围之内,即所谓的正常水平,偏离心理健康水平的人数所占比例很小。如果这种偏离超过了统计学的标准,超过了平均值的 2~3 个标准差,那么这些人群的心理健康状态就被视为病理心理。但是在有些情况下也有例外,如智力测验中人们的智商水平属于常态分布,绝大多数人的智商(IQ)集中在 70~130 之间,而 IQ 小于 70 或大于130 都属于偏态,但是 IQ 大于 130 意味着非常聪明并不意味着异常,只有 IQ 小于70 才被认为异常(智力低下)。单纯依靠统计分析标准会有其局限性,对于心理测量的结果一般还需结合其他标准综合起来就行判断。

3. 社会适应标准

这是根据个体对社会环境的适应,与社会环境保持和谐状态的程度进行评估的标准。社会适应能力指个体在社会活动中是否能够遵循社会伦理道德规范、社会公德、法律准则和顺应社会网络,与环境保持协调的能力;并且当出现违背上述准则的言行时,是否能够做出为周围人所理解的解释等。

社会适应标准一般比较直观,容易区分辨别。但是必须考虑到不同时代、不同地域、不同文化、不同习俗等社会背景特征,不应简单地、孤立的评估个体的某些行为及应对方式。

4. 医学诊断标准

根据医学的诊断标准对个体的心理健康状况进行评估。医学诊断标准又称症状学和病因学标准,以是否存在临床症状和明显的病因为判断是否异常的依据。目前中国精神科医师常用的标准包括中华医学会的《中国精神障碍分类和诊断标准》(第 3 版,2001)、世界卫生组织的《ICD‐10 临床描述与诊断要点》以及美国《诊断统计手册第 4 版》(DSM‐4)。根据世界卫生组织《国际疾病和健康相关问题分类(第 10 版)》(ICD‐10),精神障碍分为十大类,72 小类,近 400 种。

熟悉掌握此类医学诊断标准,有助于全面评判服务对象的心理状态以及明确存在问题的性质和程度,对于临床心理卫生服务相关的评估及干预具有指导意义。

## 二、病理心理与精神卫生

病理心理是什么? 病理心理是如何发生的? 如何解释其原因? 自古以来,不同学派学者对于病理心理持有不同的看法,而这些观点的共同基础是自然论,即他们根据自然事件来解释病理心理和行为,包括心身异常和人际关系障碍。

### (一) 病理心理的定义

人类心理活动的过程与特征由于受到个体自身所处系统的多重影响,个体心理在自身体验和表现形式方面呈现出丰富多彩的特点。尽管如此,经观察是否存在以下 3 个方面的失调,可以帮助辨别是否存在病理心理。

1. 心理活动与社会环境的失调

个体的心理活动是对客观现实世界的反映,应该和环境保持一致性和协调性,如果这种一致性和协调性遭到破坏,构成对客观世界的歪曲或虚构,则提示病理心理活动可能发生。

2. 心理活动内部的失调

个体心理活动过程中的认知活动、情感活动和意志活动应该是协调一致的,心理活动与行为也应该协调一致,这种统一的心理活动保证了个体具有良好的社会功能,并能够继续有效的活动。如果个体的心理活动出现内部相互不协调甚至失衡,则可提示病理心理的发生。

3. 心理活动稳定性失调

个体心理活动是遗传与环境交互作用的结果。在人的发展过程中,心理发展及其表现有其自身的内在规律和内在稳定性,每个个体的过去、现在和将来均有着内在和必然的联系。个体的发展过程中,心理活动的变化时稳定和有规律的。如果其稳定性被打破,出现突然的不符合规律的变化,那就提示心理健康水平的下降。

### (二) 病理心理的不同理解模式

对于病理心理的解释,在学术上基本可以分为医学模式和心理学模式。

#### 1. 医学模式

根据医学模式(疾病模式),病理心理就是疾病。发生病理心理和行为就如生了一场疾病,有其原因和一系列症状,也会有一定的疾病过程、转归及预后。传统的生物医学模式认为,产生病理心理一定是由于存在某种生物学原因,导致机体的某种损害而引起疾病。事实上,许多出现病理心理的个体并没有发现其真正的生物医学原因。虽然不少学者并不认同所有病理心理都产生于机体的生物学原因,但他们还是倾向于用医学模式思考,习惯使用医学术语如症状、病因、诊断、综合征、治疗、治愈等来表述病理心理的各种现象。更有甚者,对于那些缺乏生物学原因的病理心理个体采取药物和其他相关生物学方法的治疗。

虽然当今医学模式十分普遍,渗透于整个病理心理学术领域,但也有不少学者对此表示质疑,他们认为大多数病理心理至今未找到客观的生物学原因,因此把病理心理与生病等同是错误的结论。他们认为把病理心理和行为贴上生病的标签,不仅是对个体与社会冲突的曲解,也免除了个体对于自己不适应、不和谐的所作所为的责任感。所以,医学模式客观上强化了对社会及他人产生负面影响的病理心理行为。

#### 2. 心理学模式

心理学模式是医学模式的补充,它将病理心理归于个人在和环境相互作用中的心理过程,而不是生物学方面的功能损害。这样解释病理心理现象的角度就更加拓展,如忽视教育、创伤经历、认知曲解及应激压力等,都可成为病理心理产生的根源。关于心理学模式主要源自以下一些学派的理论模型。

(1)心理动力学理论:心理动力学理论认为病理心理的原因在于个体内部。根据这一学派的创始人西格蒙德•弗洛伊德的说法,其内部原因是心理性的而非生物性的。在心理动力学理论中,行为通常由人们意识不到的那些驱力和愿望所驱动。心理病理的根源在于潜意识冲突和观念中。个体内部的潜意识冲突在童年期就开始了,儿童的早年经验尤其是父母的教养态度对其将来的心理健康起关键性作用。潜意识中生物性本能欲望和社会化文明道德规范不断发生矛盾斗争,心理自我在协调矛盾时无法达到平衡就会导致心理障碍。

(2)行为主义理论:行为主义的学习理论认为,变态的行为与健康的行为是通过同样的机制获得——学习和强化。他们认为,社会环境对人的行为有很大影响,他们注重现时的行为和维持行为的现时条件或强化。病理心理和行为的出现被视为个体学会了自我挫败的或者说无效的行为方式。通过发现那些维持不被社会赞许的、不正常行为的环境中的伴随事件,可以为患者提供相应治疗,改变这些伴随事件,以消除那些不需要的行为。

(3) 认知学派理论:心理病理学的认知观点常被用作行为主义的观点补充。认知观点认为,病理心理的起源不是总能从客观现实的刺激、情境、强化和外显的反应中发现,同样重要的是人们如何感知或思考他们自己以及他们与别人和周围环境之间的关系。认知学派理论认为,心理障碍是个体对现实环境的歪曲感知、错误推理以及不能适应现实的问题解决。

(4) 社会文化理论:社会文化理论强调文化与环境对个体病理心理的判断和发生发展存在重要影响。一方面,不同的社会文化对于个体的行为可以有不同的解释,某种特定类型的行为引起个人的适应问题的界限部分取决于这种行为在这个文化背景下如何被看待;另一方面,个体在各种社会文化关系的综合影响下,逐渐形成了各自的心理品质和行为方式,并且以相对恒定的形式固定下来。如果某些社会文化关系发生变化,其强度和速度使人无法承受,就出现了社会文化关系失调的现象,固有的心理品质和行为方式显得无所适从,由此可能引发病理心理现象。如果一个人得到较好的社会支持和帮助,遇到不良生活事件少、人际关系较好,就有可能保持健康的心理状态。由此可见,稳定社会秩序,改善社会的经济福利和文化设施,创造一个健康、公正与和谐的社会,有益于减少病理心理的产生,矫正病理心理。

以上介绍了关于病理心理发生机制的几种主要的理论解释模式。值得一提的是,当代病理心理的研究者越来越多地采用交互作用的观点,将病理心理看作是生物、心理、社会因素综合性的相互影响所产生的结果,并以此认识出发开展相应的干预工作。

**(三) 精神卫生与病理心理的预防**

1. 精神卫生的概念

精神卫生的概念有狭义和广义之分。狭义的心理卫生一般仅涉及传统的"精神病学"的有关领域,是指精神疾病的预防、治疗和康复工作,即对精神障碍患者早期发现、及时治疗、有效康复,最终使其回归社会;广义的精神卫生即心理卫生,涵盖了与人的心理健康(精神健康)有关的所有方面,不仅指精神疾病的预防、治疗和康复,还指维护提高个体心理健康水平的各项活动。

在精神卫生事业一百多年的发展历程中,人们对精神障碍的认识不断深化,积累的大量临床观察、流行病学调查、实验研究的事实与证据,基本证实了精神障碍的发生、发展、转归与诸多生物、心理、社会因素相关。生物学因素包括年龄、性别、遗传、产前产后的发育情况、躯体疾病和成瘾物质等。心理因素包括人的个性特征、对事物的看法、应对方式和情绪特点等。如果心理负担过重、对各种生活事件的心理反应过大,均可能诱发精神障碍。社会因素包括生活中的各种大事、意外事件和不良事件、家庭和社会的支持、文化、环境等。如天灾人祸、亲人亡故、工作或学业受挫、婚姻危机、失恋等重大生活事件是诱发精神障碍的重要社会因素。综上所述,精神卫生需要关注的对象不再只是局限于临床患者的精神病理问题,而是要扩展到一般人群的心理健康。

2. 病理心理的预防

所谓病理心理的预防即防止病理心理的发生。预防的目标在于改变环境、家庭和个人。例如,针对存在不利条件的社区儿童、青少年开展丰富有益的活动,通过相应的健康促进活动提高父母养育子女父母的能力,协助家庭的成长和发展,辅导个人合理应对挫折、应激及困扰等。

Kaplan 于 2000 年提出了三级预防的模式,简述如下:

(1)一级预防:面对所有的人群,重点放在最初阶段,即预防心理疾病的发生。通过营造心理健康的环境,增强个人的自身力量,教会他们应对压力的技巧,避免发生病理心理及心理疾病。

(2)二级预防:其重点是预防特定疾病的高危人群发病。例如青少年品行障碍,成年后可能具有反社会性。二级预防试图找出这些有问题的青少年,对他们进行早期心理干预,目标是预防反社会人格障碍的发生发展。

(3)三级预防:疾病刚发生就及时进行规范的治疗,控制疾病发展程度,及早治疗,尽快治愈。

培养和保持健康的心理行为状态,对于心理疾病和躯体疾病的防治具有重要的意义。20 世纪 80～90 年代以来的大量临床和研究资料显示,多数有心理问题的患者是在非精神科诊治,其躯体疾病与精神障碍的"共病"非常普遍,心理行为问题使医疗费用增加、影响医患关系、医疗质量和医疗安全。由此可见,临床医务人员随时都有可能面对患者的健康心理问题,非常有必要熟悉和掌握常见健康心理问题的表现与干预要点。

## 第二节　健康心理问题

# 一、常见心理障碍

## (一)焦虑性障碍

1. 概述

焦虑是人的一种基本情感表现,当人们面对潜在的或真实的危险或威胁时,都会产生焦虑的情感反应,称之为正常焦虑;但当没有明确的致焦虑的环境因素,或者是反应和环境因素不相称,存在严重的或持续的焦虑反应,这种不适当的焦虑表现就是病理性焦虑了。适度的焦虑将有利于发挥才能,而严重焦虑则是无益的,会降低领悟新知、无法做出适当的反应、减弱执行复杂活动的能力。焦虑性障碍就是一类以病理性焦虑为主要表现的常见精神障碍。

焦虑性障碍患者的病理性焦虑常表现为焦虑症状群,包括焦虑的心理症状、躯体症状和运动症状。其中,焦虑的心理症状以担忧、紧张、害怕、烦躁、惊恐等焦虑情感为主,可伴注意集中不能、警觉性增高、记忆障碍等;焦虑的躯体症状表现为交感神经兴奋的表现,如面色苍白或潮红、出汗、口干、手指发麻、肌肉跳动、血压升高、眩晕、心悸、气短、胸闷、尿频、腹泻、月经不调、性功能障碍等;焦虑的运动症状可表现为震颤、小动作增多、坐卧不宁、静坐不能、激越等。

焦虑性障碍主要包括广泛性焦虑、惊恐障碍、恐怖症、强迫症、急性应激反应、创伤后应激障碍等。

2. 病因与发病机制

1) 生物学因素

(1) 遗传因素:Kendler 等于 1992 年研究了 1 033 对女性双生子,认为焦虑性障碍有明显的遗传倾向,其遗传度约为 30%。据 SLter 于 1996 年统计,单卵双生子焦虑性障碍的同病率为 41%,而双卵双生子仅为 4%;Noyes 等于 1987 报道,广泛性焦虑先证者的一级亲属中本病的患病率为 19.5%,远高于一般人群的患病率。以上研究支持焦虑性障碍与遗传的关联,其中惊恐障碍的遗传倾向比广泛性焦虑更明显。

(2) 神经生化因素:实验室数据显示,焦虑性障碍的发生可能与去甲肾上腺素(Noradrenaline,NE)能活动增加、5-羟色胺(5-hydroxytryptamine,5-HT)功能增强、多巴胺受体 $R_2$(Dopamine receptor,$DA_2$)活化、γ-氨基丁酸(γ-aminobutyric acid,GABA)以及神经肽有关。正常人静脉注入去甲肾上腺素(NE)可模拟出焦虑性障碍的全部躯体症状,而用阻断交感神经 β 受体功能的药物具有抗焦虑的作用;焦虑性障碍患者尿中儿茶酚胺(Catecholamine,CA)排出量增加;焦虑发作的症状如心悸、胸闷、出汗、头晕等主要为交感神经功能亢进的症状,表明焦虑性障碍患者存在脑内 NE 能活动增加。临床观察发现,增强脑内 5-HT 递质活性的药物(如丁螺环酮)抗焦虑有效,表明焦虑性障碍患者存在脑内 5-HT 能神经活动障碍。$DA_2$ 活化时各种心理活动活化,出现焦虑、恐惧、妄想、幻觉、兴奋、躁动等;用阻断 $DA_2$ 的抗精神病药物(氯丙嗪、奋乃静、氟哌啶醇、利培酮)可治疗严重的焦虑,提示焦虑性障碍患者存在脑内 DA 能神经系统活化。GABA 和苯二氮卓受体与焦虑性障碍也有一定关系,但尚难得到一致性结论。此外,胆囊收缩素

(Cholecystokinin，CCK)与广泛性焦虑及惊恐障碍发病有关,神经肽 Y 和广泛性焦虑发病有关。

（3）脑影像学研究：边缘系统是调节焦虑、害怕反应的中枢,核磁共振成像（Magnetic Resonance Imaging，MRI）、单光子发射计算机化断层显像（Single Photon Emission Computed Tomography，SPECT）、正电子发射型计算机断层显像（Positron Emission Computed Tomography，PET）等研究发现,焦虑性障碍患者有颞叶(右颞)、额叶供血不足、尾状核及角回体积减小等。

2）心理社会因素

焦虑性障碍多与应激性生活事件的发生有关,两者之间有显著的相关性。学习紧张、工作压力大、人际关系紧张等心理社会因素均可作为情境性刺激或心理应激诱发焦虑性障碍发生。个性内向、自卑、胆小、羞怯、敏感、多疑、孤独、怯懦的人对心理社会应激的应对能力较差,容易发生焦虑性障碍。

精神分析学派认为,当个体遭遇到生活事件后,过去童年期末解决的被压抑在潜意识里的冲突(本我与超我的冲突)再现,当超出个体的自我调节能力时便导致个体产生焦虑性障碍。该学派认为焦虑可以来自外界(现实焦虑)、客体(分离性焦虑)、超我(道德性焦虑)等。例如,当患者意识到自己的本能冲动有可能导致某种危险(常常受到超我的影响),而自我又无法调和时,便出现失控感、发疯感或濒死感等极度焦虑的表现。

行为主义认为,焦虑性障碍是通过学习获得的对可怕情境的条件反应,是一种后天习得性反应。当个体感受到威胁或遇到危险时,便会诱发交感神经功能亢进、HPA轴亢进而产生焦虑反应,此后类似情境刺激时便会产生病理性条件反射;回避行为的成功,使得回避行为得以强化,从而使焦虑水平降低。焦虑性障碍条件反射的建立与一般状况不同,它是建立在错误认识的基础之上,选择性地夸大、关注负性事件并不断自我强化,以达到毫无批判地接受与事实不相称的刺激并产生焦虑反应。

认知心理学认为,对事件的认知评价是发生焦虑性障碍的中介因素。当个体对情境做出危险的过度评价时便会激活体内的边缘系统、交感神经系统、HPA 轴等引发焦虑反应而产生焦虑性障碍。研究发现,焦虑症患者比一般人更倾向于把模棱两可的甚至是良性事件解释成危机,他们更倾向于认为坏事情会落到他们头上,认为失败在等待着他们,低估自己对消极事件的控制能力。对情境的过度危险评价来源于个体童年经历所形成的内隐认知,导致不合理的信念、错误的思维方法和错误理解。

3. 临床表现及相应的治疗

1）广泛性焦虑障碍(generalized anxiety disorder，GAD)

广泛性焦虑障碍,又称慢性焦虑症,是指以经常或持续的对未来可能发生的无法预料的某些危险的紧张不安,或对现实生活中某些问题过分担心或烦恼为特征的一种焦虑障碍。患者往往说不出具体担心的对象或内容,而只是一种提心吊胆、惶惶不安的状态。常伴有心悸、心慌、气促、窒息感、肩背痛、头痛等躯体症状,以及伴有运动不安、睡眠障碍、注意力不集中、记忆力和思维能力下降等。因肌肉紧张而出现紧张性头痛、腰背痛、双手轻微震颤等。

治疗主要分为心理治疗和药物治疗。其中心理治疗包括行为治疗(如放松疗法)、认知治疗、精神分析治疗、支持性心理治疗,森田治疗等。药物治疗包括抗抑郁药(三环类抗抑郁剂和新型抗抑郁剂,如选择性 5－HT 再摄取抑制剂、5－HT 与 NE 再摄取抑制剂、去甲肾上腺素能和特异性 5－HT 受体拮抗剂等)、苯二氮卓类抗焦虑药物(如阿普唑仑、氯硝西泮等)、β－肾上腺素能受体阻滞剂(普萘洛尔常用)等。

本病病程长短不一,半数以上预后较好。如果合并疑病、恐怖、强迫或癔症症状,或有较明显的人格障碍者,病程迁延不愈,有转变为慢性的可能,预后欠佳。

2) 惊恐障碍(panic disorder,PD)

惊恐障碍,又称急性焦虑障碍,常常突然出现莫名的担心、害怕,有濒临死亡的恐惧感。发作前,往往没有任何诱因,也不局限于任何特定的情境,常常在正常的生活活动中突然发作。其典型表现是患者突然处于一种无原因的极度恐怖状态,胸闷、呼吸困难或过度换气、心悸、喉部阻塞、头昏、眩晕、无力、恶心、震颤、四肢发麻,有"大难临头"或濒死感、失控感,也可能会做出一些不可理解的冲动性行为,如奔走、惊叫、四处呼救;发作时,患者往往害怕自己因为心脏或呼吸系统疾病而致死,导致焦虑进一步升级。发作过程中患者始终意识清晰。病情较轻者有短暂的心慌、胸闷,发作时往往试图离开自己所处的环境以求帮助。

惊恐障碍发作通常起病急骤,终止迅速,持续时间一般历时 5～20 分钟,然后自行缓解,很少超过 1 个小时,但不久又可突然再发。在发作间期,患者常心有余悸、担心再发而有期待性焦虑。惊恐发作为继发症状,可见于多种不同的精神障碍,如恐惧性神经症、抑郁性障碍,以及见于某些躯体疾病(如癫痫、心脏病发作、内分泌失调等),应与这些疾病相鉴别。

惊恐障碍的治疗与广泛性焦虑类似,也主要分为心理治疗和药物治疗,详见广泛性焦虑部分。

本病容易呈慢性化趋势,可能与以下 3 个方面的因素有关:①存在持续的社会心理应激;②病前有明显的焦虑人格特质;③因病而有继发获益或有环境因素强化,如涉及赔偿或诉讼等。尽管患者的症状可能迁延不愈,但其社会功能保持完好,一般不导致精神残疾或严重的功能丧失。60%的患者由于担心发病时得不到帮助而产生回避行为,如不敢单独出门,不敢到人多热闹的场所等,最终发展为场所恐怖症。

3）恐怖症（phobia）

恐怖症是指患者对某种客观事物或情境产生过分和不合理的恐惧和紧张，并常伴有明显的自主神经症状。患者明知这种恐惧反应是过分的或不合理的，但在相同场合下反复出现、难以控制，以致极力回避所恐惧的客观事物或情境，影响其正常活动。

恐怖症恐惧的对象很多，见于文献的已经有数百种，通常将其归纳为 3 大类。

（1）场所恐怖症：又称广场恐怖症、旷野恐怖症，是恐怖症中最常见的一种，约占 60%。多起病于 25 岁左右，35 岁左右为另一个发病高峰年龄，女性多于男性。主要表现为对特定环境的恐惧，不仅包括害怕开阔的空间，也包括害怕置身人群及难以逃回安全处所的其他地方，如高处、广场、密闭的环境和拥挤的公共场所等，关键特征之一是没有即刻能用的出口。患者害怕离家或独处，害怕进入商店、剧场、车站或乘坐公共交通工具，因为担心在这些场合出现严重焦虑，得不到帮助，无法逃避，所以竭力回避这些环境，甚至根本不敢出门。场所恐怖症是各种恐怖症中对患者功能影响最大的，有些患者因此而完全困于家中。恐惧发作时还常伴有抑郁、强迫、人格解体等症状，但不应为主导临床相。若不做有效治疗，广场恐怖症的病情虽可有波动，但一般会转为慢性。

（2）社交恐怖症：多在 17~30 岁间发病，常无明显诱因突然起病，中心症状围绕着害怕在小团体中被人审视，或目光对视，导致对社交情境的回避。不同于其他恐怖症，社交恐惧在男女两性发病率几乎相同。恐惧的情境可表现为孤立，也可以是泛化、涉及几乎所有情境。社交恐怖症通常伴有自我评价低和害怕批评，发作时可有脸红、手抖、恶心或尿急的主诉，患者有时确信这些焦虑的继发性表现之一是首要问题；恐怖症状可以发展到惊恐发作。患者的回避往往十分明显，在极端情况下，可引起完全的社会隔离。

（3）单一恐怖症：指患者对某一具体的物件、动物等有一种不合理的恐惧。最常见的对某种动物或昆虫的不合常情的恐惧，如蛇、狗、猫、鸟、蜘蛛、青蛙、毛毛虫等，哪怕这些动物被关在笼子里，毫无危险性。有些患者害怕鲜血或尖锐锋利的物品，还有些对自然现象产生恐惧，如黑暗、风、雷电等。单一恐怖症的症状恒定，多只限于某一特殊对象，既不改变也不泛化。但在部分患者中却可能在消除了某一物体的恐惧之后，又出现新的恐惧对象。单一恐怖症常起病于童年，以女性多见。如果不加以治疗，可以持续数十年。导致功能残缺的程度取决于患者回避恐惧情境的难易程度。与广场恐惧相反，对恐惧情境的害怕一般没有波动。

恐怖症的治疗以心理治疗为主，特别是认知行为治疗。药物治疗主要用于减轻焦虑和缓解继发性抑郁情绪，主要采用抗抑郁药、苯二氮卓类药物和 β-肾上腺素能受体阻滞剂。

(1) 认知行为疗法：认知行为疗法是治疗恐怖症的首选方法。既往系统脱敏疗法、暴露冲击疗法等行为治疗方法对恐怖症已取得了相当好的治疗效果。其基本原则不外乎两个方面：一是消除恐惧对象与焦虑恐惧反应之间的条件性联系，二是对抗回避反应。但行为疗法只强调可观察到的行为动作，疗效是否持久，结论不一。后来发展的认知行为治疗在调整患者行为的同时，强调对患者不合理认知的调整，效果更好。

(2) 药物治疗：三环类抗抑郁剂丙咪嗪和氯米帕明对恐怖症有一定的疗效，并能减轻焦虑和抑郁症状。单胺氧化酶抑制剂（MAOIs）类，如吗氯贝胺对社交恐惧有一定效果。选择性 5 - HT 再摄取抑制剂（SSRIs）如帕罗西汀、氟西汀、氟伏沙明、舍曲林、西酞普兰、艾司西酞普兰，5 - HT 与 NE 再摄取抑制剂（SNRIs）如文拉法辛、度洛西汀等，去甲肾上腺素能和特异性 5 - HT 受体拮抗剂（NaSSAs）如米氮平等，被认为对恐怖症状有较好疗效，并且副作用比较少。苯二氮䓬类抗焦虑药（如阿普唑仑、氯硝西泮等）与 β - 肾上腺素能受体阻滞剂（普萘洛尔）也因可缓解患者的焦虑而有效，尤其是可增强患者接受行为治疗的信心。

恐怖症多数病程迁延。如在起病 1 年内未获痊愈，趋向慢性的可能性极大，或持续数年，其病程越长，预后越差。儿童期起病，单一恐惧者预后较好，广泛性的恐怖症预后较差。随访研究证明，本病的诊断相对稳定，并不演变成其他精神疾病。有些患者可能会有几次短暂的抑郁发作，抑郁缓解后，恐怖症状依然存在。

4) 强迫症（obsessive-compulsive disorder，OCD）

强迫症是以强迫症状为主要表现的一类神经症。患者深知这些观念、行为不合理，不必要，但却无法控制或摆脱，因而感到焦虑和痛苦。强迫症患者常伴有抑郁、焦虑以及其他神经症症状，但都不成为主要临床相。强迫症的特点是有意识的自我强迫，与反强迫同时存在，二者的尖锐冲突使患者焦虑和痛苦。患者体验到冲动或观念来自自我，意识到强迫症状是异常的，但无法摆脱。本病通常在青少年期发病，也有起病于童年期者，多数为缓慢起病。可以一种强迫症状为主，也可为几种症状兼而有之，以强迫观念最多见，强迫行为系为减轻强迫观念引起的焦虑而不得不采取的顺应行为。病程迁延的患者可表现为以仪式化动作为主，而精神痛苦减轻，但此时社会功能明显受损。

强迫症的基本症状表现为强迫观念、强迫意向、强迫行为。

(1) 强迫观念。主要包括①强迫思想：患者脑中常反复地想一些词或句子，而这些词或句子常是其所厌恶的。②强迫性穷思竭虑：患者对一些常见的事情、概念或现象反复思考，刨根究底，自知毫无现实意义，但不能自控。③强迫怀疑：对已完成的某事件的可靠性有不确定感，如门窗是否关紧、钱物是否点清、吐痰是否溅在别人身上、别人的话是否听清、理解是否正确等。④强迫性联想：患者脑子里出现一个观念或看到一句话,便不由自主地联想起另一个观念或词句。如果是对立性质的联想,称为强迫性对立思维。⑤强迫回忆:不由自主地反复回忆以往经历,无法摆脱。⑥强迫性担心:一种不必要的担心,如某患者乘公共汽车时总是把双手举过头顶,防止万一车上有人丢失钱包会怀疑自己。

(2) 强迫意向:又称强迫冲动,患者感到有一种冲动要去做某种违背自己心愿的事,但一般不会转变为行动。因患者知道这种冲动是非理性的、荒谬的,故努力克制,但内心冲动无法摆脱。如某工人见到电插座就有去触电的冲动;有的患者站在阳台上就有往下跳的冲动;有的患者抱着自己的婴儿就有往地上摔的冲动。

(3) 强迫行为。主要包括①强迫检查:多为减轻强迫怀疑引起的焦虑而采取的措施,常表现为反复检查门窗、煤气是否关好,电插头是否拔掉,账目是否搞错,题目是否做对等。②强迫洗涤:多源于怕受污染而反复洗手、洗衣物、消毒家具等。③强迫性仪式动作:患者为了对抗某种强迫观念所引起的焦虑而逐渐发展起来的行为,如以先摇头、再跺脚的仪式化程序来对抗脑子里出现的强迫观念。④强迫询问:患者为了消除疑虑、担心或穷思竭虑给自己带来的焦虑而反复询问他人,以获得解释与保证。⑤强迫缓慢:患者因强迫性仪式行为或为了努力使自己所做的一切完美、精确、对称,花费大量时间,导致在规定的时间内无法完成任务。

强迫症治疗主要包括心理治疗和药物治疗。

(1) 心理治疗:认知行为治疗、森田治疗、精神分析治疗均可以用于治疗强迫症,其中认知行为治疗中的暴露和反应预防(ERP)是有循证证据的有效心理治疗方法,让患者逐级暴露在令他感到焦虑不安的环境中而不予采用习惯性的仪式行为,直至每一级的焦虑随着时间逐渐减轻、消失,最终达到缓解强迫症状的目的;森田治疗在于让患者做到"顺其自然、为所当为",对任何强迫性思维做到不对抗、允许其存在,对强迫行为努力控制,承受因此而带来的焦虑感,带着症状生活,重心放到现实生活中做该做的事;精神分析治疗旨在帮助患者理解强迫症状背后的潜意识冲突,通过领悟从而改变症状。

(2) 药物治疗:严重强迫症患者往往伴有严重焦虑和抑郁症状,这时药物治疗应为首选。三环类抗抑郁药中以氯米帕明效果最好,最为常用,常用剂量为 150~300 mg/d,分 3 次使用,一般 2~3 周开始显效,一定要从小剂量开始,4~6 周左右无效者可考虑改用或合用其他药物,一般治疗时间不宜短于 3~6 个月。SSRIs 类的氟伏沙明、舍曲林、氟西汀等也常用于治疗强迫症,有效治疗剂量为抑郁症治疗剂量的 2~3 倍,效果与三环类相似,副作用较少。对于难治性强迫症,可以合用非典型抗精神病药(阿立哌唑、利培酮等)或心境稳定剂(卡马西平、丙戊酸钠等),可能会取得一定疗效。

(3) 物理疗法:近年来,一些新的物理疗法也用于治疗强迫症,如重复经颅磁刺激治疗,据报道有比较好的疗效。

强迫症部分患者能在一年内缓解,病程超过一年者通常是持续波动的病程,可达数年。病前性格比较健全、病程呈间歇性焦虑或抑郁症状明显,预后较好。起病年龄早,病前强迫人格特征突出,症状严重,或有持续性心理社会因素者,预后较差。

5) 创伤后应激障碍(posttraumatic stress disorder, PTSD )

创伤后应激障碍是由于受到异乎寻常的威胁性、灾难性心理创伤,导致延迟出现和长期持续的精神障碍。PTSD 一般在精神创伤性事件发生后数天至半年内发病,病程至少持续一月以上,可以长达数月或数年,个别甚至达数十年之久。症状的严重程度可以有波动性,多年后仍可触景生情,出现应激性体验。

事件本身的严重程度是产生 PTSD 的先决条件,产生 PTSD 的事件是异乎寻常的创伤性事件,包括天灾人祸,如战争、地震、空难、火灾、车祸、严重事故,以及被强暴、受酷刑等。几乎所有经历这类事件的人都会感到巨大的痛苦,常引起个体极度恐惧、害怕、无助感。个体人格特征、个人经历、社会支持、躯体健康水平等也是病情和病程的影响因素。

PTSD 的患病率研究比较多,随采用的诊断标准不同、方法不同和样本的特征不同,患病率也不同。据统计,美国 PTSD 的人群总体患病率为 $1\% \sim 14\%$,平均为 $8\%$。个体终身患病率为 $3\% \sim 58\%$。目前,我国河北 2007 年的资料显示,PTSD 的时点患病率为 $0.35\%$,终身患病率为 $0.85\%$。

临床主要表现有闯入性再体验、警觉性增高、回避或麻木。

(1) 闯入性再体验:又称病理性重现,是指与创伤有关的情境或内容在患者的思维、记忆中反复地、不自主地涌现,在闯入的意识之中萦绕不去;也可以在梦中反复出现;或者在清醒状态时或者在酩酊状态下表现为仿佛处于创伤性事件的体验中,出现与创伤有关的、幻觉或分离性的"闪回症状",闪回是一种生动的分离性体验,就好像是创伤性事件再发生了一样;还可以出现严重的触景生情反应。创伤性体验的反复重现是 PTSD 最常见的也是最具特征性的症状。

(2) 警觉性增高:几乎每个患者都存在这种症状,为一种自发性的持续高度警觉状态。表现为过度警觉,惊跳反应增强,可伴有注意力不集中,激惹性增高及焦虑情绪。焦虑的躯体症状如心慌、出汗、头痛、躯体多处不适等很明显,睡眠障碍表现为入睡困难和易惊醒,而且持续时间比较长。

(3) 回避或麻木:患者表现为长期或持续性极力回避与创伤经历有关的事件或情境,拒绝参加有关的活动,回避创伤的地点、与创伤有关的人或事。有些患者可出现选择性遗忘,记不起与创伤有关的事件。回避的同时,患者可出现情感麻木,对周围的环境刺激普遍反应迟钝,出现社会性退缩。对以往的爱好失去兴趣,疏远周围的人,忽略自己的责任、义务,如患 PTSD 的母亲,可以表现为自己默默流泪,而不管近在咫尺的幼儿在痛哭吵闹。患者对未来生活、学习、工作都失去憧憬。

（4）其他症状:抑郁症状是很多 PTSD 患者很常见的伴随症状,还有部分患者有认知功能的下降。儿童 PTSD 的症状特征中,创伤性再体验症状可表现为梦魇;反复再扮演创伤性事件,玩与创伤有关的主题游戏,面临相关的提示时情绪激动或悲伤等;有些患儿可出现短暂的"重演"性发作,即再度恍如身临其境,出现错觉、幻觉及意识分离性障碍。回避症状在儿童身上常表现为分离性焦虑、黏人、不愿意离开父母。高度警觉症状在儿童身上常表现为过度的惊跳反应、高度的警惕、注意障碍、易激惹或暴怒、难以入睡等。而且不同年龄段的儿童其 PTSD 的表现也可能不同。

根据目前的循证医学,心理治疗是治疗 PTSD 最为有效的方法,常用于 PTSD 的心理治疗有认知行为治疗、催眠治疗、眼动脱敏再加工（EMDR）、精神分析疗法等。药物治疗对于缓解患者的症状、加强心理治疗的效果是肯定的,两者的联合使用应该成为第一选择。目前,首选治疗药物为 SSRIs,其中舍曲林、帕罗西汀、氟西汀具有较好的疗效。

PTSD 患者中有至少 1/3 以上的患者因为疾病的慢性化而终身不愈,丧失劳动能力;1/2 左右的患者常伴有物质滥用、抑郁、各种焦虑性障碍等,自杀率是普通人群的 6 倍。尤其该病的发生大多与公共突发事件有关,常导致社会医药资源的过度消耗,影响善后处理,对事件发生后的生活重建造成很大困难与阻碍,成为严重损害劳动能力的疾病。

6）急性应激障碍（Acute Stress Disorder，ASD）

急性应激障碍,又称急性应激反应,是指以急剧、严重的精神打击作为直接原因,患者在受刺激后立即（1 小时以内）发病,表现有强烈恐惧体验的精神运动性兴奋,行为有一定的盲目性,或者为精神运动性抑制,甚至木僵。多数患者发病在时间上与精神刺激有关,症状与精神刺激的内容有关,其病程与预后也与及早消除精神因素有关,如果应激源被消除,症状往往历时短暂,预后良好,缓解完全。急性应激障碍出现与否以及严重程度与应激性事件的强度、个体的心理素质、应对方式、当时躯体健康状态等密切相关。可发生在各年龄期,多见于青壮年,男女发病率无明显差异。急性应激障碍的流行病学研究很少。

在灾害事件发生时,幸存者初期为"茫然"阶段,以茫然、注意狭窄、意识清晰度下降、定向困难、不能理会外界的刺激为特点;随后,患者可以出现变化多端、形式丰富的症状,包括对周围环境的茫然、激越、愤怒、恐惧性焦虑、抑郁、绝望以及自主神经系统亢奋症状,如心动过速、震颤、出汗、面色潮红等。有时,患者不能回忆应激性事件。这些症状往往在 24～48 小时后开始减轻,一般持续时间不超过 3 天。

如果症状存在时间超过 4 周,影响考虑诊断为"创伤后应激障碍"。

急性应激障碍还有一种临床亚型,称为"急性应激性精神病",是指由强烈并持续一定时间的心理创伤性事件直接引起的精神病性障碍。以妄想、严重情感障碍为主,症状内容与应激源密切相关,较易被人理解,而与个人素质因素关系较小。一般病程时间也不超过 1 个月。

急性应激障碍治疗、干预的基本原则是及时、就近、简洁。治疗干预的基本方法是心理干预为主、药物治疗为辅 。

(1)心理治疗:由于本病由强烈的应激性生活事件引起,心理治疗具有重要的意义。首先,是让患者尽快摆脱创伤环境、避免进一步的刺激。在能与患者接触的情况下,建立良好的医患关系,与患者促膝交谈,对患者进行解释性心理治疗和支持性心理治疗可能会取得较好的效果。要帮助患者建立起自我的心理应激应对方式,发挥个人的缓冲作用,避免过大的伤害。在与患者进行心理会谈时,不要避免和患者讨论应激性事件;让患者了解他的这些反应都是人类正常的应激反应,大多数人都会逐渐缓解,虽然很多症状将会持续一段时间,但是不会严重到影响正常工作和生活的地步;向患者强调指出,在大多数情况下,人们面临紧急意外时,不大可能做得更令人满意。

(2)药物治疗:主要是对症治疗,但在急性期也是采取的措施之一。适当的药物可以较快地缓解患者的抑郁、焦虑、恐惧、失眠等症状,便于心理治疗的开展和奏效。

**(二)抑郁性障碍**

1. 概述

抑郁性障碍是以显著而持久的心境低落为主要特征的一组疾病,伴有相应的认知和行为改变,多伴有焦虑、躯体不适感和睡眠障碍。抑郁性障碍患者除持久性情绪低落外,还可表现为思维迟缓、意志活动减退以及多种躯体症状。病情的严重性可以从轻度的忧愁到严重的痛苦乃至自杀。部分患者的心境低落具有较强的隐蔽性,患者可以面露笑容,其实却有严重的抑郁。抑郁性障碍可以包括抑郁发作、双相障碍、持续性心境障碍等几种形式。

2004 年世界精神卫生调查委员会在 14 个国家所进行的 15 项调查结果显示,各国抑郁障碍的年患病率在 $0.8\% \sim 9.6\%$,其中美国最高,尼日利亚最低,我国北京、上海分别为 $2.5\%$ 和 $1.7\%$。

2. 病因与发病机制

本病的病因尚未明了,大量研究资料提示生物学因素(遗传、神经生化和神经内分泌因素)和心理社会因素均与本病的发生有关。

1)生物学因素

家系研究、双生子研究均表明遗传因素在抑郁性障碍发病中起着重要作用。

在严重抑郁患者的家族中,其父母、兄妹、子女患有情感性障碍的危险高达 10%~15%,而在一般人口中仅为 1%~2%;单卵双生子的同病率为 56.7%,而双卵双生子仅为 12.9%。单胺递质假说认为,5-HT 和儿茶酚胺系统与心境性障碍有密切关系,5-HT 不足可能构成了易患素质,当去甲肾上腺素的功能减弱时就出现了抑郁。近年来,认为多巴胺、γ-氨基丁酸也与抑郁型障碍发病有一定关系。许多研究发现,抑郁障碍患者有下丘脑-垂体-肾上腺轴、下丘脑-垂体-甲状腺轴、下丘脑-垂体-生长素轴的功能异常,内分泌障碍如甲状腺功能减退、肾上腺皮质功能改变、垂体前叶功能减退,及女性经前期和更年期的抑郁倾向等,均可伴发抑郁。

2)心理社会因素

精神分析理论认为,抑郁是攻击不能转向攻击自我的结果。行为学习理论认为,抑郁都是由习得性无助引起的。认知心理学家贝克认为认知是情绪和行为反应的中介,情绪障碍与负性认知相互影响,并导致情绪障碍的持续存在,认知歪曲是发生情绪障碍的基础。由于抑郁性障碍常在应激性生活事件后出现,因此有人认为生活事件通过应激的机制增加了发生抑郁的危险,并且与人格特征、认知评价和应对方式相联系。应激性生活事件常常是负性生活事件,如丧偶、离婚、婚姻不和谐、失业、家庭成员患重病或突然病故等,均可导致抑郁症的发生,并指出丧偶是与抑郁症关系最密切的应激源;此外,躯体疾病作为一种非特异性应激因素也可以是诱发抑郁性障碍的因素。

3. 临床表现

1)抑郁发作

抑郁发作的核心特征是情绪低落,思维迟缓,意志活动减退。患者常常感到心情低落、压抑和无法排遣的郁闷难受,无法体验愉快的感觉,对前途悲观失望,对自己失去信心,对生活缺乏兴趣,兴趣减少甚至丧失,自我评价降低,放大自己的缺点,不愿与人接触交往,尽量避免热闹场面,常常感到头脑反应慢,思考困难,认为自己毫无用处,无可救药,悲观者厌世现象明显,自杀率比较高。患者还可有乏力、睡眠障碍、食欲下降、性欲减退、体重减轻、疼痛、身体不适感等躯体表现。

抑郁发作形式有轻型抑郁症、无精神病症状抑郁症、有精神病症状抑郁症、复发性抑郁症。轻型抑郁症的抑郁程度较轻,患者的学习、工作、社交、生活等社会功能仅轻度受影响或整体不受影响。无精神病症状抑郁症和有精神病症状抑郁症均有严重的抑郁表现,患者的社会功能明显受影响,两者差别在于前者不伴有幻觉、妄想等精神病性症状,后者则伴有精神病性症状。复发性抑郁症表明患者无论是轻型抑郁症,还是无精神病症状抑郁症或有精神病症状抑郁症,符合抑郁发作达两次及以上的症状。

大多数患者有反复发作的倾向,部分可有残留症状或转为慢性。有研究发现,大多数经治疗恢复的抑郁症患者,仍有30%的患者一年内复发;有过1次抑郁发作的患者,其中50%的患者会再发;有过2次抑郁发作的患者,今后发作的可能性为70%;有3次抑郁发作患者,几乎100%会复发。

2)双相障碍

双相障碍表现为情绪高涨与情绪低落交替发作,本次以抑郁发作表现为主。患者至少两次出现心境和活动水平明显紊乱的发作,有时表现为心境高涨、精力充沛和活动增加,有时表现为心境低落、精力减退和活动减少,发作间期通常以完全缓解为特征。混合性发作和快速循环发作均是双相障碍的亚型。

混合性发作是指躁狂症状和抑郁症状在一次发作中同时出现,患者既有躁狂又有抑郁的表现,如有抑郁心境的患者可有言语和动作的增多、又如一个活动明显增多、讲话滔滔不绝的患者,同时有严重的消极想法。快速循环发作是指过去12个月中,至少有4次心境障碍发作,不管发作形式如何,但符合轻躁狂或躁狂发作、抑郁发作或混合发作标准。

3)持续性心境障碍

持续性心境障碍表现为持续性并常有起伏的心境障碍,每次发作达不到抑郁发作或躁狂发作的标准,甚至达不到轻型抑郁症或轻型躁狂症的标准。发作形式有环性心境障碍和恶劣心境。

环性心境障碍是指情感高涨与低落反复交替出现,但程度较轻,且均不符合躁狂或抑郁发作时的诊断标准。一般心境相对正常的间歇期可长达数月,其主要特征是持续性心境不稳定。这种心境波动与生活应激无明显关系,与患者的人格特征有密切关系,过去有人称为"环性人格"。恶劣心境指一种以持久的心境低落状态为主的轻度抑郁,从不出现躁狂,常伴有焦虑、躯体不适感和睡眠障碍,患者主动要求治疗,但无明显的思维迟缓、行动缓慢或精神病性症状,生活不受严重影响,抑郁常持续两年以上,期间无常时间的完全缓解,如有缓解,一般不超过两个月。此类抑郁发作与生活事件和性格都有较大关系,也有人称为"神经症性抑郁"。

4. 治疗

治疗需根据对患者的状况制定因人而异的个体化治疗方案。当患者抑郁情况严重,尤其是有自杀意念或企图时,应当积极采取预防自杀措施,立即住院并进行药物治疗或电抽搐治疗。对于轻、中度抑郁症患者,可单用心理治疗或心理治疗结合药物治疗;对重度抑郁症患者,一般需采用药物治疗结合心理治疗。

1)药物治疗

如选用三环或四环类抗抑郁药,目前较安全有效的药物是SSRIs(如氟西汀、帕罗西汀、舍曲林、氟伏沙明、西酞普兰)、SNRIs(如文拉法辛)、NaSSAs(如米氮平)等。对于双相抑郁患者应使用心境稳定剂如碳酸锂、丙戊酸钠等药物维持情绪稳定,防止抑郁转躁狂。

2）电抽搐治疗

对有严重消极自杀言行或抑郁性木僵的患者,电抽搐治疗应是首选的治疗,对使用抗抑郁药治疗无效的患者也可采用电抽搐治疗。目前,临床采用改良电抽搐治疗,即无抽搐电休克治疗,6～12 次为一疗程,改良电抽搐治疗后仍需用药物维持治疗。

3）心理治疗

抑郁症患者有循证证据的有效心理治疗方法如认知行为治疗、人际心理治疗,这两种心理治疗方法均是有时限性的,通常 10～20 次,可操作性强,能有效缓解抑郁症状。此外,精神动力性心理治疗、支持性心理治疗等亦有效。

5. 预后

抑郁障碍的预后一般较好,但反复发作。慢性、老年、有心境障碍家族史、病前为适应不良人格、有慢性躯体疾病、缺乏社会支持系统、未经治疗和治疗不充分者,预后往往较差。

**（三）人格障碍(personality disorder)**

1. 概述

人格,又称为个性,是个体在遗传素质的基础上,通过与后天环境的相互作用而形成的相对稳定的和独特的心理行为模式,它是个体心理特征的总和,包括性格、气质、能力、兴趣、爱好、习惯等内容。

人格障碍是一组以人格结构和人格特征偏离正常为主的障碍,患者形成特有的行为模式,对环境适应不良,明显影响其社会和职业功能,患者自己会感到痛苦。人格障碍开始于童年、青少年时期,并一直持续到成年或终生,部分人格障碍患者在老年精力衰退时可能略有缓和。患者智能正常,虽然主观上感到痛苦,但不能从经验中学习,总是重复出现。

人格障碍者因各种不同原因都会造成人际关系问题,其内心体验与正常人生活常情相背离,其外在行为明显地违反社会准则,影响社会和他人,不仅给别人造成损失,也给自己带来痛苦。这种偏离常态的内心体验和行为模式,用医疗、教育或惩罚措施都难以从根本上改变。

如果原来人格正常,由于出现脑病、脑外伤、慢性酒精中毒或重大意外生活事件后出现人格偏差等不称为人格障碍,而称为人格改变。临床研究发现,某些精神疾病的发病往往与其病态人格素质有关,如癔症患者病前常有癔症性人格,精神分裂症患者往往病前有偏执性人格或分裂性人格。

我国有关人格障碍的流行病学资料较少。在 1982 年和 1993 年,我国部分地区精神疾病流行病学的调查结果显示人格障碍的患病率为 0.1‰,远低于国外的

2%～10%。这可能是中西方对人格障碍的理解和诊断工具的不一致及文化差异造成的。

2. 病因与发病机制

1) 生物学因素

人格障碍患者的亲属中人格障碍的发生率较高,双亲的脑电图异常率较高;具有人格障碍家族史的子女被寄养后,其人格障碍的发病率仍高于正常家庭,均提示遗传因素的作用。脑电图检查发现,半数受检者常有慢波出现,与儿童脑电图近似,故认为人格障碍是大脑发育成熟延迟的表现。

2) 心理社会因素

童年生活经历、父母学校教养方式、环境的影响、重大生活事件的刺激都塑造着个人的行为模式和认知模式。恐惧、害怕、畏缩、无安全感,往往与早年经历的负性生活事件有关。父母的溺爱、过分保护、粗暴等不良的教养方式,以及父母的不良嗜好、生活的不检点、关系的冲突甚至离异等,这些事情处理不好对孩子人格的成长都会造成不良影响;不恰当的学校教育,对学生提出过高的要求,压制或排斥成绩差的学生,同学的鄙视等,对人格发育也有不利影响。不良的生活环境,结交具有品行障碍的"朋友",经常混迹于大多数成员具有恶习的社交圈子,社会上存在的不正之风、拜金主义等不合理的社会现象,扭曲的价值观念等,对人格障碍的形成起着重要作用。

3. 临床表现

1) 偏执型人格障碍(paranoid personality disorder)

其以猜疑和偏执为特点。表现为敏感、多疑、经常毫无理由地怀疑别人,但不是妄想;对别人的过错不能宽容,长期耿耿于怀;容易将别人的中性或友好行为误解为敌意或轻视;过分自负和自我中心;固执地坚持自己的非客观性的观念,很难改变和被纠正。男性略多于女性。

2) 分裂样人格障碍(schizoid personality disorder)

其以观念、行为和外貌装饰的奇特、情感冷漠及人际关系明显缺陷为特点。表现为极其内向、退缩、常常独处一隅;很少有朋友;缺乏情感表达;为人冷漠甚至不通人情;不修边幅,着装异常,行为怪异与时宜及常态不符;不能表达对他人的关心体贴及愤怒等。男性多于女性。

3) 反社会性人格障碍(antisocial personality disorder)

其以行为不符合社会规范、经常违法乱纪、对人冷酷无情为特点。主要表现为在童年或少年期(18岁前)常常违反校规,说谎、逃学、吸烟、喝酒、偷窃、斗殴、破坏公共财物;成年后(18岁后)发展为无视社会正常规范、准则和义务,冲动打人,甚至违法乱纪,缺少道德观念,冷酷无情,不负责任,不抚养子女或赡养父母,使家属、近邻、同事感到痛苦或憎恨。男性多于女性。

4）冲动性人格障碍（impulsive personality disorder）

其以情感爆发，伴有明显行为冲动为特征。表现为情绪难以自控，易与他人发生冲突，有突发的暴力倾向，做事没有目的性和计划性，很难坚持长时间做事情。男性明显多于女性。

5）表演性（癔症性）人格障碍（histrionic personality disorder）

其以过分感情用事或夸张言行吸引他人的注意为特征。爱表现自己，行为夸张、做作，渴望得到别人关注；情感体验肤浅，情感反应强烈易变；以自我为中心；暗示性高，易受他人影响。

6）强迫型人格障碍（obsessive-compulsive personality disorder）

其以过分地谨小慎微、严格要求与完美主义，及内心的不安全感为特征。表现为优柔寡断、犹豫不决、对细节过分注意；过分专注于工作成效而不顾个人消遣及人际关系；刻板和固执；要求别人按其规矩办事，事必躬亲；因循守旧；缺乏表达温情的能力；兴趣爱好少，缺乏社交活动。男性多于女性2倍。

7）焦虑型人格障碍（anxious personality disorder）

其以一贯感到紧张、提心吊胆、不安全及自卑为特征。总是需要被人喜欢和接纳，对拒绝和批评过分敏感，因习惯性地夸大日常处境中的潜在危险而有回避某些活动的倾向。

4．治疗

要认识人格障碍治疗的艰巨性，人格障碍一旦形成很难彻底改变，药物治疗有局限性，心理治疗与社会治疗更有帮助，治疗需要家庭成员介入。治疗目标在于帮助患者寻求一种与其人格特征冲突较小的生活途径。

1）药物治疗

药物治疗难以改变人格结构，但是在人格障碍出现异常情绪反应时可有一定效果。常用的药物有，苯二氮卓类药物用于抗焦虑情绪，SSRIs往往既可抗抑郁又可抗焦虑并可抗冲动，抗精神病药物可用于情绪不稳定者，碳酸锂和心境稳定剂可用于攻击行为者。

2）心理治疗

通过与患者深入接触与他们建立良好的关系，以人道主义和关心的态度对待他们，帮助他们认识个性的缺陷所在，进而指出个性是可以改变的，鼓励他们树立自信心，调整自己的性格。

3）社会治疗

社会治疗包括教育、训练和安排，多方面紧密配合对人格障碍提供长期而稳定的服务和管理，特别是卫生部门和教养系统的配合。

4）精神外科治疗

大脑一定部位（杏仁核、扣带回、尾状核下）定向破坏手术可改变某种类型的人格障碍症状，如冲动行为明显者，但手术可导致不可逆脑局部损伤，故外科治疗应采取慎重态度。

5. 预后

人格障碍被定义为终身的持久状态，故可预料很少会有变化。目前，几乎没有关于其结局的可靠依据。临床印象提示人格障碍者可逐渐缓慢地产生细微的改善，尤其见于具有攻击和反社会行为者。如果以被捕或与其他社会管理部门的接触次数作为评判标准，发现约有 1/3 在成年早期有持续反社会人格者以后会有所改善。不过他们在人际关系方面多少仍存在一些问题，这表现在对妻子和邻居的敌意，以及他们较高的自杀率。

对边缘型人格障碍的结局研究结果各异。有研究发现，在二十几岁年龄段符合诊断标准的人，到中年时仅有 1/4 仍符合同样的诊断，尽管大多数此时符合另一型人格障碍的诊断（包括表演型、回避型和强迫型）。持续符合原诊断者，通常伴有物质滥用或犯罪记录。另一研究发现，大约 60% 的边缘型人格障碍者随访仍符合这一诊断。也有研究发现本型的自杀率较高，但其他研究并无此结果。

总体而言，人格障碍治疗效果有限，预后欠佳，因此在幼年时期培养健全的人格尤为重要，即做到早期预防，塑造健全人格。

**（四）睡眠障碍**

1. 概述

睡眠障碍主要指睡眠量不正常以及睡眠中出现异常行为的表现，也指睡眠和觉醒正常节律性交替紊乱的表现。包括睡眠失调和异态睡眠，前者是心因性的，与情绪因素有关，表现为失眠、嗜睡、睡眠-觉醒节律障碍；后者是在睡眠中发生异常的发作性事件，儿童时期与儿童的生长发育有关，成人是心因性的，表现为睡行症、夜惊、梦魇。长期失眠会导致大脑功能紊乱，对身体造成多种危害，严重影响身心健康。因此，睡眠障碍必须引起足够的重视。

睡眠障碍可由多种因素引起，常与心理因素、躯体疾病、药物等有关。调查显示，很多人都患有睡眠方面的障碍或者和睡眠相关的疾病，成年人出现睡眠障碍的比例高达 30%。

2. 常见的睡眠障碍

1）失眠症

失眠症是指睡眠的始发和维持发生障碍致使睡眠的质和量不能满足个体正常需要的一种状况。失眠的表现有多种形式，包括入睡困难、睡眠不深、易醒、多梦早醒、醒后不能再睡、醒后不适感、疲乏或白天困倦。失眠可引起焦虑、抑郁或恐怖心理,会给患者带来极大的痛苦和心理负担,并导致精神活动效率下降,妨碍社会功能,还会因为滥用催眠药物而损伤身体。

失眠症的患病率在 $10\%\sim20\%$,是国内外通科门诊的一种最常见的疾病。根据美国医疗机构的研究报道:大约有 1/3 的成年人每年经历一次失眠;35% 的 18~79 岁的成人有入睡困难或持续睡眠困难;老年人是易感人群,在一些研究中发现大约 50% 的退休老人和 2/3 的仍在工作的老人受到睡眠问题的困扰。

(1)原因:心因性原因最为常见,外界生活事件若使得个体产生过度兴奋、焦虑、精神紧张、悲伤等情绪反应,易导致个体失眠;多种躯体疾病,以及抑郁症、焦虑症、躁狂症等多种精神疾病常会有失眠表现;咖啡因、茶碱、甲状腺素、可卡因、皮质激素等药物和酒精,以及镇静催眠药的撤药反应均可引起失眠。

(2)临床表现:以入睡困难最常见,其次为不能熟睡,易被惊醒,睡眠时间减少,有些表现为早醒、醒后无法再入睡,频频从噩梦中惊醒,自感整夜都在做噩梦,睡过之后感觉精力没有恢复,因而躯体困乏而精神萎靡、注意力减退、思考困难、反应迟钝。由于失眠带来的上述不适以及对失眠的担心常常引起情绪沮丧、焦虑不安,加重失眠,使得失眠者常常陷入一种恶性循环。当上述失眠表现每周发生 3 次、持续 1 个月时,可考虑是失眠症。

(3)治疗:对失眠症的治疗取决于失眠的原因和严重程度。首先要弄清失眠的原因,针对原因进行相应的处理。短暂性和间歇性失眠无需任何治疗,如果干扰日常生活,还是需要治疗。治疗方法主要包括心理治疗,如认知治疗和行为治疗,以及药物治疗。认知疗法在于帮助患者对失眠及其苦恼背后的歪曲认知进行识别和调整,改变为一个客观的正确理解,减少消极情绪。在患者对失眠有正确认识的基础上,建立一套能促进良好睡眠的行为方式,也可进行放松训练。在认知治疗和行为治疗均无明显效果的情况下可选用药物治疗,其中使用最多的药物有镇静催眠药,根据失眠的不同情况选用不同的药物,遵循选择半衰期短、从最低剂量开始、间断、短期用药的原则,不超过 $21\sim28$ 天,逐渐撤药,拒酒;为减少药物的成瘾性,常选用具有改善睡眠的抗抑郁药物替代,如米氮平、曲唑酮、氟伏沙明等。

2)嗜睡症

嗜睡症是指白天睡眠过多。这种睡眠过多并非由睡眠不足、药物、酒精、躯体疾病所致,也不是某种精神障碍(如抑郁症、神经衰弱)的一部分。目前病因不明。

(1)临床表现:患者无夜间睡眠时间减少,但白天睡眠过多,或有睡眠发作,表现为特别在安静或单调环境下经常困乏思睡,并可不分场合甚至在需要十分清醒的情况下也出现不同程度、不可抗拒的入睡。不存在从唤醒到完全清醒的时间延长或睡眠中呼吸暂停。过多的睡眠常引起明显的痛苦或社交、职业或其他重要功能受损,如记忆力减退、思维能力下降、学习新事物困难,甚至意外事故发生率增多。这些情况几乎每天发生并持续至少 1 个月,可考虑嗜睡症。

(2) 治疗:首先尽可能了解病因,以便对因治疗。其次是药物治疗,用药原则是个体化、不同症状使用不同药物、严格用药剂量和服药时间、产生耐药者要更换新药。白天嗜睡可采用小剂量中枢兴奋剂,如哌甲酯、苯丙胺等,用兴奋剂后会加重夜间睡眠障碍,可适当加服短效安眠药。第三是行为治疗,应严格遵守作息时间,每天准时入睡和起床,白天可定时小睡;白天增加活动以改善白日的过度嗜睡,从而改善夜间睡眠。

3) 睡眠-觉醒节律障碍

睡眠-觉醒节律障碍是指睡眠-觉醒节律与常规不符而引起的睡眠紊乱。多见于成年人,儿童期或青少年期发病者少见。

(1) 原因:生活节律失常与本病的发生有关,如夜间工作和生活无规律。此外,心理社会压力造成的焦虑情绪可使人推迟入睡时间、易醒或早醒,从而使整个节律结构紊乱。

(2) 临床表现:为睡眠-觉醒节律紊乱、反常。如有的人睡眠时相延迟,凌晨入睡,次日下午醒来,在常人应入睡的时候不能入睡,在应觉醒的时候需要入睡。患者多伴有苦恼、忧虑或恐惧心理,并引起精神活动效率下降,妨碍社会功能。几乎每天发生,并至少持续 1 个月。

(3) 治疗:主要是调整患者入睡和觉醒的时间,以恢复到正常人的节律。可逐步调整或一次性调整达到正常作息时间,并需不断巩固、坚持下去。调整期间或调整后为防止反复,常需结合药物巩固效果。

4) 睡行症

睡行症,俗称夜游症或梦游症,指一种在睡眠过程中起床在室内或户外行走,或做一些简单活动的睡眠和清醒的混合状态。本症常发生在 10 岁前,多见于男孩。病因尚不明确,可能和神经系统发育有关,部分患者有阳性家族史。通常出现在睡眠的前 1/3 段的深睡期。

(1) 临床表现:表现为患者在入睡后不久突然从床上起来四处走动,呈朦胧状态,表情茫然,目光呆滞,对别人的招呼或干涉缺乏反应,表现出低水平的注意力、反应性及运动技能。患者一般不说话,也不回答。通常是做简单行为,如坐在床上、在卧室内行走、捡起纸片;也可做一些较复杂的行为,如能避开前方的障碍物,能倒水、上厕所、劈柴等,有时会离开卧室。常持续数分钟到数十分钟,多数能自动回到床上继续睡觉,或被人领回床上再度入睡。发作过程中难于被唤醒,若突然被唤醒可产生恐惧情绪。无论是即刻苏醒还是次日晨醒,患者都不能回忆。

(2) 治疗:儿童患者一般不需要特殊治疗,大多 15 岁前后自行消失。成年患者应该进一步检查,明确病因,进行对因治疗。苯二氮卓类抗焦虑药、抗抑郁药可阻断或预防发作。行为治疗与催眠疗法有时有效,但有些患者对各种治疗均无效。由于发作时患者有意识障碍,不能防范危险,有发生意外的可能性,所以首先要清除危险品,保证安全。

5) 睡惊症

睡惊症又称夜惊症,是一种常见于儿童的睡眠障碍,为反复出现从睡眠中突然醒来并惊叫。夜惊多见于儿童,偶尔延续至成年。通常发生于睡眠的前 1/3 阶段,大约在入睡后 15～30 分钟。

(1) 临床表现:患者在睡眠中突然惊叫或哭喊,伴有惊恐表情和动作,有瞳孔扩大、心率加快、呼吸急促、出汗、意识模糊。不易叫醒,当时意识呈朦胧状态;醒后不能说出梦境内容,对发作不能回忆,安静后重新进入正常睡眠。

(2) 治疗:合理安排儿童的生活较重要。避免白天过度劳累、过于兴奋;睡前不讲紧张兴奋的故事、不看惊险恐怖的影片、不用威胁的方式哄儿童入睡;睡前让儿童充分放松,在轻松愉快的心情下入睡。偶尔发作不必特殊处理;若发作频繁,可服用少量苯二氮卓类药物,也可使用抗抑郁药。

6) 梦魇

梦魇也称睡梦焦虑发作,是指在睡眠中被噩梦突然惊醒,对梦境中的恐惧内容能清晰回忆并心有余悸的睡眠行为障碍。这是一种焦虑或恐惧为主的梦境体验,通常在后半夜快动眼睡眠增加时出现。可发生于任何年龄,儿童发病率为 20%,成人为 5%～10%。

(1) 原因:儿童梦魇常出现在白天听恐怖故事或看恐怖影片后,成人常出现在应激事件后,如遭遇抢劫、强暴等灾难事件后。睡眠姿势不当,如手臂压迫胸部感觉透不过气时,可出现憋气、窒息、濒临死亡的梦魇。受体阻滞剂、镇静催眠剂等药物常引起梦魇,突然停用镇静安眠药物可能诱发梦魇。

(2) 临床表现:表现为睡眠时有噩梦,并从噩梦中惊醒,醒来为强烈的梦境体验所笼罩,伴有情绪紧张、心悸、出汗及轻度脸色苍白等自主神经症状。梦魇体验十分生动,内容常涉及对生存、安全造成威胁的主题。患者常有生动、清晰的回忆和轻度的生理激活,然后很快恢复清醒。梦魇可发生于睡眠的任何时间,通常在后半夜快动眼睡眠增加时出现,梦境内容与白天的活动、恐惧或所担心的事情有一定联系。

(3) 治疗:一般不需要治疗。如果发作频繁者,影响到正常生活,应找出病因对因处理,如进一步检查有无心血管系统疾病、哮喘、消化道疾病以及精神疾病,有的话进行相应的治疗;缓慢停用镇静安眠药;睡前不看恐怖书籍和电影等。由生活应激事件引起的梦魇要采用心理治疗的方法,使其了解梦魇产生的原因,正确认识梦魇以消除恐惧心理。成人反复梦魇影响生活者可用苯二氮卓类药物治疗。

### （五）性功能障碍

1. 概述

性功能障碍是一组与心理社会因素密切相关的性活动过程中的某些阶段发生的性生理功能障碍。性功能障碍的症状持续或反复存在，因不能进行自己所希望的性生活、对日常生活或社会功能造成影响，给患者带来明显痛苦。偶尔的、一过性的性功能出现问题不能诊断为性功能障碍。

2. 病因

性功能障碍的病因比较复杂，由多方面的因素引起，包括器质性的、功能性的、药源性的等。多见的病因是由患者的个性特点、生活经历、应激事件以及躯体状况相互作用的结果。这里主要指的是非器质性性功能障碍。

3. 常见的性功能障碍

非器质性性功能障碍的常见类型有性欲减退、阳痿、阴冷、性乐高潮障碍、早泄、阴道痉挛、性交疼痛等。

1) 性欲减退（sexual hypoactivity）

性欲减退指成人持续存在性兴趣和性活动的降低，甚至丧失。表现为性欲望、性爱好及有关的性思考或性幻想缺乏。

性欲减退的病因是多方面的，如婚姻生活的不协调造成夫妻感情不和，进而对性生活和性行为厌恶反感的负性情绪；婚外性行为产生的疏离或负罪感；害怕性传播疾病而对性生活恐惧；童年期不正确的性观念不良性经历；生活中长期、沉重的应激压力造成的持续疲劳状态等都可能导致性欲低下。许多慢性疾病伴随的负性情绪也可影响性欲。

诊断依据：性欲减低甚至丧失，表现为性欲望、性爱好及有关的性思考或性幻想缺乏；症状至少持续 3 个月。

2) 阳痿（impotence）

阳痿又称勃起功能障碍或勃起不能，指成年男性在性活动的场合下有性欲，但难以产生或维持满意的性交所需要的阴茎勃起，或勃起不充分、历时短暂，以至不能插入阴道完成性交过程，但是在其他情况下如手淫、睡梦中、早晨醒来等时候可以勃起。当今社会人们的性文化意识越来越强，对性能力的要求增高。阳痿往往使男人感到挫败或自我否定以致影响社会功能，造成毁灭性的伤害，甚至自杀。因此，临床工作者应予以重视。

诊断依据：因为某些躯体疾病影响了性功能，可诊断为躯体疾病所致的阳痿，如内分泌失调类的睾酮水平不足、影响阴茎功能的神经性疾病、影响阴茎动脉血流入/流出的血管性疾病等，这类问题可通过全面的性心理和躯体疾病资料收集以明确诊断，进行对因处理。大量长期饮酒，吸入尼古丁或某些抗抑郁药物，具有多巴胺阻滞作用的抗精神病药物等,也可影响勃起功能,这时诊断为药物所致的勃起功能障碍,通过了解患者的用药史及停药后症状的缓解可予鉴别。

3) 阴冷(female failure of genital response)

阴冷指成年女性有性欲,但难以产生或维持满意的性交所需的性交生殖器的适当反应,以致性交时阴茎不能舒适地插入阴道。本病的症状有复发倾向,有的病程迁延不愈,有的可能发展成性欲低下。

诊断依据:性交时生殖器反应不良,如阴道湿润差和阴唇缺乏适当的膨胀。

4) 性乐高潮障碍(orgasm disorder)

性乐高潮障碍指持续地发生性交时缺乏性乐高潮的体验,不能从性交中获得足够的刺激以达到性高潮。女性较常见,男性往往同时伴有不射精或射精显著迟缓。为心理因素所致,如对异性的不满、对性行为的厌恶、躲闪、对怀孕的恐惧等是常见原因;患者对高潮到来的近于强迫的过分关注,往往使他们失去了高潮的机会。心理治疗效果较好。

诊断依据:从未体验到性乐高潮(原发性)或有一段性交反应相对正常,然后发生性乐高潮障碍(继发性)。

5) 早泄(premature ejaculation)

早泄指持续地发生性交时射精过早导致性交不满意,或阴茎未插入阴道就射精。早泄往往发生于性冲动过强、性行为过于匆忙、过于紧张、性环境缺乏安全感等。偶尔出现早泄属于正常现象。

诊断依据:不能推迟射精以充分享受做爱,并伴有射精发生在进入阴道前夕或刚刚进入阴道后,或在阴茎尚未充分勃起进入阴道的情况下射精,或并非因性行为节制继发阳痿或早泄。

6) 阴道痉挛(vaginismus)

阴道痉挛指性交时阴道肌肉强烈收缩,致使阴茎插入困难或引起疼痛,如勉强插入常可引起性交疼痛,所以常有回避行为。其病因源于对性生活的无知而产生的恐惧、紧张、担心和害怕,以及严厉的家庭教育、早期的性创伤、害怕怀孕、害怕受伤、害怕性病传播等。

诊断依据:阴道周围肌群的痉挛阻止了阴茎进入阴道或使人不舒服。可以是从未有过正常反应;也可以是在一段性活动反应相对正常期以后发生阴道痉挛;当不进行阴道性交时可产生正常的性反应;对任何性接触的企图都恐惧,并力图避免性交。

7) 性交疼痛(dyspareunia)

性交疼痛指性交引起男性或女性生殖器疼痛,这种情况不是由于局部病变引起,也不是由阴道干燥或阴道痉挛引起。常见于童年期错误性知识潜移默化的影响,强烈的性压抑、性罪恶、性耻辱感导致焦虑情绪的影响;以及人际关系的麻烦、工作压力的重负、性对象缺乏性魅力等。

诊断依据:男性在性生活过程中感到疼痛或不舒服;女性在阴道性交的全过程中或在阴茎插入很深时发生的疼痛,不能归因于阴道痉挛或阴道湿润差。需要与泌尿科或妇产科的疾病相区别。

4. 性功能障碍的治疗

1)心理治疗

由于性功能障碍的主要病因来自于对性问题的不良认知、人际关系、夫妻间性和谐问题及早年或人生成长的性创伤经历等。认知治疗、家庭治疗、婚姻治疗、行为治疗、精神分析治疗等均有较好的效果。

2)药物治疗

枸橼酸西地那非(万艾可),又称伟哥,治疗阳痿有效。万艾可只是在有性欲及性刺激的情境下发挥作用,不能增强性欲,也不能解决心理问题,只是心理治疗的辅助方法。

3)其他治疗

激素替代疗法用于治疗内分泌异常者;对于某些因躯体疾病而出现性功能障碍的患者,原发病的治疗可直接使患者的性功能得到改善;如果是正在服用的药物导致的性功能障碍,需要寻找对原发病既有效又对性功能没有影响的替代药物。

## 二、常见行为问题与不良行为

### (一) 进食障碍

进食障碍主要是指以反常的摄食行为和心理紊乱为特征,伴发显著体重改变和(或)生理功能紊乱的一组综合征。进食障碍好发于年轻女性,包括神经性厌食、神经性贪食、不典型进食障碍,以前两者为多见。

在20世纪70年代之前,进食障碍一直被认为是很罕见的疾病。自20世纪中叶以来,进食障碍在东西方国家均呈增加趋势。然而,在临床上,许多进食障碍患者仍然未被识别。国外有研究显示,全科医师对神经性厌食的识别率仅为45%,对神经性贪食的识别率仅为12%。

1. 神经性厌食(anorexia nervosa,AN)

1)概述

神经性厌食,又称厌食症,是由心理因素引起的一类慢性进食障碍,指个体有意造成并维持体重明显低于正常标准为特征的进食障碍。神经性厌食主要特征为以强烈地害怕体重增加和发胖为特点的对体重和体形的极度关注,极端地追求苗条,体重明显减轻,常低于正常标准体重的85%以下,导致营养不良、代谢和内分泌紊乱,如女性出现闭经、男性出现性功能障碍,严重者可因极度营养不良而出现恶病质状态、机体衰竭从而危及生命。该病在所有心理障碍中死亡率最高,国外曾有报道 20 年随访死亡率高达 20%。

神经性厌食的发病年龄及性别特征国内外相仿。主要见于 13～20 岁之间的年轻女性,其发病的两个高峰为 13～14 岁和 17～20 岁,30 岁后发病者少见。神经性厌食患者中男性仅有 5%～10%,男女比例为 1：10。在欧美,神经性厌食患病率估计在 0.1%,在女中学生和女大学生中该病的患病率高至 0.5%;女性神经性厌食的终生患病率为 0.5%～3.7%;年发病率为 3.70‰～4.06‰

2) 病因

神经性厌食是与生物、心理、社会文化因素密切相关的复杂的多因素疾病。

(1) 社会文化因素:全球化发展、媒体广告业发展、人们饮食习惯改变、健身瘦身行业大量涌现、现代妇女社会角色转变等,为神经性厌食产生和维持的社会文化背景。西方"以瘦为美"的审美观随着改革开放、影视传媒及互联网等一起进入了我国,而且全世界媒体信息和营销策略营造着苗条的女性比胖的女性更具有吸引力、苗条促进成功的氛围,导致年轻女性盲目追求苗条。

(2) 心理因素:发病前往往遭遇到某些不良生活事件,如因体形偏胖受到同学、父母的嘲笑或玩笑,学校或家庭中的人际关系问题等。患者存在某些人格易感素质,如低自尊、完美主义、严谨耿直、保守欠灵活、刻板固执、僵化,内向拘谨、胆怯退缩、不能坚持己见、犹豫不决、对成功或成就的要求非常高,需要获得控制感,敏感多虑、对外表敏感,自我中心不合群幼稚幻想。研究表明,神经性厌食共病强迫型、回避型人格障碍居多。

(3) 生物学因素:家系研究、双生子研究及家族聚集性研究显示,神经性厌食具有明显的遗传倾向,但目前 AN 的遗传方式与基因位点尚未确立。神经生物学研究发现神经性厌食存在 5 - HT、NE、DA 和 Ach 等神经递质功能紊乱。脑结构和脑功能研究亦发现异常,但是对于其发病原因及结果尚无一致结论。

3) 临床表现

患者故意限制饮食,极端限制饮食甚至禁食,尤其排斥淀粉、蛋白质等高能量饮食,患者对自身体像的感知有歪曲,致使体重减轻,比正常平均体重减轻 15% 以上,或者 Quetelet 体重指数(体重千克数/身高米数的平方)为 17.5 或更低,或在青春期前不能达到所期望的躯体增长标准,并有发育延迟或停止。症状至少持续 3 个月。

(1) 心理和行为障碍:表现为追求病理性苗条,患者常采用的方法有限制进食,尤其排斥淀粉、蛋白质等高能量食物,进食后抠吐或呕吐,过度锻炼运动,滥用泻药、减肥药等。患者存在明显的认知歪曲,包括体像认知歪曲,即对自己体形和体重有不正确的认知;否认饥饿感和疲劳感;否认愤怒和压抑等不良情绪;否认病情。患者可伴有抑郁心境、情绪不稳定、社交退缩、易激惹、失眠、性兴趣减退或缺乏、强迫症状等表现。

(2) 生理障碍:患者的营养不良导致全身生理功能紊乱,产生的躯体并发症可累及全身每一个器官、系统,患者多主诉畏寒、便秘、胃胀、恶心、呕吐、嗳气等胃肠道症状,有疲乏无力、眩晕、晕厥、心慌、心悸、气短、胸痛、头昏眼花等不适,常有停经(未口服避孕药)、性欲减低、不孕、睡眠质量下降、早醒等症。最严重的急性并发症如电解质紊乱、心律失常等,严重的慢性并发症如骨质疏松、肾功能衰竭等。

4) 治疗

治疗的原则是在维护躯体功能正常的基础上突出心理治疗;采用营养治疗、躯体治疗、心理治疗与药物治疗相结合的综合性治疗,治疗方案个体化;少数病例需采取强制性治疗。治疗需要由精神科、内科和儿科医生、营养学家、心理学家、社工等多学科专业人员之间密切合作,也需要与患者和家庭紧密合作;由于患者往往不认为自己的症状是病,不愿意治疗,因此治疗中激发和维持患者的治疗动机很重要。

(1) 营养治疗:目的是纠正患者的营养不良、恢复正常的饮食习惯,它是神经性厌食最主要、最紧急、最基本的治疗。一般遵循经口进食、起始少量、逐渐增加的原则。每周体重增加 0.5~1.0 kg 为宜,目标体重临床上通常取正常体重低限,如 BMI 18.5 或 19 kg/m² ,对儿童青少年人群应用 BMI 百分数更为准确。在神经性厌食营养治疗中,肠内营养只适用于严重病例抢救生命的短期治疗方法。

(2) 躯体治疗:造成躯体症状的原因有营养不良、营养不良的病理生理后果、导致体重降低的行为、自伤行为和医源性原因等,产生的躯体症状可涉及全身所有系统,对于严重的躯体症状必须有针对性地给予相应的躯体治疗。可以请内科医生、儿科医生、营养学家协助治疗。

(3) 心理治疗:认知行为治疗、家庭治疗和精神动力性心理治疗是有循证证据的神经性厌食的有效心理治疗方法。认知行为治疗主要运用现实检验等方法改变患者不良认知,尤其是消除过分怕胖的观念,同时采用系统脱敏疗法、奖惩法等方法矫正患者的不良进食行为,适合年龄较大患者。家庭治疗主要通过调整患者家庭成员之间的关系以消除患者的症状,对于起病较早(≤18 岁)、病期较短(≤3 年)的青少年神经性厌食患者比较适合。精神动力性心理治疗主要通过精神分析技术,让患者对自己疾病背后的潜意识冲突和愿望逐步达到领悟,从而缓解症状,适合有心理学头脑、能够体察自己的情感、能够通过领悟使症状得到缓解、能建立工作联盟的患者。

(4) 药物治疗:当神经性厌食患者的体重非常低时,以及在再喂养的早期阶段,除非必要,否则最好尽量避免药物治疗。抗抑郁剂对神经性厌食患者的疗效并不肯定,不宜用于单独治疗神经性厌食。如果神经性厌食患者在体重恢复正常后仍有贪食、抑郁、焦虑或强迫症状,则可以考虑应用选择性5-羟色胺再摄取抑制剂(SSRIs)。其中应用报道较多的SSRIs是氟西汀、西酞普兰,青少年患者可选用舍曲林、氟伏沙明。对于具有妄想信念如体像障碍等症状的患者,可选用利培酮、奥氮平、喹硫平、阿立哌唑等新型抗精神病药物,宜从低剂量开始使用。其他如抗焦虑药、抗癫痫药、促胃动力药、锌剂、雌激素序贯疗法等也可对症使用。

5)预后

神经性厌食病程常以慢性和复发性为特征。大约70%的神经性厌食者经过治疗后,在6个月内恢复到正常体重。起病后随访4年的研究表明,大约50%的人预后良好(体重在正常范围,月经恢复),25%的人预后一般,25%的人预后差。

2. 神经性贪食(bulimia nervosa)

1)概述

神经性贪食,又名贪食症,是以反复发作性暴食,并伴随防止体重增加的补偿行为及对自身体重和体形过分关注为主要特征的一类进食障碍。患者暴食后可因罪恶感或腹痛、恶心等躯体不适终止暴食发作,常常随后伴有内疚感、抑郁或自我厌恶,这也使得神经性贪食比神经性厌食更容易参加到治疗中来。30%~80%的神经性贪食患者有神经性厌食史,与神经性厌食患者不同的是其体重正常或轻微超重。

神经性贪食多见于中、上社会阶层。发病人群主要是年轻女性(<30岁),并多在青春期和成年初期起病,其在青少年中的发病年龄常常较神经性厌食晚,平均起病年龄通常在16~18岁。普通人群中神经性贪食患病率约为1%,年轻女性神经性贪食的发病率是3%~6%,女性的终生患病率为2%~4%,男性不超过1%,男女的比例约为1:10,男性患者多见于同性恋者。据报道,在女大学生中,神经性贪食的偶发症状,如单次的暴食和清除,高达40%。

2)病因

与神经性厌食一样,神经性贪食也是与生物、心理、社会文化因素密切相关的复杂的多因素疾病。其中,也是以心理社会文化因素为主,生物学因素为辅。

(1)社会文化因素:同神经性厌食。

(2)心理因素:在人格方面,贪食症患者表现为一系列特质,包括完美主义、情感不稳定、冲动控制能力差、低自尊、内疚和羞耻。贪食症患者较厌食症患者更善于交际、更愤怒和更冲动,缺少和AN患者相当的超我控制和自我力量。患者病前常有不良生活事件发生。共病边缘性、反社会性、表演性和自恋性人格障碍居多。

(3)生物学因素:家系调查发现遗传因素在神经性贪食发病中起一定作用,不过其遗传倾向不如厌食症明显;5－HT 和 NE 等神经递质及 β-内啡肽等神经肽被认为与发病有关;神经影像发现神经性贪食患者脑结构和脑功能的改变,但目前尚未阐明是发病原因还是疾病结果。

3) 临床表现

(1) 行为障碍:神经性贪食的行为特征主要为暴食-清除循环。暴食为冲动性进食行为,伴有进食时的失控感,表现为在有限的时间里(如任何 2 小时内)进食绝对超过大多数人在相似时间内、相似情况下会进食的食物量,通常为平时进食量的2~3倍以上。暴食行为之后患者继之以补偿性行为,以防止体重增加,常用的补偿性行为有用手指抠吐或自发呕吐、过度运动、禁食,滥用泻药、灌肠剂、利尿剂、减肥药(包括食欲抑制剂、加速机体代谢的药物如甲状腺激素等)。当进食清除后,又可产生暴食行为,继之采取清除行为,这样反复恶性循环;神经性贪食患者对体形和体重存在持续的不恰当的自我评价,这也使得暴食-清除循环持续。

(2) 心理障碍:贪食症患者对进食、体重和体形有着先占观念,患者关注他们的体像和他们的外形,在意别人如何看他们,并且关注他们的性吸引力,他们往往对身体明显感到不满意,因而情绪低落。大多数神经性贪食患者与神经性厌食患者相比,更具有性吸引力,较少受约束,更能觉察自己的感受,更可能表现为内省、感觉清晰、对贪食行为表现出羞耻。贪食症患者共病心境障碍、焦虑障碍、物质滥用特别是酒精和兴奋剂滥用等的比例较高。

(3) 躯体障碍:贪食症患者常有恶心、腹痛、腹胀、消化不良和体重增加等与暴食有关的躯体不适,反复呕吐常因胃酸反流导致牙齿腐蚀或溃疡、食管与咽部损害、腮腺和唾液腺肿胀,以及低钾、低氯性碱中毒,甚至出现心律失常或肾脏损害,还可表现为疲乏无力、抽搐和癫痫发作、慢性胰腺炎等。

4) 治疗

神经性贪食的治疗需要精神科、内科医生和心理治疗师等多学科专业人员之间密切合作。采用药物治疗和心理治疗相结合的综合治疗方案,并根据个体特点采用个体化治疗方案。治疗除控制暴食行为、打破暴食-清除恶性循环链以外,需同时考虑合并的抑郁症、药物滥用及人格障碍等精神障碍的治疗。根据病情不同,选择门诊治疗或住院治疗。

(1) 药物治疗:抗抑郁剂 SSRIs 对神经性贪食症状及伴有的抑郁、焦虑、强迫、冲动控制障碍有一定疗效,对心理治疗反应不佳的贪食症患者也有进一步疗效。其中氟西汀的有效性证据最多,副作用最少,是目前唯一获得 FDA 许可治疗神经性贪食的药物,并有助于预防复发,氟西汀的推荐用量是 60 mg/d;舍曲林可用于未成年患者的治疗。抗惊厥药苯妥英钠和卡马西平也有轻微抗贪食作用;托吡酯(平均剂量 100 mg/d)可明显减少暴食和清除等症状,也会减低体重,但对抑郁症状并无明显改善作用,不适用于体重正常或偏低的贪食症患者。对于患者严重的躯体症状,可以在内科医生的指导下给予相应的躯体治疗,主要是药物治疗。

(2)心理治疗:认知行为治疗、人际心理治疗、精神动力性心理治疗是神经性贪食的有效心理治疗方法。CBT 治疗的目标就是要打破暴食-清除恶性循环,控制神经性贪食症状,它将对自身体重和体形的过度关注作为核心特征;暴露和反应预防治疗对神经性贪食效果较理想。IPT 假设贪食症患者和重要他人之间的人际关系影响着其症状的持续和对治疗的反应,针对贪食症的 IPT 治疗聚焦于识别和改变导致进食问题发生、发展和持续的人际关系背景。当限时的心理教育和 CBT 对神经性贪食无效时,适合采用精神动力性心理治疗。神经性贪食常常是维系家庭平衡的一部分,因此家庭干预常常是必需的。团体心理治疗是一种有效的辅助治疗方法,能有效地减少贪食症状,但是脱落率较高。

5)预后

研究表明,神经性贪食的预后较神经性厌食好,不到 50% 的神经性贪食患者可以完全康复,33% 患者的状况有所改善,20% 患者发展为慢性病程。而康复患者中仍有 33% 的患者将会复发。

3. 暴食障碍(binge-eating disorder)

1)概述

暴食障碍,又名暴食症,是以反复发作性暴食为主要特征的一类进食障碍。暴食障碍和贪食症相似之处是两者均有反复发作性暴食,主要区别在于贪食症伴有规律地运用不恰当的补偿行为(如清除、禁食、过度运动),而暴食障碍无补偿性行为。在过去一些时间里,暴食障碍属于"未加表明的进食障碍",近十多年来,暴食障碍在西方受到了临床关注,欧美国家在暴食障碍方面开展了不少有意义的研究,在 DSM - Ⅳ - TR 于 2000 年提出了诊断暴食障碍的研究标准,在 2013 年出版的 DSM - Ⅴ 中将暴食障碍单列出来成为一类独立的疾病。

2)病因

暴食障碍因成为独立疾病为时尚短,其病因学研究较厌食症和贪食症少。总体而言,它也是与生物、心理、社会文化相关的多因素疾病。

3)临床表现

主要表现为反复发作、不可控制、冲动性地暴食,每次暴食发作同时具有以下两个特点:①在一个不连续时间段内(例如在任何的 2 小时内)吃掉了肯定比大多数人在相似时间段内、相似场合下能吃掉的食物数量多得多的食物。②发作中有进食缺乏控制感。患者暴食后可因罪恶感或腹痛、恶心等躯体不适终止暴食发作,常常随后伴有内疚感、抑郁或自我厌恶。患者不像厌食症和贪食症有对体重和体形的过度关注,因此暴食之后不伴有规律地清除、禁食、过度运动等不恰当的补偿性行为。

4）治疗

鉴于心理治疗对暴食障碍有较好的短期和长期疗效,且安慰剂效应在暴食障碍的药物治疗中较为明显,所以心理治疗应作为暴食障碍的首选治疗。可根据患者的不同特点,选用认知行为治疗、人际心理治疗、辩证行为治疗、精神动力性心理治疗、家庭治疗、团体治疗等。

当暴食障碍患者对心理治疗的反应不佳或存在严重的精神科共病时,可考虑加用药物治疗,但应注意预防严重的不良反应。托吡酯(平均剂量 100 mg/d)可明显减少暴食和清除等症状。具体药物治疗参见神经性贪食。

5）预后

关于暴食障碍的纵向病程和结局的研究还比较有限,但这些研究却表明该病的诊断是不稳定的。从一项对女性暴食障碍患者的前瞻性研究结果表明,通过 5 年的随访,不到 1/5 的患者仍然具有临床意义的饮食失调症状。值得注意的是,随访病例中伴发肥胖的比率有所增加(21%～39%),因此,伴发的肥胖可能是除了暴食障碍外评估健康结局的一个重要方面。

**（二）酒精依赖和滥用**

1. 概述

有害使用与滥用的概念类似,是一种适应不良行为,指由于反复使用成瘾物质导致了明显的不良后果,如不能完成重要的工作、学业,损害了躯体、心理健康,以及导致法律上的问题等。有害使用强调的是仅引起不良后果而没有导致明显的耐受性增加或戒断综合征,若强调的是耐受性增加或戒断综合征就是依赖综合征。

ICD-10 和 DSM-IV 对未达到依赖程度的使用障碍作了界定:ICD-10 中称为有害使用,在 DSM-IV 中称为滥用。ICD-10 所指的有害使用主要关注使用者本人的生理与心理伤害,而在 DSM-IV 所指的滥用同时还关注对社会、法律和职业方面的影响。

酒精依赖是指反复饮酒导致心理或生理反应,并对其有强烈渴求与耐受性增大,对饮酒的渴求行为优先于其他的活动。明知此行为对自己有害,但仍用量失去控制,长期使用;主观虽希望控制,但实际做不到;减量或停饮后出现戒断症状,影响社交、工作、家庭责任,甚至不顾严重后果坚持饮酒。

酒精滥用是一种慢性不良饮酒。由于饮酒造成社会、工作、家庭生活的受损,如酒后驾车已经成为严重的社会问题。酒精滥用者明知有不良社会后果还继续饮酒,醉酒时可表现为情绪冲动、行为不考虑后果,造成身心受损、交通事故、家庭破裂、失业、犯罪等一系列问题。

酒精所致精神障碍已成为最常见的精神障碍。据世界卫生组织 2004 年估计,全球有饮酒者 20 亿人,其中约有 1.4 亿属于酒精依赖者。饮酒是全球范围内导致死亡、伤残和疾病负担的主要原因之一。据 2011 年全球酒精与健康状况报告的数据显示:全球每年大约有 250 万人的死因与酒精有关,超过了艾滋病、肺结核和暴力事件的总和,约占总死亡人数的 4%。《柳叶刀》杂志公布 2010 年全球疾病负担总排行结果,从 1990 年至 2010 年的 20 年间,在所有疾病风险因素中,饮酒已由原先的第六位快速攀升至第三位,仅次于高血压和吸烟及吸二手烟。在全球 15～49 岁年龄组人群中,饮酒在疾病总负担排行中居第一位;在 50 岁以上人群的疾病总负担排行中,饮酒居第三位。

我国资料表明,1982 年酒精中毒所致精神障碍的患病率为 0.018‰。1993 年我国 7 个地区精神疾病流行病学调查发现,酒精依赖的时点患病率为 0.068‰。郝伟等使用 DSM 诊断标准,于 1994 年和 2001 年报告酒精依赖患病率分别为 3.4% 和 3.8%。

有研究提示,约半数滥用酒精者在自然过程中可以改变,大约 20% 的酒精依赖症患者不接受内科治疗也能长期戒酒。戒酒率和死亡率因酒精依赖症临床亚型不同而不同,家庭早发酒精依赖症者,提示其预后不良,而且滥用酒精的开始年龄、家族史、人格障碍等是独立的预测因子。

国外一项酒精依赖症患者的 10 年预后的研究显示:患者的死亡率是一般人群的 9.5 倍。Bullock 使用同样的方法,发现治疗后再发饮酒的酒精依赖症的死亡率高出长期戒酒者 5 倍。日本学者研究了 259 例男性酒精依赖症患者,结果显示:酒精依赖症患者出院 3 年后的死亡率是 15%～23%,而戒酒率为 18%～33%。除年龄和基础疾病以外,入院次数、饮酒量、婚姻状况(如离婚)、酒精性精神病和脑损伤等都能增加死亡率。Lewis 追踪 20 年的研究指出,离婚男性、女性的饮酒量与死亡率关系密切。

2. 病因和发病机制

酒精是一种亲神经物质。一次大量饮酒可造成急性酒中毒,长期饮用可产生酒精滥用或酒精依赖以及酒精相关性精神神经障碍。上述酒精相关障碍的病因和发病机制非常复杂,一般认为是生物(遗传、代谢、生化等)、心理社会(包括文化、环境)等多种因素相互作用的结果。

1) 生物学因素

乙醇代谢的主要限速步骤由乙醇脱氢酶和乙醛脱氢酶催化进行。由于酶活性可因种族、个体差异而有所不同,因而不同个体对乙醇的代谢能力亦不同,体现为不同个体饮酒量的差异。家系研究显示,酒精依赖有家族聚集性,双生子研究和寄养子研究进一步证明了遗传在酒精依赖发病中的作用。遗传因素作用可分为两类:一类不与特定的成瘾物质相关,如遗传因素导致患者自我控制能力下降,个体就出现各种物质依赖的风险增加；另一类与特定的成瘾物质相关，如酒精代谢酶的遗传缺陷可能导致个体对酒精耐受性降低从而不易出现酒精依赖。但酒精相关遗传学机制复杂，涉及多个基因及多个基因相互作用。连锁分析和关联研究尽管有一些阳性发现，但缺乏一致性。

2）心理因素

许多调查表明，烦恼苦闷、孤独、紧张、焦虑、忧愁、抑郁等负性情绪是酒精依赖形成的重要动因。很多人都认为乙醇是良好的镇静剂，大量饮酒可增加自尊。当饮酒者第一次学习并体验到饮酒可以暂时减轻紧张焦虑等不良情绪或改善睡眠之后，便对饮酒行为产生了正性强化作用，反复以饮酒来缓解压力、逃避现实和解决失眠，形成不良应对方式，并逐渐发展到酒精依赖。研究发现，大量饮酒倾向者有羞怯、内向、孤独、急躁、易激惹、焦虑、过度敏感、自我纵容，以及活动过多等人格倾向特征。正是上述人格缺陷加重了饮酒行为的失控。

3）社会文化因素

社会文化对饮酒习惯及频率有影响。不同国家、不同民族酒精滥用流行情况不同，如爱尔兰人乙醇中毒患病率高，而犹太人患病率低。西方人常在社交场合、回家之后、工作之余空腹饮酒，以酒作为一般饮料招待客人；而东方人则是以酒作为宴席的佐餐。所以，北美和大部分欧洲国家慢性酒精中毒的患病率远高于中国、日本和以色列等国家。目前普遍认为，在一定范围内，经济发展水平与酒精依赖总体发生率有关，这体现了酒的可获得性在酒精依赖形成中的重要作用；另外，酒精使用障碍的发生与地理环境、职业、家庭环境、婚姻状况、人际关系和酒类饮品广告等也密切相关。

3. 临床表现

酒精依赖及滥用的后果表现形式多样，为各种酒精相关精神障碍。

1）急性酒中毒

由于有大量饮酒史，醉酒的严重程度与血液酒精浓度关系密切，主要表现为冲动性行为、易激惹、判断力及社交功能受损，并有诸如口齿不清、共济失调、步态不稳、眼球震颤、面色发红、呕吐等表现。如果中毒较深，可致呼吸、心跳抑制甚至生命危险。

2）戒断反应

（1）单纯性戒断反应：长期大量饮酒后停止或减少饮酒量，在数小时后出现手、舌或眼睑震颤，并有恶心或呕吐、失眠、头痛、焦虑、情绪不稳和自主神经功能亢进，如心跳加快、出汗、血压增高等，少数患者可有短暂性幻觉或错觉。

（2）震颤谵妄：长期大量饮酒者如果突然断酒，大约在48小时后出现震颤谵妄，表现为意识模糊，分不清东西南北，不识亲人，不知时间，有大量的知觉异常，如常见形象歪曲而恐怖的毒蛇猛兽、妖魔鬼怪,患者极不安宁、情绪激越、大叫大喊。另一重要的特征是全身肌肉粗大震颤,尚有发热、大汗淋漓、心跳加快,部分患者因高热、衰竭、感染、外伤而死亡。

（3）癫痫样发作:多在停饮后 12～48 小时后出现,多为癫痫大发作。

3）记忆及智力障碍

长期大量饮酒者,由于饮食结构发生变化,食欲不振,不能摄入足够量的维生素、蛋白质、矿物质等身体必需物质,常还伴有肝功能不良、慢性胃炎等躯体疾病,所以酒依赖者身体状况较差,贫血、营养不良者并不少见。长期的营养不良状态势必影响神经系统的功能及结构。

酒精依赖者神经系统的特有症状之一是记忆障碍,称之为 Korsakoff 综合征,主要表现为记忆障碍、虚构、定向障碍三大特征,患者还可能有幻觉、夜间谵妄等表现。

Wernicke 脑病是由于维生素 $B_1$ 缺乏所致,表现为眼球震颤、眼球不能外展和明显的意识障碍,伴定向障碍、记忆障碍、震颤谵妄等。大量补充维生素 $B_1$ 可使眼球的症状很快消失,但记忆障碍的恢复较为困难,一部分患者转为 Korsakoff 综合征,成为不可逆的疾病。

酒精性痴呆指在长期、大量饮酒后出现的持续性智力减退,表现为短期、长期记忆障碍,抽象思维及理解判断障碍,人格改变,部分患者有皮层功能受损表现,如失语、失认、失用等。酒精性痴呆一般不可逆。

4）其他精神障碍

（1）酒精性幻觉症:为慢性酒依赖患者所出现的持久的精神病性障碍,也可能是酒依赖者突然停饮后(一般在 48 小时后)出现器质性幻觉,表现在意识清晰状态出现生动、持续性的视听幻觉。

（2）酒精性妄想症:主要表现为在意识清晰的情况下的妄想状态,特别是嫉妒妄想。

（3）人格改变:患者只对饮酒有兴趣,变得自我为中心,不关心他人,责任心下降,说谎,等等。

4. 治疗和干预

对酒精依赖和滥用进行干预的方法很多,但要取得较好的效果需要求治者积极主动参与。

1）节制饮酒法

节制饮酒法即逐渐减少饮酒量是可行的干预方法。成功与否往往取决于求治者的素质问题及治疗配合的程度、动机态度等。求治动机强烈,治疗成功的可能性就大;求治者受酒精影响较轻,在社会中较有地位,效果会较好;求治者受酒精影响较重,对治疗缺乏信心,优柔寡断,又伴有躯体不适症状而难以坚持治疗,效果则欠佳。

2) 药物戒酒

常见的戒酒药物有以下几种:

(1) 酒精增敏药物——戒酒硫:为非精神活性物质,是 20 世纪 90 年代以前戒酒的主要药物。通过阻断酶的作用而阻止乙醇的第一个代谢产物乙醛的分解。其临床过程更像心理治疗中的厌恶治疗,戒酒硫用后可出现头颈部强烈搏动、呼吸困难、恶心呕吐等不良反应。

(2) 阿片受体拮抗剂——纳曲酮:于 1994 年经美国 FDA 批准,用于预防酒精依赖的复发。一般起始剂量为每日 25～50 mg,单次口服给药。

(3) 新型阿片受体拮抗剂——纳美芬:已在一些欧盟国家批准用于酒精依赖的治疗。纳美芬与中枢神经系统的结合率较高,生物利用度大,且没有剂量依赖性的肝脏毒性。一般使用片剂,每日口服 20～80 mg。常见不良反应包括恶心、头晕、失眠、食欲减退、不安、心悸、多汗、肌肉抽动及性功能下降等。

(4) GABA 受体激动剂——阿坎酸:首先于 20 世纪 90 年代中期被欧洲批准,后于 2004 年被美国 FDA 批准用于临床。一般主张在停止饮酒 3～7 天后开始给药,常规用量为每日 3 次,每次 2 片(每片 333 mg),推荐的治疗时间为 3～6 个月。最主要的不良反应为腹泻。

3) 心理社会干预

心理社会干预可分为动机强化治疗、认知行为治疗、预防复发治疗、家庭治疗、多模式综合治疗等。根据患者的具体情况可选择不同的心理社会干预方法,如在治疗早期以动机强化治疗为主,主要目的是建立良好的治疗关系,增加患者的治疗依从性;治疗中后期以认知行为治疗为主。不同阶段可采用不同的治疗方法,回归社会后则以社会干预为主,为患者提供良好的社会支持环境,帮助患者建立健康生活方式。根据患者酒精相关问题的严重程度,心理社会干预的强度也会不同,如对于尚无酒精依赖的患者可采用简短干预,而对于酒精依赖及其他相关危害的患者,则需要更强化的心理行为干预来促进患者康复、预防复发,可以个体或团体的形式来进行。社会干预包括自助与互助集体及后续服务等,这些干预方法可单独或联合应用于不同的治疗形式与治疗场景中,是各种酒精使用相关障碍治疗的重要环节。推荐针对患者的治疗需求,综合使用各种心理社会干预手段,以获得最佳治疗效果。目前研究显示,动机强化治疗、认知行为治疗、预防复发治疗及家庭治疗是最具有循证基础的心理治疗方法。

**(三) 烟草依赖**

1. 概述

烟草依赖俗称"烟瘾",指长期吸烟的人对烟草中所含主要物质尼古丁产生上瘾的症状。吸烟至少数周,吸食量相当于每天 10 支以上的香烟,突然停吸或减少香烟,24 小时内至少会有渴望吸烟、烦躁、抑郁、精神难以集中、不安定、头痛、昏昏欲睡、胃肠功能失调等种种不适的症状。

烟草原产于南美洲,15 世纪末哥伦布把烟草带到了欧洲,16 出纪末烟草传入我国。我国已成为世界烟草大国,香烟产量位居世界第二,为美国的三倍。我国吸烟率特别是男性吸烟率较高。可以预测,随着工业化和西方文化的影响,我国妇女、青少年吸烟会进一步增加。

2. 吸烟的机制、表现与影响

纸烟的燃烟中所含化学物质达 400 种,在气相色谱中含有近 20 种有害物质。其中,尼古丁是烟草致依赖的主要成分。尼古丁对全部自主神经节具有特殊作用,小剂量能兴奋肾上腺髓质,使之释放肾上腺素,并通过兴奋颈动脉体及主动脉化学感受器反射性引起呼吸兴奋、血压升高,增加心血管负担;大剂量表现为节细胞先兴奋而后迅速转为抑制。尼古丁对中枢神经系统也同样是先兴奋后抑制。吸烟者往往感觉到烟可以消除烦恼、提高工作效率,但这种主观效果与尼古丁的药理效应不符。事实上,尼古丁的兴奋作用时间很短暂,而后是长时间的抑制。

吸烟习惯本身是复杂的条件反射,它影响着吸烟者的精神状态,而不仅仅是尼古丁的影响。当吸烟者感觉到吸烟后情绪好转、烦恼减少、思路清晰、工作效率提高,这些进一步强化了吸烟行为,这个过程相当于操作性条件反射中的负强化作用。

烟草成瘾者在无烟可吸时,与其他成瘾者一样,对烟草有强烈的渴求感,渴望吸烟并出现戒断症状,如心率血压下降、唾液分泌增加、头痛、昏昏欲睡、胃肠功能失调、失眠、烦躁、易激惹、抑郁、注意难以集中等。

吸烟量越大、烟龄越长和开始吸烟的年龄越早,吸烟相关疾病和死亡的风险越大。由于吸烟造成的健康损害具有长期滞后性的特点,吸烟 10 年、20 年甚至更长时间后相关疾病才能出现,所以在疾病出现之前,吸烟者往往认识不到吸烟的危害。有资料显示,25 岁的吸烟者如果每天吸 1～2 包烟,寿命比不吸烟者将缩短 8 年。大约 80% 肺癌死亡者可归因于吸烟。

3. 治疗和预防

1) 心理治疗

目前主要采用综合的心理治疗,如认知行为治疗(厌恶疗法、放松疗法、刺激控制、改变认知模式等),配合咨询与支持疗法等。

2) 药物治疗

(1) 替代疗法:尼古丁替代的方法有两种:一是把尼古丁加入口香糖,咀嚼后逐渐释放尼古丁,经口腔黏膜吸收入血。由于经胃肠道吸收的尼古丁经过肝后会大部分失活,发挥不了作用;二是把尼古丁放入特制的橡皮膏上,然后把橡皮膏粘贴在皮肤上,缓慢释放的尼古丁经皮肤吸收入血。口香糖的主要副作用为口腔黏膜溃疡、胃部不适、食欲降低;橡皮膏的主要副作用为局部皮肤红肿、疼痛。

(2) 可乐定:可乐定为 $\alpha_2$ 受体兴奋剂,可以有效对抗去甲肾上腺素的兴奋,从而能抑制或缓解戒断症状的出现。1984 年,Glassman 首先使用可乐定戒烟。同安慰剂相比,可乐定可以明显减轻戒烟后出现的焦虑不安、紧张、烦躁、极想吸烟等症状。

(3) 安非他酮:安非他酮为选择性多巴胺、去甲肾上腺素再摄取抑制剂,也可以用于抗抑郁治疗。主要副作用包括抽搐、高血压反应、皮疹、瘙痒、口干、失眠等。癫痫患者或既往有抽搐史者、孕妇及哺乳期妇女禁用。

3) 预防

烟草依赖的临床干预有多种方法,预防是最可行、最有效率的方法。注意对公众的宣传,尤其是加强对 20 岁以下人群的教育和引导以控制吸烟行为应是最经济、最有效的措施。

此外,无论何时戒烟,戒烟者的寿命都将长于持续吸烟者,因此对于吸烟者的健康宣传也至关重要。30 岁以前戒烟能使肺癌的风险减少 90%;戒烟 5 年后,由于吸烟所致的口腔和食管肿瘤风险的增加将减少一半;戒烟后心脏病风险的降低更为迅速,1 年内吸烟所致的死亡率就将减半,15 年内绝对风险与从未吸烟者类似。一项对英国男医生进行的为期 50 年前瞻随访队列研究发现,吸烟者与不吸烟者相比平均早死亡约 10 年,60、50、40 或 30 岁时戒烟分别可赢得约 3、6、9 或 10 年的预期寿命。

**(四) 网络依赖**

1. 概述

网络依赖,又称网络依赖综合征、网络性心理障碍、网络成瘾、网瘾等,是指没有一定的理由,无节制地花费大量时间和精力在互联网上持续聊天、浏览,以致损害身体健康,并在生活中出现各种心理障碍、行为异常、交感神经功能失调。典型的表现包括:情绪低落、无愉快感或兴趣丧失、自我评价降低和能力下降、精神运动性迟缓和激动、有自杀意念和行为、睡眠障碍、生物钟紊乱、食欲下降和体重减轻、社会活动减少、大量吸烟、饮酒等。

网络依赖发病年龄介于 5~45 岁,20~30 岁的单身男性为易患人群。青少年是社会网络活动的主体,青少年的网络成瘾问题已经引起了社会各界人士的重视。中国青少年网络协会对《中国青少年网瘾数据报告(2005)》指出,我国青少年网络依赖症发病率为 15%,人数达 224 万。中国互联网络信息中心(CNNIC)报告,截至 2009 的年 6 月 30 日,我国网民已达 3.38 亿,有 16.4%的网民一天不上网就感觉难受,17.4％的网民觉得与现实社会相比,更愿意待在网上。中国民主同盟北京市委员会的调查报告(2005)中指出,北京市青少年网络依赖者为 13 万多人,占 14.8％。互联网已成为部分青少年的"电子海洛因"。

2. 机制

精神分析理论认为,网络成瘾的起因应追溯到口欲期,婴儿通过母亲哺乳得到精神上的满足,随着性心理的发展,将对母爱的温暖、关怀、安全等的美好感觉压抑到潜意识中,而患者通过上网,重新获得这种从口欲期结束后就似乎消失而又隐藏在潜意识中的满足感。成年后,当遇到挫折,如学业上失败、工作上失落、社会交往恐惧、失恋、家庭打击等,为了寻求解脱而潜意识地采用了"退行"的方式,沉溺于网络之中,使这种埋藏在潜意识中的压抑的欲望再次得到满足,从而缓解了挫折感及不良情绪。

研究发现,网络依赖的青少年多数心情不好、家庭不和睦、个性内向敏感、人际交往困难,这样的青少年更易沉迷于网络。网络依赖者多为 T 型人格,"T 型人格"是一种爱寻求刺激的、爱冒险的人格特征;网络依赖者的另一个特征是延迟满足能力比较差,表现为当个体有需要时,要求即刻满足,而不考虑满足这种需求的时间和条件。

3. 表现

网络依赖目前还没有被作为一种正式界定的疾病纳入诊断体系当中。可以认为"网络依赖综合征"是对网络的一种过度依赖,表现为对现实生活失去兴趣;网上操作时间超过一般的限度,以此来获得心理满足。当网络依赖失控,对人产生负面影响的时候就把它当作心理上的一种障碍来看待。

心理学家杨格提出诊断网络成瘾的 10 条标准:①上网时全神贯注,下网后念念不忘"网事"。②总嫌上网时间太少而不满足。③无法控制自己的上网行为。④一旦减少上网时间就会烦躁不安。⑤一上网就能消除种种不愉快情绪,精神亢奋。⑥为了上网而荒废学业和事业。⑦因上网放弃重要的人际交往、工作等。⑧不惜支付巨额上网费用。⑨对亲友掩盖自己频频上网的行为。⑩有孤寂失落感。上述 10 种情况,在 1 年间只要有过 4 种以上,便可诊断为网络成瘾。尽管国内有学者建议将网络依赖纳入精神疾病的范畴,但尚未获得广泛认同。

4. 干预

程度较轻的网络成瘾者可以通过自我调适摆脱网络成瘾的困扰,主要采用以下方法。

(1)科学安排上网时间,合理利用互联网。首先,要明确上网的目标,上网之前应把具体要完成的工作列在纸上,有针对性地浏览信息,避免漫无目的上网。其次,要控制上网操作时间。每天操作累积时间不应超过一个小时,连续操作一小时后休息 30 分钟左右。再次,应设定强制关机时间,准时下网。

(2)用转移和替代的方式摆脱网络成瘾。用每个人所特有的其他爱好和休闲娱乐方式转移注意力,使其暂时忘记网络的诱惑。例如,喜欢体育运动的人可以通过打球、下棋等方法有效地转移注意力,以减少对网络的依赖。

(3)培养健康、成熟的心理应对机制。研究表明,网络成瘾与人格因素有关,如依赖、焦虑、回避等人格倾向者易于成瘾,网络只是成瘾的外界刺激之一。因此,要不断完善自己的个性,增强独立意识和自我责任感,提高人际交往能力,培养广泛的兴趣爱好和较强的个人适应能力,学会合理宣泄,正确面对挫折,只有这样才会形成成熟的应对机制,不会一味地躲在虚拟世界中逃避失败与挫折。

而程度较重的网络成瘾者,需要直接隔断与网络的联系,同时寻求专业人士的帮助。应采取包括行为矫正、药物治疗和生活技能训练在内的综合性措施。

卫生部曾明令禁止限制人身自由的干预方法治疗网瘾,严禁体罚。戒除青少年的网络依赖,最重要的不是针对网络,而是家庭、社会、学校如何切实重视青少年的心理需求,帮助他们摆脱心理困境、提高心理素质。其中预防性的措施最为重要,例如,做好青少年及家庭的健康宣教,加强和青少年的沟通,及时了解他们的心理困扰,帮助他们提高应对能力,重视人际交往,培养兴趣爱好等。

### (五)物质依赖

1. 概念

物质,又称精神活性物质或成瘾物质,指能够影响人类情绪、行为、改变意识状态,并有致依赖作用的一类化学物质。人们使用这些物质的目的在于取得或保持某些特殊的心理和生理状态。

毒品是社会学概念,指具有很强成瘾性并在社会上禁止使用的化学物质,我国的毒品主要指阿片类、可卡因、大麻、苯丙胺类兴奋剂等药物。

物质依赖,因大部分物质是药物,故又称药物依赖,是一组认知、行为和生理症状群,使用者尽管明白使用成瘾物质会带来问题,但还在继续使用。

根据精神活性物质的药理特性,将之分为以下几种:①中枢神经系统抑制剂。能抑制中枢神经系统,如巴比妥类、苯二氮卓类、酒精等。②中枢神经系统兴奋剂。能兴奋中枢神经系统,如咖啡因、苯丙胺类药物、可卡因等。③大麻。大麻是世界上最古老、最有名的致幻剂,适量吸入或食用可使人愉快,增加剂量可使人进入梦幻状态,陷入深沉而爽快的睡眠之中,主要成分为$\Delta^9$四氢大麻酚($\Delta^9$THC)。④致幻剂。能改变意识状态或感知觉,如麦角酸二乙酰胺(LSD)、仙人掌毒素、苯环已哌啶(PCP)、氯胺酮(K粉)等。⑤阿片类。包括天然、人工合成或半合成的阿片类物质,如海洛因、吗啡、鸦片、美沙酮、二氢埃托啡、杜冷丁、丁丙诺啡等。⑥挥发性溶剂。如丙酮、汽油、稀料、甲苯、嗅胶等。⑦烟草。

2. 病因

药物滥用的原因不能用单一的模式来解释,与社会环境、心理特点和生物学因素皆有较为密切的关系。它们之间相互交叉、相互影响、互为因果。

常见的社会因素包括:①容易获得;②家庭因素,如家庭矛盾、单亲家庭、家庭成员间交流差、家庭成员犯罪吸毒等是吸毒特别是青少年吸毒的重要危险因素;③同伴影响、同伴间压力等;④文化背景、社会环境等因素。

吸毒者往往有明显的个性问题,如反社会性、情绪控制较差、易冲动、缺乏有效的应对机制、追求即刻满足等,但目前尚未完全清楚是这些个性问题导致了吸毒,还是由于吸毒改变了吸毒者的个性,抑或是两者互为因果。

在生物学因素方面,对成瘾物质代谢速度的差异以及遗传因素对成瘾行为的形成也发挥着一定的作用。位于边缘系统的犒赏系统是导致物质依赖的结构基础,单胺类等递质变化是精神活性物质作用的直接后果,由此而导致的一系列受体和受体后变化是物质依赖行为产生的重要条件。药物对犒赏系统的作用是产生精神依赖及觅药行为的根本动因。犒赏反应是人类(包括某些高等动物)所固有的情绪反应机制,这种机制的发生是很原始的,但却有巨大的潜力。人类所滥用的精神活性物质,正是通过对这种潜在的刺激和不断的激发而产生作用的。

3. 临床表现

(1) 心理(精神)依赖:指对药物的渴求。所有成瘾药物均有精神依赖的特点。患者强烈渴求用药,虽然意识到对个人身体、精神和家庭、社会的危害,仍不择手段地设法得到药物。药物戒断以后,精神依赖可持久存在。

(2) 躯体依赖:是指反复服用药物使中枢神经系统发生了某种生理、生化变化,以致需要药物持续地存在于体内,若停药会出现戒断综合征。

(3) 耐药性:指重复使用某种药物后,其药效逐渐减低,如要取得与用药初期同等的效力,必须增加剂量。为避免药物产生耐药性,应采用短期用药和及时替换的方法。

4. 治疗

治疗分为两部分,即急性期的脱毒治疗和脱毒后防止复吸治疗。长期以来,可采取美沙酮维持治疗及社会心理康复治疗。

1) 脱毒治疗

脱毒指通过躯体治疗减轻戒断症状,预防由于突然停药可能引起的躯体健康问题的过程。由于吸毒者的特殊性,阿片类的脱毒治疗一般在封闭的环境中进行。

(1) 替代治疗:替代治疗的理论基础是利用与毒品有相似作用的药物来替代毒品,以减轻戒断症状的严重程度,使患者能较好地耐受,然后在一定的时间(如14～21 天)内将替代药物逐渐减少,最后停用。目前常用的替代药物有美沙酮和丁丙诺啡,使用剂量视患者的情况而定,美沙酮首日剂量为30～60 mg,丁丙诺啡为0.9～2.1 mg,然后根据患者的躯体反应逐渐减量,原则是只减不加,先快后慢、限时减完。

(2) 非替代治疗:非替代治疗有以下几种方法:①可乐宁:为 $\alpha_2$ 受体激动剂,开始剂量为0.1～0.3 mg,每天3次,副作用为低血压、口干和思睡,剂量必须个体化。可乐宁对于渴求、肌肉疼痛等效果较差,主要用于脱毒治疗的辅助治疗。②中草药、针灸:与替代治疗相比,中药在缓解戒药后前三天的戒断症状方面较差,但能有效促进机体的康复、促进食欲,重要的是不存在撤药困难问题;针灸治疗也有一定的疗效。③其他:如镇静催眠药、莨菪碱类。

2) 防止复吸

(1) 阿片类阻滞剂:理论上,通过阻滞阿片类的欣快作用,条件反射就会消退。此类药物主要为纳洛酮和纳屈酮,后者口服有效。由于这些药物是 $\mu$ 受体阻滞剂,能阻滞阿片类的效应,而且毒性较低,自从1960年以来被广泛应用于临床,但仅有30%的戒毒者能坚持使用此类药物。

(2) 心理治疗:主要有认知行为治疗、行为治疗、团体治疗和家庭治疗。认知行为治疗着重改变导致适应不良行为的认知、改变导致吸毒的行为方式、帮助患者应付急性或慢性渴求、促进患者社会技能并强化其不吸毒行为。行为治疗是通过正、负强化和惩罚增加患者的不吸毒行为,减少患者的吸毒行为。团体治疗就是对具有相同或相似问题的患者给予集体治疗,使患者有机会发现他们之间共同的问题,制订出切实可行的治疗方案;能促进他们相互理解,让他们学会如何正确表达自己的情感和意愿,使他们有机会共同交流戒毒成功的经验和失败的教训;也可以在治疗期间相互监督、相互支持,促进他们与医师保持接触,有助于预防复吸、促进康复。家庭治疗着重于改善家庭成员间的关系、改善家庭环境,为吸毒者创造良好的家庭环境,以使其达到戒毒的目的。

3) 美沙酮维持治疗

虽然经过上述治疗,但并非所有的吸毒者均能顺利戒毒。吸毒过程必然因吸毒问题扰乱社会、家庭,引起各种传染病(如HIV)的传播。基于减少危害的考虑,美沙酮维持治疗应运而生。

美沙酮维持治疗是使用美沙酮补充海洛因依赖者体内内源性阿片肽量的不足,使海洛因依赖者恢复其正常的生理及心理功能,像正常人一样的生活。它不同于"脱毒治疗",也不是通常所说的"戒毒",而是另一种治疗方法,如同高血压和糖尿病等的治疗,需要长期或终生使用药物控制症状和维持治疗一样。

随访研究发现,虽然患者仍然处于依赖状态,但处于维持治疗的患者的毒品使用量、犯罪、因注射而致的相互传染明显减少,社会功能、就业、总体健康等得到改善,更为重要的是患者脱离毒品,有机会进行社会心理康复治疗。

## 参考文献

[1] 王祖承、方贻儒.精神病学[M].上海:上海科技教育出版社,2011.

[2] 郝伟,主编.精神病学[M].5版.北京:人民卫生出版社,2006.

[3] 沈渔邨.精神病学[M].北京:人民卫生出版社,2011.

[4] 陈珏.进食障碍[M].北京:人民卫生出版社,2013.

[5] 郝伟.酒精相关障碍的诊断与治疗指南[M].北京:人民卫生出版社,2014.

[6] 姜乾金.医学心理学[M].北京:人民卫生出版社,2010.

[7] 江开达.精神病学[M].2版.北京:人民卫生出版社,2010.

[8] 中华人民共和国精神卫生法医务人员培训教材编写组.中华人民共和国精神卫生法医务人员培训教材[M].北京:中国法制出版社,2013.

[9] 陈福国.医学心理学[M].上海:上海科学技术出版社,2012.

[10] Gerrig R J, Zimbardo P G. Psychology and life[M]. 16th ed. US: A Pearson Education Company,2002.

（张　冰　陈　珏）

# 第九章

# 心理评估

## 第一节 | 心理评估概述

### 一、评估和心理评估

日常生活中，人们常言道"货比三家不吃亏""进行选择时要多方比较"，均是在进行着计价、权衡，这些就是评估。评估（Assessment）是按照一定的规则对客观事物或事物发展进行权衡、定位。人们每时每刻都在评估着事物，例如今天天气如何？刚刚看的这部电影好看吗？这个人礼貌吗？评估可谓是人们的一种经常性的认知活动。小到我们用直尺去度量一双筷子的长度，大到如房地产领域的对房屋进行估价、质量保证的 ISO90 质量认证，评估与我们的生活息息联系着。人们通过评估来认识周围的环境，获取信息，整合信息，进而很好地生活。应用于不同的领域产生不同的评估类型，前文所提到的房地产行业的房屋估价，其包含着对于所涉及的诸如供需关系、周围基础资源质量、升值空间、房间面积、楼层等诸多信息的考察，最后汇总得到该房价的价格区间，兼具客观、主观的评估；如果评估运用于心理领域，便是指对心理的评估，亦即心理评估。

心理评估（Psychological Assessment）是指根据临床会谈、心理测验或者其他方法搜集被评估者的资料、信息,并按照一定的标准,对这些资料、信息作价值判断的过程,即对个体心理和行为所进行的评价。心理评估包括对个体信息的收集,对心理障碍及其影响因素的确定,对心理或行为问题的诊断,对个体行为的详细描述、解释和评价等。通过观察、访谈、检查等方式,考虑周围环境、个体特点等因素后,综合各信息给出较为客观结果。心理评估所围绕的是以人为对象,涉及人的心理状况、与周围环境的关系;其次,对象包括了患者和健康的人,故评估的范围既涉及了疾病,又涉及了健康。近年来的评估工具也更越来越重视健康的评估,如测查人的主观幸福感和心理弹性。

## 二、心理评估、心理诊断、心理测验和心理测量的关系

在临床心理学、心理评估及心理测量的理论学习和实践应用中,常常会看到心理评估、心理测量、心理测验和心理诊断等词汇,这些概念彼此互相联系,但也存在区别。

心理测量是指依据心理学的理论,使用心理测验方法对人的心理状况进行量化描述的过程;心理测验是指对行为样本的客观和标准化的测量;心理诊断是通过检查、评估,根据综合评估的结果,按照疾病分类诊断标准对个体进行确诊、归入到某一类疾病的过程。《中华人民共和国精神卫生法》出台后,规定由精神科医师对精神类疾病进行诊断。

### (一) 心理评估与心理诊断的关系

心理诊断指通过临床检查和心理评估,根据公认的疾病分类诊断标准,对个体的心理问题做出判断,将其确定为某一类别中,是一种诊断的过程。

心理诊断是全面心理评估的一部分,从正常心理健康到心理障碍疾病,是一条轴线的两个极端。心理诊断针对异常心理或心理疾病往往给出疾病的诊断,然而针对诸如人际困惑、职业发展困惑等,一般定义为一般心理问题。在心理评估过程中,诊断任务包括实施某些检查程序、脑影像检查、生化检查等,以便对人的问题进行清晰归类,并且如有可能,还要确定原因和制定治疗方案。

### (二) 心理测量与心理测验的关系

心理测量有广义和狭义之分。广义的心理测量,除了包括心理测验以后,还有通过实验的方法,例如,反应时测量、感觉阈限测量等。狭义的心理测量就是指心理测验。

姚树桥等学者指出,在心理测验、心理测量、心理评估三者的关系方面,表现为心理测验是心理测量与心理评估的共同工具,两者都要用到心理测验。测验涉及范围最窄,但使用频率最高。评估与测量的密切联系表现为价值判断与事实判断的关系,即测量是评估的基础,评估需要借助测量的结果进行判断。

测量是一种客观的过程,客观的测量需要排除主观因素;而评估是在客观测量

的基础上，根据个体的目标和需要进行主观性判断。评估兼有客观性和主观性。

有关心理评估、心理诊断、心理测验和心理测量之间的关系，一般认为，心理测验是狭义的心理测量，心理测量是心理诊断的方法之一，而心理诊断则是心理评估的一部分。

## 三、心理评估的目的

评估的基础源于差异性，因此通过分辨出差异，得出评估结果，从这个角度来看，评估是具有一定的目的性。"孟母三迁"的故事里，孟母之所以对环境进行评估，源于一定的目的性，即为其子找到良好的学习环境，因此故事中讲到搬到新地方，便对周围环境进行评估，最后决定是搬迁还是定居。

心理评估也是如此。首先，从心理学学科来看，心理学家从事心理学的研究，目的在于描述、解释、预测和影响行为。其次，应用心理学家还存在着第五个目的，即提高人类生活的质量。这些目标共同构成了心理学事业的基础。心理评估作为应用心理学的分支，也包含上述的目的，对心理状况进行描述、解释和预测，以求可以影响控制行为，提高人们的生活质量，最首要的就是进行描述，对认知、情绪、行为和人格进行准确的勾画。

心理评估一般有以下的目的用途，主要有如下几种：

（1）疾病类的诊断、治疗和预防。这种目的是为临床诊断提供参考信息。

（2）个体职业发展的评估。如在个人进行职业生涯规划的同时，心理评估可以提供个体个性特点、职业推荐信息的描述。另一方面，企业在招聘员工时，对员工的心理进行评估，如评估员工的心理健康状况、是否胜任该职位等。

（3）心理健康的评估。如学校或企业为了解其所在领域的人群的心理健康状况，通过心理评估来筛查出需要重点关注的人群，早期识别。

（4）预测学业成绩。如为了解学生是否掌握了学业知识，通过认知能力评估诊断手段进行测评，因材施教。

（5）能力鉴定。如司法鉴定中伤残鉴定心理评估，提供社会功能缺陷、社会适应能力、智力和记忆等评估。

（6）其他目的。如进行美容手术，来评估手术者的心理健康状况。

## 四、心理评估的方法

心理评估按照评估方式的不同，分为观察法、访谈法和心理测量法，各种方法间有所不同。

### （一）观察法

观察法按照所观察的条件的特点，分为在自然条件下观察和在控制情境下的观察。

在自然条件下的观察是指在生活环境中观察,可以直接观察,也可以间接观察。观察者参与到被观察者的日常生活环境,可以较全面地了解一个人生活状况,这一方法常用于对婴幼儿及青少年的观察。此种观察法是发展心理学的研究方法,最初源于皮亚杰观察自己三个孩子的动作特点,并进行实验,最后创立了儿童心理发展理论。该理论指出儿童发展存在着不同阶段,均遵守以下规则:发展顺序不变,但具有个别差异;发展具有普遍性;不同阶段依赖于认知发展;各发展阶段的顺序是自然的阶层。皮亚杰之后的发展心理学家也采用观察法丰富儿童心理发展的理论,如"儿童出现社会学微笑""自我意识出现""语言的发展"等内容。这些观察最后整合成一般性理论,是日后观察评估的理论依据,如孩子3岁了还不开口说话,就要检查孩子是否存在语言发展滞后,因为婴儿语言发展的关键期是出生后9个月到24个月,这段关键时期是孩子语言发展的重要阶段。此外,日常的观察也可以不断丰富和完善理论。

在控制的情境中观察,如在医院或诊所,每个被评估者都接受相同的接待和刺激,此时的评估者(通常是医生)察言观色,观察被评估者的衣着、表情、言谈举止等状况,查看是否存在异常现象。与此同时,由于评估者与被评估者接触的时间有限,一般还可以通过询问被评估者的家人,确认所观察的信息是持续发生还是偶尔发生的。如上述例子,观察到3岁的孩子在诊室不开口说话,可询问家长是否是一直如此。

观察法的优点是获取真实情形下的信息,不足之处在于观察得到的只是外显行为,诸如内隐的认知评价、态度、情感等过程难以应用该方法。外显行为可能是多种因素作用的结果,经常带有一定的偶然性,因此观察的结果不易重复;观察法往往需要花费大量的时间和精力。对于某些隐私性行为的观察会非常困难且可能是不道德的。此外,观察结果的有效性还取决于观察者的观察能力和分析综合能力。

### (二) 访谈法或会谈法

访谈法或会谈法是最常用的方法,其基本形式是访谈者与被访谈者面对面地语言交流,根据谈话内容来了解被访谈对象的状况,精神科医师、心理治疗师往往通过访谈来了解患者的状况。评估访谈与一般访谈、调查访谈不同,评估访谈有具体目的,强调访谈者使用访谈技术或策略推动访谈进行,接纳被访谈者的情感表达和事实性信息,但不进行价值判断,客观中立地收集资料。

按照访谈是否存在结构性,分为结构性访谈、非结构性访谈和半结构性访谈。非结构性访谈又称为开放性访谈,往往由被访谈者自己表述自己的问题、困惑和苦恼,访谈存在着肯定的弹性。结构性访谈依循着一个标准的形式,包含问题的内容、呈现、记录和计分,并严格按照访谈计划进行访谈,最终给出结果。半结构性访谈介于两者之间,应用最为广泛,一般通过无结构性的访谈交流,最后过渡到结构性的访谈。精神科领域中,使用的简明国际神经精神访谈(the MINI-International Neuropsychiatric Interview, M. I. N. I.)便是结构性的访谈工具,用于筛查、诊断《精神障碍诊断和统计手册第四版(DSM - IV)》和《国际精神障碍统计分类手册(ICD - 10)》中的 16 种精神疾病和一种人格障碍,包括 130 个问题。在定时访谈的具体使用中,往往为了营造良好的访谈环境,会进行一段时间的开放性访谈。

在心理疾病访谈中往往会使用一定的技巧,包括:首先要形成印象,首次见面一般会形成彼此的影响,明确心理障碍的征兆和心理健康的迹象;其次是倾听,倾听被访谈者无疑是最重要的,耐心、专注、诚恳地倾听是访谈取得成效的关键,希波克拉底指出,"倾听患者的诉说,他将告诉你问题的存在",这其中也包括了倾听自己,了解自己的表达风格、情绪盲点、自己所采用的判断标准;第三是分析性倾听,通过提问、倾听、分析一步步进行提问和澄清;第四是建立友好关系,互相信任、尊重,接纳;第五是恰当的提问,采用开放式和封闭式相结合的方式进行询问;第六是注意变化主题;第七是避免某些问题,如避免引导、暗示性的问题;第八是有效探查,如使用澄清、重复、探讨沉默、总结等技术;第九,在对某些较难情景时候,利用资源进行处理,如自我暴露;第十,保持客观中立。最后,在访谈结束时记录访谈的信息。

### (三) 心理测量法

心理测量法应用广泛,是指基于一定的理论和规则,按照标准化的流程开发设计量表、标准修订,以达到将心理状况的量化,最后施测被试,比较常模标准给出分析性报告,提供临床的参考。本章第二、三节将详细介绍心理测量法的相关知识。

最后,综合上述 3 种情况,如观察患者的精神面貌、通过访谈了解过往的经历、心理测量结果来反映被试的心理状况,从而对被试进行客观的评价。

## 五、心理评估的标准

一般来说,如何来看待心理评估呢? 往往涉及回答哪些行为或状况是正常的,哪些是异常的,也就是标准是什么。

### (一) 心理异常的判断标准

该内容在前一章节有详细论述,主要分为主观经验的判断标准、统计学标准、病因学标准和社会适应标准。

(1) 主观经验的判断标准:是指以个人的主观经验或感受来判断其心理异常的状况。主观经验的判断包括两个方面:第一是指被评估者自身的主观体验,如被评估者体验到的情绪"惶惶不可终日"或感到难以自我控制;第二是指临床工作者根据自己的临床经验来判断被评估者是否属于心理异常,如资历高的精神科医师利用个人过往的经验帮助判断,提高效率。主观经验标准是一种既简单又方便的判断标准,但对缺乏足够丰富经验的临床工作者,往往会造成误判。

（2）统计学标准:指界定一个人是否存在心理异常,可以通过与大多数人的行为进行对比而得出结论。如果一个人的行为偏离了大多数人的行为,那么我们判定这个人的行为属于异常;相反,我们则认定其行为属于正常范围。根据某个社会群体的正常行为,计算出该行为的分布状况。一个人越远离平均,异常的可能性就越高。如智力接近平均值,就属于正常;偏离正常越低,则智力发育障碍,为异常,偏离正常越高,则被视为天才,其实天才也是一种异常。尽管统计学标准可以区别异常心理的个体,但是该方法存在理论的局限。

（3）病因学标准:也称为医学标准,以临床工作者观察或者检测到某些心理障碍的致病原因和症状表现,来判断某人是否心理异常。没有心理疾病症状者是健康的,否则被判定为心理不健康。由于医学标准侧重在健康的病理方面,因此其所界定的范围过窄。这一标准是以精神病学为基础,为医学界人士所赞同,临床上应用比较多,具有较强的客观性和可靠性。但运用范围常常会受到限制,这是由于心理异常现象不是致病原因和症状表现简单一一对应的结果。

（4）社会适应标准:是以社会规范作为标准,其行为符合社会公认的规范则是健康的,偏离公认的社会规范则被视为不健康或异常。人处于社会关系中,若在交往中不能按照社会通行准则行为,而出现有悖于社会要求的行为,使人无法理解,则判定为心理异常。

上述的多种心理异常的判断标准从不同的角度讲述了如何对一个人的心理状态进行判断,在应用实践中,将这些判断标准加以综合运用,才能对被评估者的心理健康状况有一个很好的把握。如果过于简单地使用某条标准进行判断,难免会有所偏差,甚至会犯根本性的错误。

**（二）疾病诊断分类标准**

心理评估在对健康与否的判断标准上,存在着几个方式,评估内容涉及如下方面:主观经验的标准、统计的标准、病因学的标准和社会适应的标准。针对严重的心理问题,延伸到疾病领域,精神障碍疾病诊断分类标准提供对疾病的参照标准。世界卫生组织《国际疾病分类》、美国《精神疾病的诊断和统计手册》和《中国精神障碍分类与诊断标准》这三大标准分别对精神障碍和心理障碍作了分类。

世界卫生组织《国际疾病与相关健康问题统计分类(第十版)》(ICD-10)针对精神和行为障碍分为如下十一大类:①器质性(包括症状性)精神障碍;②使用精神活性物质所致的精神和行为障碍;③精神分裂症、分裂型和妄想性精神障碍;④情感性精神障碍(心境障碍);⑤神经症性、应激性和躯体形式障碍;⑥伴有生理障和躯体因素的行为综合征;⑦成人人格与行为障碍;⑧精神发育迟缓;⑨心理发育障碍;⑩通常发生于儿童及青少年期的行为和精神障碍;⑪精神障碍 NOS。

美国《精神疾病的诊断和统计手册(第四版)》(DSM-Ⅳ)把涉及心理精神方面的障碍分为 17 类:①通常初诊断于婴儿期、儿童期或青春期的疾病;②谵妄、痴呆、失忆性病症及其他认知能力有关的疾病;③一般性医学状况造成的精神疾病;④药物有关的疾病;⑤精神分裂及其他精神性疾病;⑥情绪性疾病;⑦焦虑性疾病;⑧身体型疾病;⑨人为疾病;⑩解离性人格疾病;⑪性及性别认同疾病;⑫饮食性疾病;⑬睡眠疾病;⑭尚未分类之冲动控制疾病;⑮适应性疾病;⑯人格疾病;⑰其他需要临床判断的精神病。《精神疾病的诊断和统计手册(第五版)》(DSM-V)于 2013年出版,该版本参照近年来的精神医学的新兴研究成果并基于症状学原则,将 17种分类变成了 22 种分类,其中包括:①神经发育障碍;②精神分裂症谱系与其他精神病性障碍;③双相及相关障碍;④抑郁障碍;⑤焦虑障碍;⑥强迫及相关障碍;⑦创伤及应激相关障碍;⑧分离障碍;⑨躯体症状及相关障碍;⑩摄食和进食障碍;⑪排泄障碍;⑫睡眠觉醒障碍;⑬性功能失调;⑭性别烦躁;⑮破坏、冲动控制及品行障碍;⑯物质相关障碍及成瘾障碍;⑰认知神经障碍;⑱人格障碍;⑲性欲倒错障碍;⑳其他精神障碍;㉑药物所致的运动障碍及其他不良反应;㉒可能成为临床关注焦点的其他状况。

《中国精神障碍分类与诊断标准》(CCMD-3)将精神障碍分为十大类:①器质性精神障碍;②精神活性物质或非成瘾物质所致精神障碍;③精神分裂症(分裂症)和其他精神病性障碍;④心境障碍(情感性精神障碍);⑤癔症、应激相关障碍、神经症;⑥心理因素相关生理障碍;⑦人格障碍、习惯与冲动控制障碍、性心理;⑧精神发育迟滞与童年和少年期心理发育障碍;⑨童年和少年期的多动障碍、品行障碍、情绪障碍;⑩其他精神障碍和心理卫生情况。

## 六、评估的过程

评估大体遵循相同的过程,心理评估的一般过程分为以下 6 个步骤。

第一步:确定评估目的。合适恰当的目标对后续过程特别重要,直接影响到后续评估内容及形式的设计。目的越清晰、越合理,越能够提高评估质量。如评估目标是了解个体心理疾病状况,其内容大体包含:诊断分类、严重程度的确定、危险性的估计、治疗疗效评价和未来行为的预测。

由于并不是每次的评估都能全面地完成,若评估目的是为了了解精神分裂症患者智力水平状况,当患者处在发病期间且病情不稳定存在被害妄想时,这种评估就需要等待病情稳定后才能进行评估。

第二步:确定心理评估的内容及形式。在确定了评估目的后,对评估内容和形式进行设计,如上述精神分裂症患者处在发病期,就需要选择时机。多数情况下在确定了目标后,需要对内容进行选择。如了解理解能力有困难的异常人格状况,同样的心理测量量表,选择艾森克人格测验比明尼苏达多相人格测验可行性高。如了解一个人的抑郁情绪状况,就可以选择观察、访谈以及心理测量这 3 种方式相结合来进行评估。然而,如果想了解一个企业所有员工的抑郁状况,评估内容大概就要变成一份简单的抑郁问卷即可。

第三步:选择决策的标准或理论。对于是否要诊断为心理疾病,临床医师按照精神障碍诊断和分类标准进行考虑,如《国际疾病与相关健康问题统计分类(第十版)》(ICD - 10)、《精神疾病的诊断和统计手册(第五版)》DSM - V、《精神疾病的诊断和统计手册(第四版)》DSM - IV 和《中国精神障碍分类与诊断标准》CCMD - 3;然而,对于一般心理问题,则可依据相应的心理学理论知识,如评估职业困惑问题时,可用职业心理学的相关理论进行指导。

第四步:收集心理评估信息。通过确定好的评估内容和评估形式进行评估,记录信息。如通过访谈法收集被评估者的心理问题,可以借由评估者详细询问,了解被评估者的当前心理问题、问题的起因及发展、可能的影响因素、被评估者早年的生活经历、家庭背景以及当前的适应、人际关系等。在针对一些特殊问题、重要问题进行深入了解评估时,可适当利用周围人的信息。

第五步:做出决策。在收集到评估资料的基础上,对被评估者现有状况进行诊断和定义,并对其未来行为做出预测。

第六部:分析、解释结果。将评估的结果、分析报告反馈给被评估者,一般通过书面报告的形式呈现。好的书面报告具有如下特点:第一,开始于案例介绍;第二,详细地说明评估的各项细节,以便报告阅读人员更好地理解和评价评估的方法、过程以及结果;第三,结果的报告,要求数据清楚、概况简洁;第四,结果的讨论和介绍,包括对将来评估或干预的建议,具体可以如表 9 - 1 所示。

表 9 - 1　心理评估报告表的形式

| 姓名: | | 年龄: | | 受教育程度: |
|---|---|---|---|---|
| 测试者: | | 测试日期: | | 报告提交者: |
| 基本问题: | | | | |
| 评估程序: | | | | |
| 背景信息: | | | | |
| 测试结果: | | | | |

（续表）

| 姓名： | 年龄： | 受教育程度： |
| 测试者： | 测试日期： | 报告提交者： |

解释和印象：

总结和建议：

施测者签名：
报告日期：

## 第二节 心理测量

心理评估中可以被量化的评估是心理测量，其是心理评估的重要组成部分，本章阐述心理测量的基本概念、性质、形成和发展、分类、测量工具的好坏判断、测量工具标准化及其具体施测。

### 一、心理测量的基本概念

心理评估用来评估被评估者的心理状况，其中心理测量是心理评估的重要方式。心理测量指依据一定的心理学理论，使用一定的操作程序，给人的能力、人格及心理健康等心理特性和行为确定出一种数量化的价值。广义的心理测量不仅包括以心理测验为工具的测量，也包括用观察法、访谈法、问卷法、实验法、心理物理法等方法进行的测量。本章部分指狭义的心理测量，亦即标准化的心理测验，通过科学、客观、标准的测量手段对人的特定素质进行测量、分析、评价。

20 世纪 20 年代，心理测量开始迅猛发展，大量测验进入到商业化的编制和销售中。第二次世界大战后，标准化测验在各国迅速发展。之所以如此发展，源于心理测量具有测量的性质。

测量是指按照一定的法则，应用数学方法对所观察的事物和属性进行量化描述的过程。平时我们使用的直尺、杆秤、温度计等都是科学的测量工具，可以准确说明事物的属性。测量关注于测量什么、如何测量，即法则。测量还必须具备两个重要的要件，即参照点和单位。那么心理测量是如何进行测量的呢？

在心理学领域中，心理状况复杂多变，举手投足随心所欲，这些内容能否测量？如何测量？是否心理状态也可以测量呢？这涉及心理测量的基本问题。心理测量具有可测量性的问题。

中西方学者都对心理的可测量性进行了阐述。美国心理学家桑代克和心理测量学家麦考尔曾先后提出，"凡存在之物必有其量，凡有量之物皆可测量"。两千多年前，我国古代哲人孟轲已经知道度量人们心理的重要性，他在觐见齐宣王说到，"权，然后知轻重。度，然后知长度。物皆然，心为甚"。

心理测量可测性的另一基本依据源于个体间的差异性，就像世界上没有完全相同的两片树叶一样，世界上也没有两个完全相同的人。有的人喜欢热闹，有的人喜欢安静；有的人热爱表达，有的人却含而不露；有的人固执己见，有的人却言听计从。这是便是人与人各具特色、各有差异的体现。另一方面，天文学家贝塞尔对英国皇家格林尼治天文台天文学家的观测数据进行研究，发现并提出了"人差反应时差"理论，这是人类站在科学角度上认识到人与人存在的差异性，自那以后，从反应时开始量化人与人差异的心理测量正式发展起来。

因而，心理现象作为一种客观存在的现象，与物理现象、生理现象一样，同样可以被测量并进行量化分析。心理测量是以心理量表取得的心理的变量，用以比较、鉴别和评估不同个体之间心理上的差异，或用于评估个体本身在不同时期、不同条件和不同情境下的心理反应或心理状态。心理测量也正是通过标准化的测量工具对被测验者进行测量，了解被测验者的心理素质，包括人格、能力、气质、动机等内容。

## 二、心理测量的性质

心理测量的对象是人的心理属性，是客观现象中最复杂的现象，这决定了心理测量与其他测量间存在的不同。

1. 间接性

心理现象本身具有内隐性和复杂性，缺乏直观性。人的智力、人格、气质、兴趣等，都不能直接通过对大脑的观察而获得，只能间接地从观察个体的具体行为表现来进行推测。具体来说，通过个体对测验项目的反应间接来推测其心理特质。而心理特质则是指一组有内在联系的行为特征，个体的心理状况是在遗传和环境交互作用形成的。在日常生活中，每个人对刺激反应都具有一定的内在倾向。

2. 相对性

理想的心理测量应该有"0"参照点和刻度相等的单位，然而心理测量不像人的体重、身高、心率那样，可以有绝对的量度。它既找不到一个接近于"0"的参照点，也不能把它划分为等量的单位。心理测量采用的量表是以分数等级为基础的，分数的意义只能是相对的，不是绝对的。从横向比较来看，不同民族、不同文化背景和社会信息影响作用下形成不同差异的个体心理；从纵向比较来看，发展心理学表明个体的认知存在着不同的发展阶段，是连续性的，因而同样的行为在不同阶段往往往具有不同的评价意义。因此,心理测量的结果都是与所在团体的大多数人的行为或某种人为确定的标准相比较而言的。

### 3. 误差较大

任何一种测量都不可避免地存在一定的误差。心理测量对象的变异性很大,常会受到主客观方面很多因素的影响,且难以进行绝对有效的控制,很容易产生较大的误差。

### 4. 客观性

心理测量与其他测量相比,需要控制的变量很多,其客观性的难度自然也比较大。心理测量的客观性主要是通过量表编制和测量实施过程的标准化程序来实现。心理测量必须标准化,这是对一切心理测量的共同要求。首先,一种标准化的心理量表所使用的项目,要经过科学方法的严格筛选;测量说明、施测者的言语、态度及施测环境等均需要标准化,这样确保刺激是客观一致的。其次,评分计分的原则经过了标准化,对反应的量化是客观的。再次,分数的转换和解释经过了标准化,对结果的推论也是客观的。再次,实现心理测量的客观性,还必须有严格专业培训的心理测量技术人员。

## 三、心理测量的形成和发展

心理测量的形成与发展既有社会发展的背景,也有心理学科自身发展的必然趋势。

从心理学科自身发展过来看,承认人的个别差异及其对行为的研究是测量工作的基本前提。1796 年,英国格林尼治天文台的皇家天文学家马斯林基因为其助手金内布鲁克观察星体通过的时间比自己晚了 0.8 秒钟,断定他"师心自用,不依法行事"而将他辞退。20 年后,另一天文学家贝塞尔对这一事件做了研究,认为这不是金内布鲁克的过错,而是一种不可避免的个人观察的误差。这一现象引起了当时学者的兴趣,随后对心理差异的研究在全世界范围推广开来。

1897 年,冯特在德国莱比锡大学建立了世界上第一个心理学实验室,标志着心理学作为一门独立的科学诞生了。伴随着心理学学科的发展,实验心理学强调严格控制实验条件,所有被试在尽可能相同的条件下完成实验,以此获得人类心理状况的差异。这一严谨、客观、尽可能降低误差的原则组成了传统心理测量学的基本概念。

其次,促使产生心理测量技术快速发展的最重要因素是社会发展的需要。工业革命成功后,西方国家对劳动力的需求急剧增加,工人大量雇佣童工,政府规定每雇佣 20 名童工,必须带雇 1 名低能者。为了使低智能者维持职业,同时设法使低智能者尽可能适应工作要求,法国医生沈干(E. Seguin)在此阶段不断地训练智力落后的儿童,随后出版了《白痴:用生理学方法来诊断与治疗》,该著作中的一些内容现已转化为能力操作测验的组成部分;另一方面,社会分工日益精细化对人员选拔、职业指导的需要也是促进心理测验发展的原因之一。

对心理测验起着直接推动作用的是英国生物学家和心理学家弗兰西斯·高尔顿,他提出人的能力是由遗传而来的,他在研究遗传问题的过程中,提出了测量个体差异的方法。在 1884 年伦敦国际博览会上,他成立了一个"人类测量实验室",参与者可以得到自己体重、身高、宽度等身体素质和视听敏锐度、肌肉力量、反应力等感觉。此外,他还发明了很多测量仪器,如测量长度视觉辨别的高尔顿棒、用于测量听力的高尔顿笛。同时,他将统计学引入到心理测量研究领域,构建了心理测量学科的基本框架。

卡特尔为心理测验学科发展也做过重大贡献。早年,他师从德国心理学家冯特,从事个体心理差异的反应时研究。在此基础上,他首次在其论文中提到"心理测验"这个术语,并报道了他所编制了一套能力测验在大学生身上的应用结果,测验内容包括肌肉力量、视听敏感度、运动速度、重量辨别、反应力、记忆力等。主张心理测量要有统一的标准,并要和常模比较,才能充分地实现其科学价值和使用价值。这些观点极大地丰富和完善心理测量的内容,是心理测量学的基本品质。

法国心理学家比奈是对智力测验做过突出贡献的心理测量学家。1904 年,法国公共教育部决定成立一个有医学家、科学家和教育家组成的委员会,专门研究公立学校中落后儿童的教育方法。作为委员之一的比奈主张用测验的方法来识别智力落后儿童,在与助手西蒙的合作下,完成了世界上第一个智力测验量表——比奈西蒙量表。该量表具有历史性的意义,如今已经修订到了第四版本。

美国心理史学家波林指出,在测验领域中,"19 世纪 80 年代是高尔顿的 10 年,90 年代是卡特尔的 10 年,20 世纪头 10 年是比奈的 10 年"。从 20 世纪初叶开始,心理测量获得了迅速发展,20 年代初进入狂热期,40 年代达到顶峰,50 年代以后经典测量理论趋于成熟并稳定,60 年代后测量理论出现新的动向,项目反应理论和概化理论的出现引起了心理测量领域的深刻变革,与此同时,认知心理学的兴起,实验法、观察法和测验法的结合,为心理活动机制提供了新的方法。

## 四、心理测量的分类

按照心理测量所测量内容可以分为:认知功能测量,如智力、记忆测量;人格测量,如明尼苏达多相人格测量、卡特尔 16 种人格;临床量表,如焦虑、抑郁类量表。内容划分得越细,则类别越多,如情绪障碍的测量,可以有针对焦虑、抑郁、社交恐惧、场所恐惧等内容的量表。

按照心理测量的评估者性质可以分为自评量表和他评量表。自评量表是指量表的填写者是受测试者自己,根据受测试者对照量表的各项目陈述应选择符合自己情况的答案并作出判断,可进行团体测评,要求受测者有一定的阅读理解能力。他评量表的填写者由专业评估员担任,如医师、护士或测量师,评定员根据自己的观察,也可询问知情者意见,或综合这两方面情况对受测试者进行评定。评定员要求需具有所使用测量工具内容有关的专业知识,并且需要接受严格的训练。

根据测验的功能和目的可以分为特征描述性测验和诊断性测验,人格测验一般具有描述被测者人格特征的目的和功能,而标准化的智力测验如韦氏智力测验,可以根据所得分数诊断被试者的智力水平是属于正常水平还是超长智力水平,或是存在某种程度的损伤,如果存在某种程度的损伤,结合社会适应的评定结果可以评定智力残疾水平,此类测验属于诊断性测验。

按照测量人数的多少可以分为个体测量和团体测量。个体测量是指一对一地进行测量,而团体测量多为自评方式的测量,同一时期给被测验者发放测量工具并告诉被测验者指导语,测试结束后统一进行回收,完成后续的结果分析,因此团体测量效率高。

## 五、判断心理测量量表好坏的标准

心理量表是以分数或等级对人的心理行为进行量化描述。心理测量的第一责任就是慎重选择量表,因此在具体选择某一个量表对被测验者进行测量的时候,需要先对量表进行评价。首先确定所测的目的,测量目的可能由于诊断、职业指导、咨询指导的不同而选择的量表有所不同,测评方式也可能不同。其次查阅量表的品质,选择质量高并且合适的量表进行测量,所得结果更为准确有效。一个有效的心理测量量表,一般考虑到 5 个要素,即样本、标准化、项目区分度、信度和效度,其中,样本、标准化和项目区分度是在编制测量量表过程中需要进行研究分析的。针对具体挑选合适的量表来说,最主要看该量表所考察的内容以及量表的信度、效度。

信度是指心理测量工具所具有的一致性、可靠性和稳定的特质,它是检验心理量表测量分数稳定性或一致性的指标。一个工具如果能够重复测量评估,最终得到的结果仍保持一致性,称该工具具有良好的信度。测量分数信度的高低,显示一个量表品质的高低。可靠的量表一般具有较高的信度。由于心理状况的主观性,需将该主观性通过客观的方式进行考虑,因而量表往往需要客观的。

测量的效度是指测量的有效性,指是否能够有效、准确地测量出所测的内容。它是心理量表能否确实测到其所要测到那种心理的特征、状态或障碍及其功能方面的指标。诸如在同样测查人格的艾森克人格量表,尽管都反映人格的内外向、情绪稳定性、精神质等特点,儿童版本的量表和成人版本的量表就存在差异,考虑到儿童社会阅历不够,因而对于儿童来说,采用成人版本的艾森克量表就可能不能准确测查出他的人格特点。

## 六、心理测量的标准化

凡心理测量在使用中均需标准化。所谓测量的标准化,是指心理测量的编制过程、测验分析过程、施测过程以及测验的分数解释均遵守标准的流程。心理测量按照测量是否有常模参照分为标准参照测验和常模参照测验。

常模参照测验是一种以经典测验理论为基础的测量,主要目的在于把被试与常模比较,从而判断被试在所属团体中的相对位置。早期的教育测验和大部分智力测验基本上就是常模参照测验。标准参照测量是一种精心编制的、在一定的行为领域上按照具体的行为标准水平对被试的测验结果做出直接解释的测验。它为人们提供了有关被试是否达到某种行为标准水平或要求的信息,是一种与以经典测验理论为基础的常模参照测验相对的测验类型。标准参照测量一般应用到能力测量领域,查看是否掌握了知识。本节主要讲述常模参照测量的标准化过程,标准参照测验的标准化往往更多出现在教育领域,感兴趣者可查阅相应书籍。

### (一)心理测量的编制步骤

科学的心理量表是通过科学方法进行编制的。从确定编制目的到最后的成功应用施测,其间每步均需要进行仔细斟酌,其具体编制步骤如下:①确定使用测量的基本目的。②确定可代表该结构或界定该范畴的行为。③准备一套测量的详细说明,确定步骤②的每周行为的项目比例。④编写最初的项目。⑤项目核查(必要时加以修订)。⑥初步的项目测试(必要时加以修订)。⑦对测量所指向的受测总体的代表性大样本组进行正式施测。⑧确定项目分数的统计特性,在适当条件下,删除不满足预定准则的项目。⑨设计并进行测量最终形式的信效度研究。⑩编制测验实施、评分及分数解释指南(如存在常模标准,可取临界分数或操作标准等)。

### (二)心理测量的品质考验

在以上步骤中,标准化的心理测量量表往往经受着 3 个测量品质的考验:常模、信度和效度,以下分别简单介绍。

1.常模

常模是常模参照测验的标准,是指心理测量在一个群体中所测量结果的标准比较,不同群体的常模标准有所不同。如大多外国开发的量表,均要进行中国人群的常模修订,因为外国常模与中国的常模存在差异。心理测量中某一个测量结果的数据称之为原始分,本身没有太多的意义,需根据常模转换标准分后进行分析评定。因此,分数的意义在很大程度上取决于常模样本的代表性。

取样是修订常模标准的重要因素。首先在对样本进行抽样的时候,要对群体的构成有明确界定,必须准确确定所测样群体的范围、性质和特征。其次在修订过程中,要注意样本的大小是否合适。最后,考虑到年代差异,不同时期的量表具有一定的时效性,因此标准化样本需要具有时效性。

取样获得数据信息是用来反映整个群体信息的,是参照的标准。因此,在比照该数据信息时,为了方便常常通过统计转换成标准分或者百分位数,并由这些数据构成标准分常模或百分位数常模,当获得一个人的数据时候,可以通过查表立刻知道他所在群体中的位置。标准分常模是原始分数与平均数的距离以标准差为单位表示出来的量表,基本单位是标准差,所以又成为标准分数。常见标准分常模有 Z 分数、T 分数、离差智商、标准九分数。百分位数常模往往计算原始分数的排列情况,根据常模立刻可以知道某一百分比例的个体对应的测试分数。除此之外,针对性质的常模有时候也存在,诸如男女性别的差异在某些测量中是需要考虑的因素,因此常模考虑这些因素,便更能反映个体的真实情况。

2. 信度

信度是指测量的一致性,反映测量分数的可靠性。被试在不同时间内采用同一测验,所得的结果趋向于一致。信度受随机误差的影响,随机误差越大,测试结果受到影响越大,所得结果也不一致,信度越低。因此,好的测量工具要维持测量所得结果趋于一致的测量效果品质。对于信度的评估方法没有固定,根据方法可以分为以下几种:

(1) 重测信度:同一测验在相同条件下对同一被试进行前后两次施测,得到两次分数的相关系数。其关键点是两次测量时间间隔的控制,太短则存在学习和记忆,因此时间间隔往往需要根据测量的目的、性质和被试特质来确定,一般 2～4 周,通常不超过 6 个月。

(2) 复本信度:是指两个等值但题目不同的测验来测量同一群体,求得两个测验得分的相关系数。难点是需要根据测量目的编制彼此等值相同的题目内容。

(3) 分半信度:是指采用分半法测量所得结果的相关系数,代表两个对半测量内容取样的一致性程度。

(4) 同质性信度:又称内部一致性系数,是指量表内容所有项目间的一致性,亦即分数的一致性。量表内各项目分数相关性越高,则量表项目就越同质。常用检验同质性信度方法有库德-理查逊公式(K - R20),K - R20 公式适应于二分法计分题量表,对于多重计分量表采用克伦巴赫系数 α 系数估计,与此同时,分半相关法也是估计同质性的一种方法。

(5) 评分者信度:是指同一测量由于评估者之间的差异所产生的误差。由于个体间的差异,不同评分者对于同一测量结果往往得出不同的分数,在主观题测量中尤为明显。因此在很多科研研究中,特别强调不同评估者在使用同一个测量工具的一致性程度,一般要求评定者间的相关系数达到 0.9 以上,才认为评分是客观的。

3. 效度

效度是指一个测量工具能够测查出所要测量的东西的程度,反映测量的准确性。测量效度受到随机误差和系统误差的影响,信度高的测验并不一定有效,有效的测量必定可信。效度的检验方法和测量一样,分为 3 类。

(1) 内容效度:是指量表项目反映所测量内容的程度,当题目是行为范围的好样本,则测量有效。内容效度的评估方法主要有专家判断法、统计分析法和经验推理法,从不同的角度对测验项目内容的有效性进行评价。

(2) 构念效度:又称结构效度,是指测验对理论上的构念或特质的准确程度,是基于一定的理论依据出发的。具体实施过程如下:通过查阅理论,依据理论进行量表修订,最后对修订后的量表的施测所得数据进行分析平均,验证其与理论假设的吻合程度。

(3) 校标关联效度:是指一个量表对处于特定情境中的个体行为进行预测的有效性。校标是指被预测行为必须是检验效度的标准。一般是将量表评定结果与某一标准行为(校标)进行相关检查。

## 七、心理测量的实施流程

心理测量的量表编制完成后,对被试进行施测,具体的实施应使用手册规定的步骤严格进行,才能确保测量取得有效的结果。概括起来分为测量前的准备工作、测量过程中阶段、测量结束阶段和解释和报告阶段。

### (一) 测量前的准备阶段

对于心理测量师而言,在接收到测量申请后进行准备,包括以下内容。

(1) 选择合适的测量工具。心理测量的工具种类很多,每种测量工具均有其适用的对象,如想了解人的焦虑情绪,可以通过自评的焦虑自评量表,由被试自己填写,也可由医师通过他评来记录被试的焦虑情绪状况。如年龄、受教育程度要求等均是在挑选测量工具考虑的因素。

(2) 熟悉测量的程序。在测试前对指导语进行熟悉,指导语规范了测试过程中的操作程序,避免因指导语不一致带来测量的人为误差。接着对测量程序进行熟悉,如在智力、记忆等认知功能测量的时候,一些测验程序要求按照标准进行材料的摆放、计时等。

(3) 测量前的环境准备:所处环境对被试的心理测量也会产生一定的影响,具体来说,测试环境中的光线、温度、噪声、空气质量等物理条件都应事先考虑。一般个别心理测量可以选择单独的心理测量室进行施测,避免互相间干扰。团体心理测量可以在专用的团体心理测量室、教室等进行。为保证测量过程顺利进行,测量过程不得受到外界的干扰。测量场所的布置应简洁、独立、安全,避免分散被试的注意力。

**(二) 测量过程中**

对于一些测量,如智力测验,往往花费很长的时间,同时也需要被试投入参与,因此在测量过程中,可能会出现被试不愿意参与、积极性下降,这个时候应鼓励、关怀被测验者以提高其测验动力。测量中对于不理解的问题,采用鼓励被测验者多思考,或给出客观中立的解释,避免个人的主观态度、价值观等影响到被测验者。针对自评类的量表,在被测验者快完成整个量表的时候,提醒被测验者检查是否存在遗漏,如有遗漏需补充完整。

**(三) 结果换算**

量表各项目评分需要累加为因子分(或量表分)和总分,这些分数均为原始分,很多量表根据要求需要进一步转换成各种形式的标准分或百分位。因此,根据操作手册进行转换,有些量表使用手册提供了各种转算表,使用者只需查表即可。

**(四) 结果解释和报告**

为了达到使用目的,需要对各种测量结果进行分析综合以得出结论,并对其意义进行解释。量表的种类、功能和评定原因的不同,其解释的深度也存在差异。

将主要结果、结论和解释用文字或口头形式表达进行报告。对某一人群的评定结果报告类似于调研报告,相对比较复杂,需要进行统计分析,如果测量数据有效,则对心理卫生工作有指导意义。对于个体报告而言,用语精确明白、解释合理、通俗易懂。呈现给专业人员的报告应采用专业术语,而给被测验者及其家属则多采用口头形势报告,将专业性术语用较通俗化用语表达。总之,应参照各个测量工具的使用说明手册,规范地进行测量解释并出具报告。

## 第三节 | 常用心理测量

已有的心理测量量表种类繁多,根据评估的主要内容来,可以分为智力测验、记忆测验、人格测验、行为功能测验、情绪障碍评定测验、生活质量评定等测验;根据测验的功能和目的,可以分为特征描述性测验和诊断性测验,人格测验一般具有描述被测者人格特征的目的和功能,而标准化的智力测验如韦氏智力测验,可以根据所得分数诊断被试者的智力水平是属于正常水平还是超长智力水平,或是存在某种程度的损伤,如果存在某种程度的损伤,可结合社会适应的评定结果进行智力残疾水平评定,此类测验属于诊断性测验;根据量表的评定者是被试者自身还是他人,可以将心理量表划分可以分为自评量表和他评量表,前者有症状自评量表、艾森克人格测验等,后者有韦氏智力测验、罗夏墨迹测验、汉密尔顿抑郁量表等。本节将重点介绍心理测量中的智力测验、神经心理测验、人格测验和常用的精神科症状量表。

## 一、智力测验

智力是人们普遍关心的一个概念,智力测验也是心理测验史上产生较早、发展最为成熟、应用最为广泛的测验。这里的智力指的是人的各种认知能力的综合表现,包括观察力、记忆力、注意力、想象力和思维能力,其核心为抽象思维能力。智力测验的结果一般用智商来表示。

### (一)斯坦福-比奈智力测验

1905 年比奈-西蒙智力量表发表以后,经过了多次修订,其中最有名的是美国斯坦福教授特尔曼于 1916 年修订的斯坦福-比奈量表(Stanford Binet scale),简称斯-比量表,它第一次用比率智商来表示智力的相对水平。智商的应用使人们有了判断智力高低的相对指标,使不同年龄的人的智力水平可以比较,开创了智力定量评估的历史,对于人类智力测量史有重大意义。

我国陆志韦于 1937 年修订了 1916 年的斯坦福-比奈量表,1986 年北京大学吴天敏教授根据陆志韦修订本再作修改,称为"中国比奈智力量表",适用于 2～18 岁,斯-比量表最初为预测儿童学习能力而编,因此该量表在教育上使用较多。

### (二)韦氏智力测验

美国的心理学家韦克斯勒(D. Wechsler)编制修订的韦氏智力量表被国际心理学界公认是较好的量表之一,也是目前世界上应用最为广泛的以及临床最主要使用的智力量表。根据不同年龄段的特征,研究者分别编制了韦氏成人智力量表(Wechsler Adult Intelligence Scale-Revised,WAIS-R)(适用于 16 岁以上者)、韦氏儿童智力量表(Wechsler Intelligence Scale for Children,WISC)(适用于 6～16 岁者)和韦氏学龄前智力量表(Wechsler Preschool and Primary Scale of Intelligence,WPPSI)(适用于 4～6 岁),3 个量表相互衔接,可以对一个人从幼年到老年的智力情况进行测量。20 世纪 80 年代以来,我国学者龚耀先、林传鼎、张厚粲等分别对上述 3 个量表进行了修订。

韦氏智力量表的主要特点是在一个量表中分若干个分测验,每一个分测验的结果表示一种智力能力。例如成人量表总体分为言语量表和操作量表两部分,分别评估被测者的言语能力和操作能力,两大量表分别包含了数个分测验,各分测验名称和测量的主要能力如表 9-2 所示。

表 9 - 2　韦氏成人智力测验的各分测验名称及主要内容

| 分测验名称 | | 主要测量内容 |
|---|---|---|
| 言语量表 | 常识 | 为一些常识性问题,主要测量人的知识广度。 |
| | 理解 | 为一些有关社会价值观念、社会习俗的理由的问题,要求被试说明解释,主要测量实际知识与理解能力。 |
| | 算术 | 为一些难易不同的文字型算题,要求用心算的形式迅速回答出各题的答案,测量计算与推理能力。 |
| | 相似 | 找出两个物体或名词的共同性,并用适当的语言概述出来,测量人的抽象思维和概括能力。 |
| | 数字广度 | 根据背数的长度,测量短时记忆力和注意力。 |
| | 词汇 | 给一些词下定义,测量人的词语理解、表达能力以及知识的广度。 |
| 操作量表 | 数字符号 | 9 个符号代表 9 个数字,要求被试在规定的时间内在每一个数字的下面标出相应的符号,测量学习与操作速度。 |
| | 填图 | 每张图片上均有一处缺笔,要求被试找出来,测量人的视觉辨别能力、推理和观察能力。 |
| | 木块图 | 由九块正立方体木块和一组图片组成,让被试根据呈现的图片,用木块在规定的时间内拼出来,测量视觉及结构分析能力。 |
| | 图片排列 | 要求将一些随机排列的图片重新排列为有意义的系列,测量人的逻辑联想,知觉的组织能力以及思维的灵活性。 |
| | 拼物 | 将一些物体的碎片复原,测量人的想象力,处理局部与整体关系的能力。 |

　　韦氏智力测验属于个别测验,需要受过专业训练的测评人员严格按照手册规定对每个量表逐一进行。在施测时,主试要努力争取被试的合作,可以采用鼓励的语言保持他们对测验的兴趣。有一些测验虽然没有时间限制,但是也不能无限制延长下去,再延长也没有意义的时候便可进行下一项目。

　　韦氏智力测验采用离差智商的计算方式,克服了比率智商的缺点。测验结果需要从原始分按照年龄分组查找标准分,根据得到的各分量表标准分总分,可以将智力的水平分成:>130 超长水平,120～129 优秀水平,110～119 中上水平,90～109 中等水平,80～89 中下水平,70～79 临界状态,<70 智力缺损。

　　研究者发现韦氏智力量表的结果中,如果言语智商显著低于操作智商,可作为大脑左半球受损害的诊断标志;操作智商显著低于言语智商,可作为大脑右半球受损害的标志。需要注意的是在临床中应用时,差别必须显著才有意义,并且不适用于智商高水平的人,因为有些成就大很聪明的人,言语智商也会往往高于操作智商。因此,只有当 IQ 处于低水平,差异分析才有临床意义。

现今,韦氏智力测验发展到第四版,较之于之前的版本,此次版本结合了认知的理论。我国张厚粲进行了儿童版的修订,并于 2008 年已经公布。儿童 WISC-Ⅳ第四版的分量表通过合成分数,组成了量表的四大结构:言语理解、知觉推理、工作记忆和加工速度,具体如表 9-3 所示。

表 9-3　WISC-Ⅳ的量表结构

| 言语理解 | 知觉推理 | 工作记忆 | 加工速度 |
|---|---|---|---|
| 词汇 | 积木 | 背数 | 译码 |
| 类同 | 图画概况 | 字母-数字排序 | 符号检索 |
| 理解 | 矩阵推理 | | |
| (常识) | (填图) | (算术) | (划消) |

总智商(Full Scale IQ,FSIQ)是儿童认知能力的整体评估结果,这些分数可以提供儿童总体智力水平的得分、与同年龄同伴相比的相对水平和位置以及可能的分数范围(在 4 个指数的分数结果中同样提供这些数据)。WISC-Ⅳ采用言语理解指数、知觉推理指数、工作记忆指数、加工速度指数等 4 个指数解释儿童的总智商,从而对儿童的认知能力进行评估。

(1) 言语理解指数(Verbal Comprehension Index,VCI):测量儿童解决言语问题的能力,这涉及语言的概念形成和同化,与言语相关的抽象思维、分析、概括能力,等等。言语理解的得分与被试的文化背景、接受教育的程度、学习和吸收知识的能力有关,这些能力通常称为"晶体智力"。在 WISC-Ⅳ中,言语题解指数的测量任务包括类同、词汇、理解等核心分测验。在完成这些任务的过程中,儿童会表现出对各种事物的一般知识的学习而积累,能够解释常见事物的概念、词汇的意义,并对这些信息进行比较、分析、推理和判断的能力和水平。

(2) 知觉推理指数(Perceptual Reasoning Index,PRI):测量儿童解决视觉信息构成的问题时所具有的能力,这涉及空间知觉、视觉组织以及逻辑推理等对非言语信息进行概括、分析的抽象思维能力,也可以很好地反映儿童的"流体推理"能力。在 WISC-Ⅳ中,知觉推理指数的测量任务包括积木、图画概念以及矩阵推理等核心分测验。儿童在完成这些任务的过程中,会表现出对常见事物的知觉,以及对这些事物的特征、功能、意义等进行理解、分析、比较、归纳、分类的能力和水平。具有广泛的兴趣和爱好、对生活中的各种现象有良好的观察能力并善于思考的儿童,通常会在这一指数上有较好的表现。

(3) 工作记忆指数(Working Memory Index,WMI):主要测量儿童的短时记忆、对外来信息的存储和加工，以及输出信息的能力。在进行学习、记忆、思维及问题解决等高级认知活动时，人们通常需要一个暂时的信息加工与存储机制，它能够保存被激活的信息表征，以备进一步加工之用，这种机制称为工作记忆。工作记忆类似一个工作平台，个体思维活动所需的材料必须先放置在这个平台上，而对各种信息的组织和加工也只有利用这个平台才能实现。很多研究都表明，工作记忆是流体推理和其他高级认知过程必不可少的要素，与个体的学习能力和学业成就有着很高的相关。

（4）加工速度指数（Processing Speed Index，PSI）：测量儿童处理简单而有规律的信息的速度、记录的速度和准确度、注意力以及书写能力等。在 WISC - IV 中，加工速度指数的测量任务包括译码和符号检索等核心分测验。儿童在完成这些任务的过程中，需要迅速学习并适应新的任务要求，对任务中的符号或图案进行快速的视觉扫描并同时做出是否符合任务要求的判断。由于这些分测验任务必须由儿童用笔划记完成，因此也能反映出儿童的视觉-动作协调能力。注意力集中、注意范围广、认知灵活性和动作的灵活性较好、反应迅速以及对新任务的适应性较好的儿童，通常会在这一指数上有出色的表现。

在上述 4 个指数中，言语理解和知觉推理分别考察儿童对言语信息和视觉信息加工的复杂程度和抽象水平，也可以理解为儿童认知能力中的信息加工水平；工作记忆和加工速度则考察儿童在认知活动中处理复杂信息的能力和信息加工的速度，也可以理解为儿童认知能力中的信息加工效率。评估儿童认知活动的水平时，言语理解指数和知觉推理指数是主要的参考依据。

### （三）格赛尔发展量表

格赛尔发展量表（Gesell development scale）由婴幼儿智力测验的创始人——美国耶鲁大学格赛尔及其同事于 1940 年发表，修订后量表适用于 0～6 岁儿童。格赛尔对自己儿子进行了长达 10 年的系统研究，认为婴幼儿的行为发展是一个有次序的过程，反映了神经系统的不断成长和功能的不断分化，因而可以把每个成熟阶段的行为模式作为智能诊断的依据。

格赛尔量表中只有少数项目是真正的测验，多数是通过直接观察儿童对标准化玩具或其他刺激物的反应来收集资料，由抚养者（母亲）提供补充信息。格赛尔量表的结果——发育商的计算公式为：发育商（Developmental quotient，DQ）＝发展年龄/实际年龄×100。DQ 作为发育速率的指标对临床诊断有相当大的价值。

### （四）瑞文测验

瑞文测验是英国心理学家瑞文（Raven JC）于 1938 年编制，后经过修订发展成了渐进矩阵标准型、渐进矩阵彩色型、渐进矩阵高级型和瑞文测验联合型这 4 种。

瑞文测验主要用来测验一个人的观察力及清晰思维的能力，题目由图形组成，是一种非文字的智力测验,不受文化程度的限制。本测验适用于 5~75 岁,可以个别施测,也可以团体施测,因此适用于大规模的智力筛选,具有省时省力的优点。由于属于非文字测验,瑞文测验还可用作语言障碍者的智力测量,也可作为不同民族、不同语种间的跨文化研究工具。但是该测验信效度并没有多维度的智力测验高,因此不能完全替代其他智力测验。

### (五) 适应行为测验

适应行为(adaptive behavior)是指个体有效地应对和顺应自然环境和社会环境的能力,指社会适应能力。适应行为量表作为能力测验的补充,是诊断智力低下(mentalretardation,MR)的必要条件之一。智力测验主要是在实验条件下测量个体的学习能力,适应行为测验侧重于评定个体在正常社会环境中的生存能力。适应行为量表属于能力评定,不仅用于智力低下的诊断、分类、训练及特殊教育领域,也用于其他人群,尤其是问题儿童的行为发展的研究。

国内常用的适应行为量表有儿童适应行为量表和成人智残评定量表。前者由姚树桥、龚耀先根据美国智力低下协会(American Association on Mental Deficiency,AADM)编制的适应行为量表修订、编制,适用于 3~12 岁儿童,分为城市和农村两个版本,量表包含 8 个分量表,分别为:感觉运动、生活自理、语言发展、个人取向、社会责任、时空定向、劳动技能和经济活动等。测评结果以适应能力商数(Adaptive Ability Quotient,ADQ)表示,分为极强(>130)、强(115~129)、正常(85~114)、边界(70~84)、轻(55~69)、中(40~54)、重(25~39)、极重(<25)等 8 个等级。后者由龚耀先和解亚宁等于 1986 年编制,适用范围为 13 岁以上。量表根据生活能力、学习或工作能力、时空和人事定向能力以及社会交往能力等指标制定分级量表。适应能力结果分为 5 个等级:正常、临界、轻度低下、中度低下、极重度低下。

## 二、神经心理测验

神经心理测验是在现代心理测验基础上发展起来的,是用于脑功能评估的一类心理测验方法。它是神经心理学研究与临床实践的重要手段,其目的在于正确地预测脑器质性障碍,了解脑器质性功能障碍的性质和程度。

神经心理测验评估的心理、行为的范围很广,包括感觉、知觉、运动、言语、注意、记忆、思维、情绪和人格等,涉及脑功能的各个方面。过去,神经心理测验主要用于脑损伤,但现在多用于了解不同脑损伤时,有哪些行为改变和功能障碍,哪些功能依然完好,从而为了解脑功能与行为和行为与脑相互之间关系,以及为临床诊断、制定治疗和康复计划、评估疗效、评估脑功能状况和能力鉴定等提供帮助。神经心理测验的应用范围越来越广,在神经心理学领域、神经病学、精神病学、传染病领域,现代教育、司法、康复医学,人力资源和消费心理学领域中,神经心理测验都是重要的评估和参考工具。

神经心理测验包括单个测验和成套神经心理测验,单个测验如前文介绍的智力测验,近年来发展的倒行掩蔽测验、视觉搜索任务、斯特鲁色词测验。第二次世界大战以后,美国的霍尔斯特德和他的学生雷坦编制出版了"霍尔斯特德-雷坦神经心理成套测验"(Halstead-Reitan Neuropsychological Battery,HRB)。在相同时期,苏联神经心理学家鲁利亚通过对伤兵的脑损伤研究,总结出一套神经心理测查方法,1975 年经过美国的内布拉斯加大学的戈尔登教授的修订和标准化,命名为"鲁利亚-内布拉斯加(Luria-Nebraska)神经心理成套测验"。这两套测验至今仍在临床和科研中广泛应用,近年来发展的成套测验有"剑桥自动化神经认知成套测验"(the Cambridge Neuropsychological Test Automated Battery,CANTAB)、"神经心理状况重复性成套测验"(Repeated Battery for the Assessment of Neuropsychological Status,RBANS)及"MATRICS 共识认知成套测验"(MATRICS Consensus Cognitive Battery,MCCB)等。

## (一) 单个神经心理测验

单个测验可以分成注意功能测验(Function of Attention)、信息处理速度测验(Speed of Information Processing)、运动技能(Motor Skill)测验、词语流畅(Word Fluency)测验、工作记忆(Working Memory)测验、抽象/执行(Abstract/Executive)功能测验、学习和延迟回忆(Learning and Delayed Recall)测验、视知觉障碍(Visual Perception Disorder)测验等。以下列举几个常用的单个神经心理测验。

1. 倒行掩蔽测验(Backward Masking Test)

倒行掩蔽是对早期视觉信息加工过程的评定,属于注意功能测验。为计算机版本,在屏幕上出现两个数字,持续 17 毫秒后消失,要求受试者正确辨认屏幕上的数字,有 3 种试验条件:①只出现靶刺激。②靶刺激呈现后 30 毫秒出现掩蔽刺激"XX"。③靶刺激呈现 50 毫秒后出现掩蔽刺激。每一试验条件各测验 10 次,在进行测验前有 9 次练习,统计指标为辨认正确数。

2. 数据符号测验(Digit Symbol Test)

数据符号测验属于信息处理速度测验,是韦氏成人智力测验的一个分测验,为纸笔测验。该测验中 1~9 都有相应的符号代替,测验时要求被试将每个数字相应的符号以最快的速度填入数字下方的方格中。正式测验的时限为 120 秒,按正确填入的符号数计分。

3. 威斯康星卡片分类测验(Wisconsin Card Sorting Test,WCST)

它所测查的是根据以往的经验进行分类、概括、工作记忆和认知转移的能力,属于抽象/执行功能测验。该测验首先由 Berg 于 1948 年用于检测正常人的抽象思维能力,后来发现它能够较敏感的检测有无额叶局部脑损害,经过 Heaton 等人于 1991 年的研究加以扩充和发展,成为目前广泛使用的一种检测额叶执行功能的测验。

WCST 目前主要用电脑施测,由 78~128 道题目以及答案构成。答案始终为 4 个不变的选项,分别为 1 个红三角形,2 个绿五角星,3 个黄十字形和 4 个蓝色圆形。题目由不同的形状(三角形、五角星、十字形、圆形)、不同颜色(红、黄、绿、蓝)和不同的数量(1、2、3、4)组合成的卡片构成,要求被试者从 4 个选项中选择一项和题目所呈现的一张卡片分成一类。测试时只提供正误反馈,不告知分类规则,受试者一共要完成 6 次归类或者将 128 张卡片分类完毕。正确率高的情况下系统会默认完成 78 道题目,正确率低的情况下需要完成 128 道题目。

WCST 的主要功能是区分是否有脑损害以及是额叶还是非额叶的脑损害。评定指标有:总反应数、正确反应数、持续反应数、错误反应数、持续错误反应数和分类数。持续反应数是指明知根据某一属性来分类是错误的,但还是继续用这一属性来分类,它是 WCST 所有指标中提示有无脑损害及是否有额叶局灶性损害的一项最好的指标。

**(二) 成套神经心理测验**

霍尔斯特德-雷坦神经心理测验根据其中 5 个基本测验(范畴、触觉操作、手指敲击、音乐节律、语声知觉)的 7 个分数指标计算大脑的损害指数。计算的公式为:损害指数=测验结果的一场项目数÷7。然后,以这种脑损害指数来评估大脑损害的程度。除此以外,根据所有测验项目,再加上智力测验、记忆测验以及人格测验的结果综合分析,了解其中相互之间的分数关系,可以做出偏侧和性质的分析,了解损伤是弥漫性的还是局灶性的,是稳定的还是变化的,以此进行定位诊断。

霍尔斯特德-雷坦神经心理测验,是鉴别脑-行为障碍患者的较为可靠的心理测验工具,测验结果有助于诊断脑病变的情况,还能确定某些病例症状群的性质和定位,更重要的是它能够评估脑与行为的关系。但是,这套测验仍存在一定的局限性,例如测验时间太长,结果处理和分析复杂,对有些患者(如上肢偏瘫)难以适用。因此,临床广泛使用有较大的困难。

1. 霍尔斯特德-雷坦神经心理测验(HRB)及其中国修订版

此测验系由霍尔斯特德在第二次世界大战后编制,后由学生雷坦加以发展而成,在中国由龚耀先修订并建立常模,用于测查多方面的心理功能或能力状况,包括感知觉、运动、注意力、记忆力、抽象思维能力和言语功能等。此测验有成人(15岁以上)、儿童(9~14 岁)和幼儿(5~8 岁)三式。在此介绍有代表性的成人式。

成人 HRB 由下列 10 个分测验组成。

（1）侧性优势检查：通过对受试者写字、投球、拿东西等动作的询问和观察，测定利手、利足、利眼、利肩等，进一步判断言语优势半球。

（2）语声知觉测验：要求受试者在听到一个单词或一对单词的发音（录音）后，从4个备选词中找出相应的词，共有30个（对）词，测查受试者注意力和语音知觉能力。

（3）握力测验：用握力计测量左右手，比较利手和非利手，有利于反映左右手半球功能和运动功能差异。

（4）范畴测验：要求受试者通过尝试错误发现一系列图片中隐含的数字规律，测查受试者分析、概括和推理等能力。测验成绩用错误数多少表示，此测验有助于反映额叶功能。

（5）手指敲击测验：要求受试者分别左右手食指快速敲击计算器的按键，测查精细运动能力。比较左右手敲击快慢的差异有助于反映左右半球精细运动控制功能状况。

（6）连线测验：此测验分甲乙两式。甲式要求把不同位置上的1～25的数码连接起来；乙式要求把不同位置上的1～13的数码和A～L的字母交叉相连。测查空间知觉、眼手协调、思维灵活性等能力。测验结果用完成任务时间和连接错误表示。

（7）触觉操作测验：要求受试者在蒙着双眼的情况下，凭感知觉将不同形状的形块放入相应的木槽中。分利手、非利手和双手3次操作，最后要他回忆这些形块的形状和位置。根据其完成作业的时间和回忆的成绩，评估触知觉、运动觉、记忆和手的协同与灵活性能力。这项测验是霍尔斯特德-雷坦神经心理测验中的主要测验。左右侧操作成绩比较有助于反映左右半球功能差异。

（8）感知觉障碍检查：此测验包括听觉检查、视野检测、脸手触觉辨认、手指符号辨认和形块辨认等6个方面，检查患者是否有手指认知不能，皮肤-书写认知以及触觉、听觉和视觉的缺失等。

（9）音乐节律：要求受试者对30对相同或不相同的音韵节律做出是否相同的判断，测查注意力、瞬时记忆力和节律辨别能力，有助于了解右半球功能。

（10）失语检查：由言语接受和表达能力的测验所构成，要求受试者回答问题、复述问题、临摹图案和执行简单命令，测查言语接受和表达功能以及有无失语。

该测验采用了划界分（即区分正常与异常的分数线）来判断各单项测验结果正常与否，并计算出损伤指数，判断有无脑损伤。有研究表明，用此测验诊断脑损伤符合率在80%左右，在临床上常将HRB与韦氏智力量表、明尼苏达多项人格问卷、韦氏记忆量表结合应用，使评估更全面、更准确。

2. 鲁利亚-内布拉斯加神经心理成套测验（Luria-Nebraska Neuropsychological Battery，LNNB）

该测验由戈尔登及其同事根据苏联神经心理学家鲁利亚的神经心理测查方法

编制而成,通过测查感知、运动技能、言语能力和认知能力等综合反映大脑功能状况,为临床有无脑损伤和损伤的定位提供帮助。此测验有成人版(LNNB)和儿童版(LNNB-CR),龚耀先等人于 1987 年修订了中国版,以成人版为例介绍。

成人版测验共有 269 个项目,11 个分测验:包括运动测验、节律测验、触觉测验、视觉测验、感知言语测验、表达性言语测验、书写测验、阅读测验、算术测验、记忆测验、智力测验。11 个分测验的基础上还派生出 3 个附加量表,即左半球定侧量表,右半球定侧量表和病理征量表。

有研究表明用此测验诊断脑损伤符合率时,正常对照组符合率达 76%～96%,患者组符合率达到 58%～95%。

## 三、人格测验

人格测验又称个性测验,测量个体在一定情景下,经常表现出来的典型行为反应。人格测验种类繁多,大致可以分为问卷测验和投射测验,本部分主要介绍临床使用较多的问卷测验:明尼苏达多项人格测验、艾森克人格测验和卡特尔 16 种人格因素问卷。

### (一) 明尼苏达多相人格测验(Minnesota Multiphasic Personality Inventory, MMPI)

MMPI 是重要的临床心理学测验之一,由美国明尼苏达大学教授哈撒韦(Hathaway)与麦金利(McKinley)于 20 世纪 40 年代初期编制。新修订的明尼苏达多相个性测查表(MMPI-2)于 1989 年由美国明尼苏达大学出版社正式出版。中国的版本由宋维真等人主持并建立常模。MMPI 适用于正常人和有心理问题的人群,被试者必须有适当的阅读和理解能力,文化水平要求初中及以上。

MMPI 的中文版有良好的信度和结构效度,共有 566 个自我报告形式的项目,其中 16 个为重复项目。项目内容范围很广,包括躯体情况,精神状态以及对家庭、婚姻、宗教、政治、法律、社会等问题的态度。MMPI 有 10 个临床量表,包括疑病(Hs)、抑郁(D)、癔症(Hy)、病态人格(Pd)、男性化和女性化(Mf)、偏执(Pa)、精神衰弱(Pt)、精神分裂(Sc)、躁狂症(Ma)、社会内向(Si)。除了临床量表,MMPI 还有 4 个效度量表,用于鉴定不同的应试态度、反应倾向以及部分量表的分数。

对 MMPI 临床量表的解释,一般来说在多个效度量表提示结果有效的前提下,看解剖图上成对的高点或多个高点所形成的编码类型,对某些量表上某些低点则应当特别注意。

### (二) 艾森克人格问卷(Eysenck Personality Questionnaire, EPQ)

EPQ 是英国伦敦大学心理系的精神病学研究所艾森克教授(H. J. Eysenck)及其夫人(B. G. Eysenck)于 1952 年编制的一个专用于人格测量的心理测量工具。

EPQ有成人(16岁以上)和青少年(7～15岁)两种版本。1983年,陈仲庚等完成了艾森克人格成人问卷中文版的修订。EPQ具有良好的结构效度,其中内外向维度和神经质维度最为确定。EPQ各量表的信度系数较为满意,各分量表间隔1个月重测,其相关系数达0.83—0.90,内部一致性系数为0.68—0.81。

EPQ建立在艾森克提出的外倾性(Extraversion, E)、神经质(Neuroticism, N)、精神质(Psychoticism, P)3种人格维度理论的基础上,包含三个维度,N维度反映情绪稳定性,高分表示情绪不稳定,低分表示情绪稳定;E分反映内外向维度,高分为外向,低分内向;P分反映精神病倾向,P分越高提示被试为人孤僻,对他人抱有敌意。L(说谎)量表作为效度量表使用,L高分提示测验结果即P分、E分和N分结果不可靠。

本测验结果与体液学说结合,共有4种特制类型,即外向不稳定的胆汁质、外向稳定的多血质、内向不稳定的抑郁质、内向稳定的黏液质,综合E分(高、低)和N分(高、低)可判断被测者是属于哪种特制类型。

**(三)卡特尔16中人格因素问卷(sixteen personality factor questionaire, 16PF)**

16PF是卡特尔根据人格特质学说采用因素分析法编制而成。我国采用的版本是刘永和等人于1981年修订的,16种因素的名称及高低分的意义如表9-4所示。

表9-4　16PF的各因素名称及高低分含义

| 因素名称 | 低分含义 | 高分含义 |
| --- | --- | --- |
| 乐群(A) | 缄默孤独 | 乐群外向 |
| 聪慧(B) | 迟钝、学识浅薄 | 聪慧、富有才识 |
| 稳定(C) | 情绪激动 | 情绪稳定 |
| 恃强(E) | 谦逊、顺从 | 好强、固执 |
| 兴奋(F) | 严肃、审慎 | 轻松、兴奋 |
| 有恒(G) | 权衡敷衍 | 有恒负责 |
| 敢为(H) | 畏惧退缩 | 冒险敢为 |
| 敏感(I) | 理智、看重实际 | 敏感、感情用事 |
| 怀疑(L) | 信赖、随和 | 怀疑、刚愎 |
| 幻想(M) | 现实、合乎成规 | 狂想、狂放不羁 |
| 世故(N) | 坦率、天真 | 精明能干、世故 |
| 忧虑(O) | 安详、沉重、自信 | 忧虑、抑郁、烦恼 |
| 实验(Q1) | 保守、服从、传统 | 自由、批评、激进 |

（续表）

| 因素名称 | 低分含义 | 高分含义 |
|---|---|---|
| 独立（Q2） | 信赖、随群附众 | 自立、当机立断 |
| 自律（Q3） | 矛盾冲突、不明大体 | 知己知彼、自律严肃 |
| 紧张（Q4） | 心平气和 | 紧张困扰 |

## 四、精神症状评估量表

症状评定量表在精神病学评定量表中数量最多，使用最为广泛，是精神病学临床和研究常用的检查方法之一。症状评定量表有辅助诊断的作用，提高精神状况检查的全面性，对各种治疗效果可以进行相对客观和量化的评估，也是常用的研究方法之一。以下介绍临床常用的症状评估测验。

### （一）阳性与阴性症状量表（Positive and Negative Symptoms，PANSS）

PANSS 是在简明精神病评定量表（Brief Psychiatric Rating Scale，BPRS）基础上发展而来，主要用于评定精神病性症状的有无及各项症状的严重程度，并可区分以阳性症状为主的Ⅰ型和以阴性症状为主的Ⅱ型精神分裂症，主要适用于成年人。

PANSS 由阳性量表（7 项）、阴性量表（7 项）和一般精神病理量表（16 项）共 30 项，以及 3 个补充项目（评估攻击危险性）组成，由经过量表施测培训的精神科医师对患者做精神检查，综合临床检查和知情人提供的有关信息进行评定。评定的时间范围通常指定为评定前一周内的全部信息，整个评定约需时 30～40 分钟。为使量表有更好的客观性和标准化，量表作者制订了 PANSS 半定式的临床检查提纲（SCL-PANSS），可供参考使用。经过临床测试，PANSS 具有良好的信效度，与经典的简明精神病评定量表相比，PANSS 兼顾了精神分裂症的阳性症状和阴性症状及一般精神病理症状，较全面地反映了精神病理全貌。明确的项目定义和详细的分级评定标准，提高了量表评定的可操作性、一致性和评定效率，适用临床研究。

7 级评分按精神病理水平的递增排列如下：1—无，2—很轻，3—轻度，4—中度，5—偏重，6—重度，7—极重度。评定时，事先要根据一个项目的定义判断该病状是否存在，如果没有，就评定 1，如果存在，则必须参考评分的具体标准确定其严重程度。如果同时符合一个以上的分级的标准，原则是取最高分。在判断严重水平时，评定者必须全盘考虑，决定哪一级分最能反映患者的功能特征，并给予相应的分数，不一定要观察到所描述的全部要点。

所涉及条码为 P1 妄想、P2 概念紊乱（联想散漫，Conceptual Disorganization）、

P3 幻觉行为(Hallucinatory Behavior)、P4 兴奋(Excitement)、P5 夸大(Grandiosity)、P6 猜疑/被害(Suspiciousness/Persecution)、P7 敌对性(Hostility)、N1 情感迟钝(Blunted Affect)、N2 情绪退缩(Emotional Withdrawal)、N3(情感)交流障碍(Poor Rapport)、N4 被动/淡漠社交退缩(Passive/Apathetic Social Withdrawal)、N5 抽象思维困难(Difficulty in Abstract Thinking)、N6 交谈缺乏自发性和流畅性(Lack of Spontaneity and Flow of Conversation)、N7 刻板思维(Stereotyped Thinking)、G1 关注身体健康(Somatic Concern)、G2 焦虑(Anxiety)、G3 自罪感(Guilt Feelings)、G4 紧张(Tension)、G5 装相和作态(Mannerisms and Posturing)、G6 抑郁(Depression)、G7 动作迟缓(Motor Retardation)、G8 不合作(Uncooperativeness)、G9 不寻常思维内容(Unusual Thought Content)、G10 定向障碍(Disorientation)、G11 注意障碍(Poor Attention)、G12 判断和自知力缺乏(Lack of Judgment and Insight)、G13 意志障碍(Disturbance of Voliton)、G14 冲动控制障碍(Poor Impulse Control)、G15 先占观念(Preoccupation)和G16 主动回避社交(Active Social Avoidance),共 16 个条目。

评分标准如下:1—正常,无症状;2—很轻,不可靠的,细微的,或可以的病态,或者也可指正常范围的上限;3—轻度,症状显然存在,但不显著,可极少干扰日常功能;4—中度,尽管症状呈现为一个严重的问题,但又偶尔出现,或仅有限程度地影响日常生活;5—偏重,表明症状突出,患者功能显著受损,但未全部丧失,通常可随意志控制;6—重度,病状频繁出现,有证据表明已高度损害患者的生活,常常需要直接监护;7—极重度,为精神病理的最严重程度,表现为极度干扰绝大部分或全部主要的生活功能,典型者必须封闭性监护或许多方面需要帮助。

**（二）症状自评量表(Symptom Checklist 90, SCL - 90)**

SCL - 90 包括 90 个项目,通常是评定一周以来的时间内个体的感知、思维、情感、行为、人际关系、生活习惯等方面的障碍。

分析的统计指标包括总分和因子分,总分是 90 个项目所得分之和,反映了总体症状严重程度;因子分包括 9 个因子:躯体化、强迫症状、人际关系敏感、抑郁、焦虑、敌对、恐怖、偏执、精神病性,此外还有 7 个项目未纳入任何因子,可作为第十个因子即"其他因子"来处理,各因子分反映了具体的症状为阳性还是阴性,以及严重程度。

**（三）汉密尔顿焦虑量表(Hamilton Anxiety Scale, HAMA)**

HAMA 包括 14 个项目,由 Hamilton 于 1959 年编制,它是精神科中应用较为广泛的由医生评定的量表之一,主要用于评定神经症及其他患者的焦虑症状的严重程度。

应由经过训练的两名评定员进行联合检查,采用交谈与观察的方式。检查结束后,两评定员各自独立评分。若需比较治疗前后的症状和病情的变化,则入组时应评定当时或入组前一周的情况,治疗后 2~6 周后再次评定,以资比较。HAMA 的评分为 0~4 分,5 级:0—无症状,1—轻,2—中等,3—重,4—极重。

本量表除第 14 项需结合观察外,所有项目都根据患者的口头叙述进行评分;同时特别强调受检者的主观体验,这也是 HAMA 编制者的医疗观点。因为患者仅仅在有病的主观感觉时,方来就诊并接受治疗;故可以此作为病情进步与否的标准。虽 HAMA 无用于工作的评分标准,但一般可这样评定:1—症状轻微;2—有肯定的症状,但不影响生活与活动;3—症状重,需加处理,或已影响生活和活动;4—症状极重,严重影响其生活。另外,评定员需由经训练的医师担任,做一次评定,大约需 10~15 分钟。

按照全国精神科量表协作组提供的资料,总分超过 29 分,可能为严重焦虑;超过 21 分,肯定有明显焦虑;超过 14 分,肯定有焦虑;超过 7 分,可能有焦虑;如小于 7 分,便没有焦虑症状。一般划界,HAMA 14 项版本分界值为 14 分。

仅分为躯体性和精神性两大类因子结构:①躯体性焦虑(Somatic Anxiety):由肌肉系统、感觉系统、心血管系统症状、呼吸系统症状、胃肠道症状、生殖泌尿系症状和自主神经系症状等 7 项组成。②精神性焦虑(Psychic Anxiety):由焦虑心境、紧张、害怕、失眠、认知功能、抑郁心境以及会谈时行为表现等 7 项组成。通过计算,因子分=组成该因子各项目的总分/该因子结构的项目数。由此可利用因子分析进一步了解患者的焦虑特点。

HAMA 是最经典的焦虑量表,在所有同类量表中,它的使用历史最长,用得最多,临床和研究工作也最为熟悉,能很好地衡量治疗效果,以及比较治疗前后症状变化。如利用因子分析法作疗效分析,还能确切地反映各靶症状群的变化情况,但不太宜于估计各种精神病时的焦虑状态。同时,与 HAMD 相比较,有些重复的项目如抑郁心境、躯体性焦虑、胃肠道症状及失眠等,故对于焦虑症与抑郁症,HAMA 与 HAMD 一样都不能很好地进行鉴别。

### (四) 汉密尔顿抑郁量表(Hamilton Depression Scale, HAMD)

HAMD 由汉密尔顿(Hamilton)于 1960 年编制,是经典的抑郁评定量表,也是临床上评定抑郁状态时应用最为普遍的量表。本量表有 17 项、21 项和 24 项三种版本,这里主要介绍 24 项版本。项目包括抑郁所涉及的各种症状,并可归纳为 7 类因子结构。

HAMD 评定方法简便,标准明确,便于掌握,可用于抑郁症、躁郁症、神经症等多种疾病的抑郁症状之评定,尤其适用于抑郁症。然而,本量表对于抑郁症与焦虑症,却不能较好地进行鉴别,因为两者都有类似的项目。

应由经过培训的两名评定者对患者进行 HAMD 联合检查,一般采用交谈和观察的方式。检查结束后,两名评定者分别独立评分。做一次评定大约需 15～20 分钟,这主要取决于患者的病情严重程度及其配合情况,如患者严重阻滞时,则所需时间就会长些。在评估心理或药物干预前后抑郁症状有改善时,首先在入组时应评定当时或入组前一周的情况,然后干预 2～6 周后再次评定来比较抑郁症状严重程度和症状谱的变化。

HAMD 大部分项目采用 0～4 分的 5 级评分法,各级的标准为:0—无,1—轻度,2—中度,3—重度,4—极重度。少数项目采用 0～2 分的 3 级评分法,其分级的标准为:0—无,1—轻度,2—重度。

依据各项反映的症状特点,HAMD 可分为 7 个因子,分别为:①焦虑/躯体化,由精神性焦虑、躯体性焦虑(指焦虑的生理症状,包括口干、腹胀、腹泻、打嗝、腹绞痛、心悸、头痛等)、胃肠道症状(食欲减退和需要用助消化药)、疑病(对身体过分关注或有疑病妄想)和自知力(是否知道自己有病)、全身症状(四肢、背部或颈部沉重感与疼痛,全身乏力或疲倦)6 项组成。②体重,即体重减轻 1 项。③认知障碍,包括有罪感(责备自己或有罪恶妄想)、自杀、激越(心神不定或小动作多)、人格或现实解体(非真实感或虚无妄想)、偏执症状(猜疑、关系妄想或被害妄想)和强迫症状(强迫思维和强迫行为)6 项。④日夜变化,仅日夜变化(症状在早晨或傍晚加重)1 项。⑤迟缓,由抑郁情绪、工作和兴趣下降(对活动、工作或学习失去兴趣)、阻滞(思维和言语缓慢,注意力难以集中,主动性减退)和性症状(性欲减退、月经紊乱等)4 项组成。⑥睡眠障碍,由入睡困难、睡眠不深和早醒 3 项组成。⑦绝望感,由能力减退感(日常事务或个人卫生需要指导、安慰和协助)、绝望感(感到没有希望)和自卑感 3 项组成。每个因子各项目得分的算术和即为因子分。

总分是一项很重要的资料,能较好地反映病情的严重程度,即症状越轻,总分越低;症状越重,总分越高。按照 Dayris JM 的划分,对于 24 项版本,总分超过 35 分,可能为严重抑郁;超过 20 分,可能是轻或中度的抑郁;如小于 8 分,则没有抑郁症状。在 17 项版本则分别为 24 分、17 分和 7 分。因子分可以反映来访者或患者的抑郁症状的特点,同时也可反映心理或药物干预前后靶症状的变化特点。

**(五) 贝克一拉范森躁狂量表(Bech-Rafaelsdn Mania Rating Scale, BRMS)**

BRMS 是目前应用最为广泛的躁狂评定量表之一。由 Bech 和 Rafaelsdn 于 1978 年编制,本量表经国内量表协作组(崔庶等人)于 1985 试用并在国内推广。适用于双相障碍的躁狂相或分裂情感性精神病的躁狂状态的成年患者。

评定时评定员一般采用与患者会谈和观察的方式,其中第 5、8、10、11 项还需要向家属和病房工作人员询问来完成。第 9 项睡眠,以过去 3 天内的平均睡眠时间估计。一次评定约需 20 分钟左右。

应用量表评定的时间范围有如下要求:第一次,评定测查之前的一周内的情况;再次评定时,一般为第2~6周之内的情况。对精神分裂症的青春型兴奋不敏感,尽管兴奋明显而评分却很低。

本量表共11项,采用0—4分的5级评分法,各级的标准为:0—无该项症状或与患者正常时的水平相仿,1—症状轻微,2—中度症状,3—症状明显,4—症状严重。11项症状为:活动、言语、意念飘忽、言语/喧闹程度、敌意/破坏行为、情绪、自我评价、接触、睡眠、性兴趣、工作。

总分0~5分,无明显躁狂症状;6~10分,有肯定躁狂症状;22分以上,严重躁狂症状。总分反映疾病严重性,总分越高,病情越重,治病前后总分值的变化可反映疗效的好坏,差值越大疗效越好。

### 五、其他类心理测量

除了以上介绍的常用的临床心理评估技术,还有许多其他心理卫生评定量表,例如生活质量评定量表、应激及相关问题评定量表、家庭功能与家庭关系评定量表、人际关系与信任评定量表、自我意识与自尊评定量表、心理控制源评定量表等,具体内容可参照心理评估教材。

## 第四节 心理评估的伦理及进展

当今临床心理工作越来越重视以证据为基础(Evidence-Based)的心理治疗,评估的位置显得尤为重要,评估的种类越发繁多,针对咨询治疗性质的咨询师或治疗师的心理评估,能够与来访者建立关系,同时也能及早通过谈话让来访者有所意识。本节主要论述如今对于心理评估的一些延伸领域,如心理评估者职业伦理、神经学科发展对疾病评估和诊断的推动、基于心理咨询治疗视角下的评估者对于来访者的评估,最后介绍危机干预中采用的评估技术。

### 一、心理测量评估的伦理

1999年,美国教育研究协会、美国心理协会以及教育测量国家委员会联合发行了一本技术标准手册——《教育和心理测验标准》,是1985年《教育和心理测验标准》的修订版,规定了测验工作者的标准和伦理规范。针对日益增多的商业测验,心理公司、美国教育指导系统(American Guidance systems,AGS)以及其他一些商业组织制定了一项使用者资格的3个水平。水平A:使用者至少完成了在测验、指导或适当相关学科中的一门课程,或具有测验施测和解释方面的同等经验;水平B:使用者完成了有关测量、指导、个体心理评估,或适用于某项特殊测验的评估方法的研究生培训;水平 C:使用者完成了公认的心理学研究生培训项目,不仅完成了适当学业功课,还具备在督导下施测和解释临床评估工具的实践。

中国心理学会于 1992 也发布了《心理测验管理条例(试行)》,规定了测验使用人员的资格认定、测验的使用与保管,并规定了心理测验工作者的道德准则。

道德准则要求,心理测验是指在鉴别智力、因材施教、人才选拔、就业指导、临床诊断等方面具有咨询、鉴定和预测工具的效能。凡在诊断、鉴定、咨询及人员选拔等工作中使用心理测验的人员,必须具备心理测量专业委员会的认证。在使用心理测验时,心理测验工作者应高度重视科学性与客观性原则,不得利用职务或业务关系妨碍测验功能的正常发挥。使用心理测验的人员,有责任遵循下列道德准则:①测验工作者应知道自己承担的重大社会责任,对待测验工作须持有科学、严肃、谦虚的态度。②测验工作者应自觉遵守国家的各项法令与法规,遵守《心理测验管理条例》。③测验工作者在介绍测验功效与结果时,必须提供真实和准确的信息,避免感情用事、虚假的断言和曲解。④测验工作者应尊重被试者的人格,对测验所获的个人信息加以保密,除非对个人或社会可能造成危害的情况,才能告之有关方面。⑤测验工作者应保证以专业的要求和社会的需要来进行心理测验,不得滥用和单纯追求经济利益。⑥为维护心理测验的有效性,凡规定不宜公开的心理测验内容、器材、评分标准及常模等,均应保密。⑦测验工作者应以正确的方式将测验结果告之被试或有关人员,并提供有益的帮助与建议。在意外情况下,只告诉测验的解释,不告诉测验的具体分数。⑧测验工作者及各心理测量机构在业务交流中,应以诚相待、互相学习、团结协作。⑨在编制、修订或出售、使用心理测验时,应考虑到可能带来的利益冲突,避免有损于心理测量工作的健康发展。

以上条例及道德准则为心理测量、心理评估的严谨性提供保障。在具体实施中,心理测验、心理测量需要经过系统的学习、掌握后才可以对被试进行施测。

然而,对于更广义性质上的心理评估,可以增加心理学理论知识的学习,评估往往基于一定的理论而发展起来,对理论的熟悉有助于更好地理解被试,为被试的评估总结建议提供科学参考信息。

## 二、认知神经科学发展对评估的推动

近年来,脑神经科学的发展极大地推动了人们对于大脑的认识,如长时记忆与海马的关系、左右脑部存在功能差异。此领域中,涉及脑影像学的技术和神经生理技术。

影像学技术包括结构性影像学和功能性影像学技术,如计算机 X 线断层扫描术(Computed Tomography, CT)和核磁共振成像(Magnetic Resonance Imaging, MRI),对大脑结构进行成像,而后者还可以对大脑的功能进行成像,可以直观的检测大脑的精神活动情况。除此外,还包括单光子发射计算机断层扫描(Single Photon Emission Computed Tomography,SPECT)、正电子发射计算机扫描(Positron Emission Tomography,PET)和功能性磁共振成像(functional Magnetic Resonace Imaging,fMRI),通过检测局部脑血流、脑葡萄糖代谢及局部脑组织耗氧情况而反映大脑的精神活动,但空间分辨率较低。目前,PET/CT 和 SPECT/CT 一体机已经在临床上应用,这种扫描仪可以融合两种成像技术的图像,能较直观准确地显示病变部位和病变性质,为临床的脑结构诊断提供一定的帮助。

神经电生理检查是判断脑、脊髓、周围神经、肌肉功能及其损害部位、程度、范围的重要手段,是 CT 和 MRI 等影像学检查不可替代的方法。目前拥有先进的脑电图仪、脑电地形图仪、动态脑电图仪、肌电-诱发电位仪、彩色经颅多普勒仪等,可开展各项临床神经电生理检查项目。

神经科学的发展为临床的评估提供很多参考价值,一方面可以排除很多因器质性疾病导致的疾病,另一方面可以为疾病的发病发展提供很多信息,为更清晰地认识疾病提供帮助。

认知神经科学的发展对心理评估工具的影响,诸如韦氏儿童第四版,加入认知的测量,WISC-Ⅳ从总智商的言语理解指数、知觉推理指数、工作记忆指数、加工速度指数等 4 个指数出发解释儿童的认知能力,其中言语理解和知觉推理分别考察儿童对言语信息和视觉信息加工的复杂程度和抽象水平,也可以称为儿童认知能力中的信息加工水平;工作记忆和加工速度则考察儿童在认知活动中处理复杂信息的能力和信息加工的速度,也可以理解为儿童认知能力中的信息加工效率。由于 WISC-Ⅳ中的工作记忆指数和加工速度指数对于一般能力因素的解释率低于言语理解指数和知觉推理指数,因此在评估儿童认知活动的水平时,言语理解指数和知觉推理指数是主要的参考依据。

## 三、心理治疗性质的评估

临床心理学家在做谈话治疗前,均需要对来访者的状况进行初次的会谈,了解基本信息,是否合适进行心理治疗。临床心理学家普遍认为,当谈话开始,咨询或治疗中的关系就已经开始,关系在某种程度上便存在着治疗的效果。

首次访谈评估对于建立关系、确定目标等显得尤为重要。针对不同的流派,其首次访谈的技术有所不同。以下简要介绍家庭治疗的心理评估。家庭治疗是指不着重于家庭成员个人的内在心理构造与状态的分析,而将焦点放在家庭成员的互动与关系上,从家庭系统角度去解释个人的行为与问题,个人的改变有赖于家庭整体的改变。家庭往往带着一名出现症状问题的成员进行就诊,此时,问题指向着该名成员。要打破这一认识,从系统、关系的视角去看待这一症状的意义。

结构式家庭治疗派在家庭治疗的评估过程中可分为四大步骤,是评估、咨询及治疗均遵循的方向。第一步:拓展目前的主诉;第二步:着重探索维持问题的互动;第三步:结构化地集中探索过去;第四步:探索相关的改变方式从问题或症状导入到关系。其中第一步就是访谈评估过程中探索如何利用资源从症状主诉导入到家庭关系中去的关键。通常需要将一些技术用到评估访谈中,包括:①关注被认定患者的能力范围;②对家庭所认定的问题赋予不同的意义(重构);③探索症状本身的表现方式,并且重点关注细节;④从不同的视角审视问题,直到症状失去其毒性为止;⑤探索症状出现的背景;⑥探索家庭其他成员的困难,与被认定的患者的问题是类似还是不同;⑦鼓励被认定的患者描述症状以及他或她所认为的症状的意义,换言之,让家庭其他成员称为听众,而给予他或她一个尊重的空间。

## 四、危机的心理评估

危机是指人处于应急状况下,已有的资源难以应对当前危险的情形,具体是指突然遭遇到严重灾难、重大生活事件或精神压力,使生活状况发生明显的变化,现有的资源难以克服困难,以致使当事人陷入痛苦、绝望、不安状况,常伴有绝望、麻木不仁、焦虑,以及自主神经症状和行为障碍。危机往往具有双重性,既有危险的一面,也存在机会的一面。如果危险不被解除,当事人很可能难以应对直至最终崩溃,采取消极行为;如果能够针对心理危机的当事人给予恰当的援助,危险就可能化为机会,增加当事人的能力。

有效的危机干预取决于准确的评估。在心理危机干预中,评估是进行干预的前提条件,并贯穿干预过程的始终,干预者对身处危机中的当事人进行持续评估,并根据当事人的反应灵活调整干预策略。评估的内容主要包括个体经历的突发事件、个体的生理和心理反应、个体采取的应对方式等。当前,国外常用的主要有以下 4 种评估模型进行。

1. 三维危机检查评估模型

1992 年 Myer 和 Williams 等人提出三维筛选评估模型和分类评估量表。该模型评估了个体面对危机事件时的情绪、认知和行为反应,为干预中理解当事人的危机反应提供了一个框架。

情绪方面评估,包括愤怒/敌意、焦虑/恐惧、沮丧/抑郁 3 项内容。情绪的变化范围从轻微到极其严重,并且不适的情绪反应是个体经历危机的最大特点。

认知方面评估,包括侵犯、威胁和丧失 3 项内容。侵犯通常被看作是为了减少对自我的攻击,一般发生在危机事件之初。威胁就是潜在的危机,即在未来可能出现的事件。丧失就是发生在过去并且不可能挽回的一种知觉。

行为方面评估,包括接近、回避、失去能动性3项内容。接近是指在危机事件中当事人主动尝试解决问题。回避是指当事人逃避或忽视危机事件中存在的问题而采取的方法。失去能动性是指当事人丧失了能动性,或者不能保持一致的信念来化解危机。

分类评估量表由描述性项目和数量化评分项目组成。该量表在上述3个方面进行严重程度的评定,采10个等级评分。危机干预者通过量表得分来判定当事人各方面的反应,并灵活调整治疗方案。通常来讲,低分(3~12分)表明,当事人不用直接接受治疗或仅需要干预者的倾听便可解决问题;得分在中等(13~23分)表明,干预者与当事人需共同努力来解决这个问题;分数很高(24~30分)表明,当事人很脆弱并需要一定的社会支持系统,干预者需主动的与当事人合作共同解决危机问题,并采取一定的指导方法。

2. 阶段性的评估模型

1998年,Brende对美国1987—1998年发生的特大洪灾进行详细研究之后提出阶段性的评估模型。该模型认为个体从应激反应出现到消除或恶化一般需经历5期:①即刻应对期,部分幸存者常表现出思维混乱或充满恐惧,也有人表现出较好的思维能力和承受力;②适应早期,部分危机幸存者会否认灾难的降临,这是一个比较危险的应对反应,而大多数幸存者会对现实表现的很冷淡,因为这样有助于他们与无法控制的环境做斗争;③适应中期,危机当事人意识到"与死神擦肩而过"时,他们开始出现反复回忆或体验危机事件的经历;④适应晚期,危机事件发生后的1~3个月,当事人表现出忍耐力下降、抱怨增多、缺乏幽默感和信任感,常伴有头痛、恶心、胸痛和疲乏等躯体症状;⑤消退或症状发展期,当事人或是解决了创伤后的症状,或是症状加重,进一步发展为焦虑、抑郁、酒精或物质依赖等相关障碍,还可出现继发症状,如强迫、惊恐发作、梦魇或失眠等。为防止更严重的慢性症状出现,当事人必须在48小时内接受专业人员的诊断及相应的干预治疗,可以根据症状的严重程度进行阶段性的评估。

3. 人与环境互动的评估模型

1999年,Wilson提出人与环境互动的评估模型。该模型主要评估个体应激及其影响因素,重视应激事件的多样性,即不同类型的危机事件引起人的应激反应是不同的,干预者可根据应激的类型来分析受灾者的应激反应。

4. 对求助者的应对机制、支持系统和其他资源进行评估

在整个干预过程中,危机干预者应该收集各种有关的资料,并评价这些资料的意义。在评估可应用的替代解决方法时,必须首先充分考虑求助者本人的观点、能动性以及应用这些方法的能力。包括对求助者自伤和伤人可能性的评估,常用的辅助评定量表有汉密尔顿抑郁和焦虑量表。

针对自杀这一类危机,检查评估应该尽量在短时间内迅速做出,以便及时干预和抢救。包含两个方面的评估,自杀的严重程度和相关的危险因素。如表 9-5 所示,列出了自杀危险性评估表,分数越高,自杀的危险性越高。

表 9-5  自杀危险性评估

| 与自杀企图有关的事项 | 评估等级(分数) |
|---|---|
| (1) 孤立 | 0—身边有人伴随<br>1—附近有人或包车联系(如通过电话)<br>2—附近无人或失去联系 |
| (2) 时间 | 0-有时间给予干预<br>1—不大可能有时间干预<br>2—几乎不可能有干预的时间 |
| (3) 警惕被发现和(或)干预 | 0—不警惕<br>1—被动警惕,如回避他人,但并不组织他人对自己的干预(一个人待在房间中,但却不锁门)<br>2—主动警惕,如锁上门 |
| (4) 在企图自杀期间的最后行动 | 0—有自杀企图时能告知帮助者<br>1—有自杀企图时与帮助者保持联系,但不特别告知他<br>2—不与帮助者联系或不告知他 |
| (5) 预料死亡期间的最后行动 | 0—没有<br>1—不完全的准备或设想<br>2—制定了明确计划(如更改遗嘱,提取保险金) |
| (6) 自杀遗书 | 0—没有写遗书<br>1—写了遗书但又撕毁<br>2—留下遗书 |
| 自我报告 | 评估等级(分数) |
| (1) 患者对致死性的陈述 | 0—认为他的所作所为不会对他构成生命危险<br>1—不能给你确定他的所作所为是否有生命危险<br>2—坚信他的所作所为将对他构成生命危险 |
| (2) 陈述的意图 | 0—不想去死<br>1—不能肯定活,不能保证继续活着还是去死<br>2—想去死 |

（续表）

| 自我报告 | 评估等级(分数) |
|---|---|
| （3）预谋 | 0—感情冲动的,没有预谋<br>1—对自杀行动考虑的时间不足 1 小时<br>2—对自杀行动考虑的时间不足 1 天<br>3—对自杀行动考虑的时间超过 1 天 |
| （4）对自杀行为的反应 | 0—乐意他被抢救脱险<br>1—不能确定他是否感到还是后悔<br>2—后悔他被抢救脱险 |

| 危险性 | 评估等级(分数) |
|---|---|
| （1）根据患者行为的致死性和已知有关事项来推测可能的结果 | 0—肯定能活着<br>1—不大可能会死亡<br>2—可能或肯定死亡 |
| （2）如果没有医疗处理,当事人会发生死亡吗? | 0—不会死亡<br>1—不一定<br>2—会死亡 |

注:评分达到及超过 10 分,提示有较高的自杀风险性。

　　最后,在进行危机评估时,可渗透心理咨询过程中的共情、支持、接纳、无条件的积极关注,通过关系的支持对危机当事人提供情绪的安抚,降低危险程度。

## 参考文献

［1］刘易斯·艾肯,格罗思-马纳特.艾肯心理测量与评估[M].张厚粲,赵守盈,译.北京:中国人民大学出版社,2011.

［2］Minuchin S, Nichol M P, Lee W Y. 家庭与夫妻治疗:案例与分析[M].胡赤怡,卢建平,陈珏,译.上海:华东理工大学出版社,2007.

［3］季建林.医学心理学[M].4 版.上海:复旦大学出版社,2005.

［4］亚伯·霍德,理查·强森.咨商评量——心理学评量工具使用指南[M].黄蓝雯,译.台湾:台北县桂冠图书股份有限公司,2003.

［5］中华医学会精神科分会.中国精神障碍分类与诊断标准[M].3 版.南京:东南大学出版社,2001.

［6］范肖冬,汪向东,于欣,等译.ICD - 10 精神与行为障碍分类[M].北京:人民卫生出版社,1993:97 - 103.

［7］American Psychiatric Association. Diagnostic and Statistical Manual of Mental Disorders [M]. US: American Psychiatric Publishing, 1994.

[ 8 ] Deary L J. Intelligence[J]. Annu. Rev. Psychol, 2012,63:453 - 482.

[ 9 ] Hunsley J, Mash E J. Evidence-Based Assessment [J]. Annu. Rev. Psychol, 2007,3:29 - 51.

[10] Strauss M E, Smith G T. Construct Validity: Advancesin Theory and Methodology[J]. Annu. Rev. Psychol, 2009,5:1 - 25.

[11] Wood J M, Garb H N, Lilienfeld S O, et al. CLINICAL ASSESSMENT [J]. Annu. Rev. Psychol, 2002,53:519 - 543.

[12] 张厚粲. 韦氏儿童智力量表第四版(WISC - Ⅳ)中文版的修订[J]. 心理科学, 2009,32(5): 1177 - 1179.

[13] 张厚粲, 余嘉元. 中国的心理测量发展史[J]. 心理科学, 2012,35(3):514 - 521.

[14] 陈雪枫. 西方心理测验在中国的应用问题[J]. 华南师范大学学报(社科版),1996,4: 75 - 77.

[15] 温忠麟, 叶宝娟. 测验信度估计:从 α 系数到内部一致性信度[J]. 心理学报,2011,43(7): 821 - 829.

[16] 李建明, 晏丽娟. 国外心理危机干预研究[J]. 教育测量与评价(理论版),2011,19(2): 244 -245.

[17] 李毓秋. 韦氏儿童智力量表第四版的结构变化及其对儿童认知能力的评估[J]. 教育测量与评价(理论版),2009,16(4):4 - 8.

(李小平　王　垚　何燕玲)

# 第十章

## 心理咨询及
## 心理治疗

---

第一节 | 心理咨询及治疗的概述

## 一、心理咨询的定义

心理咨询在英文中被称之为"咨询"(counseling)。咨询在国外是一个涵盖非常广的概念。涉及职业指导、教育辅导、心理健康咨询、婚姻家庭咨询等生活的各个方面。各种各样的咨询虽不尽相同,但都具有某些共同的特征。共同的特征之一是咨询,体现着对来访者进行帮助的人际关系。咨询过程是建立在咨询者与来访者良好的人际关系基础之上。经过专业训练的咨询者利用其专业技能及所创造的良好咨询气氛,来帮助人们学会以更为有效的方式对待自己、他人和生活中的难题。许多咨询工作者认为,定义心理咨询必须涉及与来访者的关系,这与在咨询中使来访者产生变化是同样不可缺少的。他们认为咨询中最根本的核心条件就是共情、理解和尊重来访者。他们所关注的不仅是咨询者的技能,同样也注意咨询者对来访者的基本的态度或对他人关心的能力。

咨询是一系列心理活动的过程。从咨询者的角度看,帮助来访者更好地理解自己,更有效地生活,其中包含有一系列的心理活动在内。咨询过程中,咨询者所运用的有关理论与技术,也是以心理学为基础的。从来访者的角度看,来访者在咨询过程中需要接收新的信息,学习新的行为,学会解决问题的技能及做出某种决定,这也涉及一系列的心理活动。

咨询属于一个特殊的服务领域。在咨询过程中,咨询者可以帮助来访者认识自己,确定目标,做出决定,解决难题。特殊的咨询,还可提供有关职业、学业、疾病的康复、心理卫生、婚姻家庭、性问题、宗教和价值观的选择,事业的发展,以及其他一些有关问题的咨询服务。在一些发达国家中,咨询心理学家活跃在中小学、大学、医院、诊所、康复中心、工矿企业、社会服务机构以及各个社区之中,以帮助人们在个人、社会、教育、职业等方面达到更有效地发展及取得更大的成就。

简言之,心理咨询就是通过人际关系,运用心理学方法,帮助来访者自强自立的过程。咨询的根本目的——帮助来访者自强自立,即着眼于帮助来访者认清自己的问题所在,使之能够自己面对和处理自己人生中的问题,能够自强自立。在这里,帮助的过程实际上就是一种教育的过程和使来访者产生某种转变、促使他们成长的过程。

## 二、心理治疗的定义

沃尔培格(L. R. Wolberger)在1967年将心理治疗定义如下:心理治疗是针对情绪问题的一种治疗方法,由一位经过专门训练的人员以慎重思虑的态度与来访者建立起一种业务性的联系,用以消除、矫正或缓和现有的症状,调解异常行为方式,促进积极的人格成长和发展。

北京大学陈促庚教授认为,心理治疗是治疗者与来访者之间的一种合作努力的行为,是一种伙伴关系;治疗是关于人格和行为的改变过程。在综合考察了上述几种观点的基础上,我们提出的心理治疗定义如下:心理治疗是在良好的治疗关系基础上,由经过专业训练的治疗者运用心理治疗的有关理论和技术,对来访者进行帮助的过程,以消除或缓解来访者的问题或障碍,促进其人格向健康、协调的方向发展。

在心理治疗的定义中,我们看到良好的治疗关系又一次被强调,这是所有改变的前提条件,治疗者运用心理治疗的有关理论和技术对来访者进行帮助这一特点,在心理治疗过程中比之在咨询过程中更为突出。而理论与技术的应用及良好的治疗关系在治疗者与来访者之间产生的交互作用,其目的均为使来访者产生某种改变,如情绪的、行为的或认知的改变,消除或缓解其问题和障碍,使其人格能向着较为积极的方向发展。这不是轻而易举的任务,来访者改变的发生需要治疗者及来访者双方艰苦的努力。因为改变必须假以时日,所以说,治疗是一个过程,不是一蹴而就的事情,也就不难理解了。

## 三、心理咨询与心理治疗的同异

从上述心理咨询与心理治疗的定义看,二者有许多相似之处,处于可区分与不可区分之间。说它们不可区分,是因为咨询与心理治疗的确有许多重要之处相互重叠,令人感到难解难分。相似之处有以下几方面:

(1)二者所采用的理论方法常常是一致的。例如:咨询心理学家对来访者采用的来访者中心治疗的理论与方法或合理情绪疗法的理论与技术,与心理治疗家采用的同种理论与技术别无二致。

(2)二者进行工作的对象常常是相似的。例如:心理咨询人员与心理治疗工作者可能都会面对来访者的婚姻问题。

(3)在强调帮助来访者成长和改变方面,二者是相似的。咨询与心理治疗都希望通过帮助者和求助者之间的互动,达到使求助者改变和增长的目的。

(4)二者都注重建立帮助者与求助者之间的良好的人际关系,认为这是帮助求助者改变和成长的必要条件。

尽管有上述相似之处,一些咨询工作者做了一些心理治疗工作,一些心理治疗师也在做一些咨询工作,但在咨询与心理治疗之间还是能够找到一些不同点的。结合一些文献中,我们认为咨询与心理治疗的主要区别有如下几点:

(1)心理咨询的工作对象主要是正常人,正在恢复或已复原的患者。心理治疗则主要是针对有心理障碍的人进行工作的。

(2)心理咨询所着重处理的是正常人所遇到的各种问题,主要问题有日常生活中的人际关系,职业方面的选择,教育过程中的问题,婚姻家庭中的问题等。心理治疗的适应范围则主要为某些神经症、某些性变态、心理障碍、行为障碍、心身疾病、康复中的精神病患者等。

(3)心理咨询用时较短,一般咨询次数为1次至几次。而心理治疗费时较长,治疗由几次到几十次不等,甚至次数更多,经年累月才可完成。

(4)心理咨询在意识层次进行,更重视其教育性、支持性、指导性工作,焦点在于找出已经存在于来访者自身的内在因素,并使之得到发展;或在对现存条件分析的基础上提供改进意见。心理治疗的某些学派,主要针对无意识领域进行工作,并且其工作具有对峙性,重点在于重建患者的人格。

(5)心理咨询工作是更为直接地针对某些有限的具体的目标而进行的。而心理治疗的目的则比较模糊,其目标是使人产生改变和进步。

除上述几点不同之外,一些作者还列举了咨询与心理治疗之间其他较为明显的区别。例如:咨询心理学家与心理治疗家所接受的专业训练不尽相同。在国外,大部分咨询心理学家所接受的专业培训时间较短。与从事心理治疗的治疗者相比，他们在研究方法方面、对人格理论掌握的情况方面、接受有专家指导的正式的临床实习方面都明显逊色。此外，咨询多数是在非医疗的情境中开展，如在学校或社区中进行，应用多种方式介入到来访者的生活环境之中；而心理治疗多在医疗的情境中或在治疗者的私人诊所中进行。

另外一个显而易见的区别是，咨询心理学家和心理治疗家在美国心理学会中分属不同的组织，他们各自有自己的活动。在回顾心理咨询与心理治疗的历史渊源时，也有着明显的不同之处。

咨询心理学家认为，咨询心理学有 4 个主要的起源：①与源于 20 世纪初的职业指导运动的兴起有关；②与 21 世纪初由美国大学生比尔斯(C. W. Beers)发起的心理卫生运动有关；③源于心理测量和心理学中对个体差异的研究；④与以罗杰斯为代表的非医学的、非心理分析的咨询与心理治疗的崛起有关。

心理治疗的起源与咨询心理学的起源并不完全相似。其可追溯到 19 世纪末叶弗洛伊德创始心理分析的努力，甚至可以溯源至 19 世纪中叶的催眠术的施行。罗杰斯于 1942 年发表的《咨询与心理治疗》一书，第一次使非医学的和非心理分析的心理治疗成为现实。在此之前，由于弗洛伊德及其学说的强大影响，心理治疗是只有医生才能从事的职业，心理分析在这一领域中独占鳌头。罗杰斯的工作不仅打破了心理治疗领域中一枝独秀的局面，同时第一次将心理治疗与咨询联系在一起。当时，咨询心理学在心理测量运动的影响之下，似乎仅在一夜之间，咨询和心理治疗就成了咨询心理学的主要聚焦点。

由上述对咨询与心理治疗异同点的分析，不难看出，这两个专业领域的确是既有区别又有联系的。陈仲庚教授曾指出，虽然存在着某些差异，但"心理治疗与心理咨询没有本质区别"。目前，无论是在国内还是在国外，咨询与心理治疗还常常是不加区分的。某些作者把二者并列使用，另一些作者更多地采用了心理治疗一词，其含义不仅包括了心理治疗，也包括了心理咨询。

## 四、心理咨询会谈技巧

### (一) 把握咨询会谈结构

通常心理咨询初始会谈可分为 3 个阶段，分别为：开始、主体和结束。

(1) 开始阶段：主要任务是建立和发展关系。咨询师可以简单介绍自己，尊重来访者情况，选择合适称谓，如称呼对方姓名或某太太、某小姐等，进行简短的交谈，简单仪式，如握手等，引领来访者至合适的位置，说明保密性，说明会谈的目的。

(2) 主体阶段：主要任务是收集信息，发现问题，发现资源；共同设置咨询目标；一起工作，探索解决问题、缓解情绪。

(3) 结束阶段：可以对咨询内容或过程进行总结，给予支持和指导，鼓励按照新的方式生活。

**（二）贯注行为，建立关系**

贯注行为（Attending behavior）是进行面谈的基础。Ivey 认为，贯注行为是根据个人或文化背景，对来访者做出适当的目光接触、肢体语言、语音语调及言语追踪，让来访者感觉到咨询师关注他们的问题，并给予他们倾诉的时间，从而建立咨访关系。

**（三）积极倾听，发展关系**

（1）开放式和封闭式询问：询问是心理咨询参与性技术之一。心理咨询中的询问包括开放式询问和封闭式询问两种。开放式询问是咨询师提出没有预设答案的问题，求助者也不能简单地用一两个字，或一两句话来回答。通常使用"什么"（原因）、"如何"（过程）、"为什么"（获得事实、资料）、"能不能"（自我剖析）、"愿不愿意"（征求意见）等词来发问，让求助者就有关问题、思想、情感给予详细的说明。使用开放式询问时，应重视把它建立在良好的咨询关系基础上，离开了这一点，就可能使求助者产生一种被询问、被窥探、被剖析的感觉，从而产生阻抗。封闭式询问是咨询师提出的问题带有预设的答案，来访者的回答不需要展开，从而使咨询师可以明确某些问题。封闭式询问通常使用"是不是""对不对""要不要""有没有"等词，而回答也是"是""否"式的简单答案。这种询问常用来收集资料并加以条理化，澄清事实，获取重点，缩小讨论范围。当来访者的叙述偏离正题时，用来适当地中止其叙述，从而聚焦话题。若过多地使用封闭式询问，就会使来访者陷入被动回答之中，其自我表达的愿望和积极性就会受到压制，使之沉默甚至有压抑感和被讯问一样的感觉。

（2）鼓励：是指咨询师运用言语或非言语的方式使来访者介绍更多的信息。此技巧包括点头，运用"嗯"等肯定性短语，以及重复来访者叙述中的关键性词语，这样能够使来访者感觉咨询师在关注自己的叙述，感受自己的问题，从而更加放松地表达自己。

（3）释义：是指咨询师通过简化并阐明来访者的谈论来向来访者反馈其所说的内容，释义不是机械地重复，而是包括咨询师的理解。

（4）总结：主要用来阐明并提炼来访者大段的陈述，可用于阐明复杂的话题，或向新的话题过渡，或结束一次会谈。通过总结可以帮助来访者及咨询师思考、整理会谈的过程。

（5）情感反映：是咨询师反馈来访者言语、想法及行为背后潜在的情感及情绪，从而使来访者对这些内隐的情绪有明确和清晰的认识。咨询师在进行情感反映时需谨慎，避免自己的情感投射，即把自己的情绪反应武断地认为是来访者的情绪。

### （四）巧妙影响，促进改变

（1）面质：又称质疑、对质、正视现实等，是指咨询师指出来访者身上存在的矛盾。从而促使来访者发现自身言行中的种种自我挫败的表现，并努力加以克服。面质的意义不在于否定对方，贬低对方，教训对方，而在于开启对方，激励对方，使对方学会辩证地看待当前所面临的问题。

（2）解释：指运用某一种理论来描述来访者的思想、情感和行为的原因和实质，是面谈技巧中最复杂的一种。与释义的区别在于：释义是在来访者的内容框架中说明实质性内容，而解释则是出自咨询师的知识系统。在进行解释时要了解情况，有准备、有把握，对于理论知识要懂得灵活运用，不可强加给来访者，需要与进行适当的"匹配"，即用来访者能够理解、接受的语言进行解释。

（3）指导：咨询师直接地指示来访者做某件事、说某些话或以某种方式行动。指导是影响力最为明显的一种技巧。

（4）情感表达：咨询师将自己的情绪、情感活动状况告诉来访者。与情感反映的区别在于，情感反映是咨询师反映来访者所叙述的情感内容，而情感表达是咨询师表述自己的情感内容。情感表达能体现咨询是对来访者设身处地的反应，同时也可达到一定的示范作用，促进来访者的自我表达。

（5）自我开放（自我暴露，自我表露）：咨询师提出自己的情感、思想、经验与来访者共享。与情感表达和内容表达相似，是二者的一种特殊组合。自我开放有两种形式：①咨询师把自己对来访者的体验感受告诉对方；②咨询师暴露与来访者所谈内容相关的个人经验，从而表明理解来访者并促进来访者更多地自我开放。

## 五、心理咨询的类型

（1）个别咨询：指咨询者与来访者之间一对一的咨询。其优点是针对性强、保密性好，咨询效果明显。缺点是咨询成本较高，需要双方投入较多的时间和精力。

（2）团体咨询：亦称集体咨询、小组咨询，指根据来访者问题的相似性，将他们分成若干小组，咨询者对一个小组的来访者同时进行咨询。团体咨询主要是通过团体成员相互作用所产生的影响而使成员调整自己的思想、情感和行为。国外流行的各种咨询小组大多属于这一类，如交朋友小组、心理剧疗法、家庭疗法等。团体咨询的优点是咨询面广、咨询成本低，对某些心理问题效果明显优于个别咨询。缺点是同一类问题也可能因个体差异而表现出明显的特殊性，团体咨询往往难以兼顾每个个体的特殊性。

另外，还有门诊咨询、现场咨询、信函咨询、专栏咨询、电话咨询、互联网咨询等。以上各种咨询方式是互为补充的。许多来访者通过专栏咨询，认识到自己的心理问题或症状，再进行电话咨询、信函咨询、门诊咨询或互联网咨询；有些门诊咨询的来访者,回到异地学习、工作或生活处所后,通过信函咨询、电话咨询、互联网咨询继续得到咨询者的帮助;现场咨询中发现的心理问题严重的人,需要转到医院进行门诊咨询。因此多种形式相互配合,有利于心理咨询的广泛开展和咨询效果的提高。

## 六、心理咨询过程

### (一) 初期阶段

**1. 收集来访者的信息**

这是整个咨询工作的基础,在收集信息时,应着重了解以下 3 个方面的情况:

(1) 来访者的基本情况。主要包括姓名、性别、年龄、民族、职业、婚姻状况、工作情况、身体状况、家庭情况、特长和爱好等。基本情况可由来访者本人填表,也可由咨询者提问。必要时还可通过自传了解其过去,或通过其亲友、同事等人了解有关情况。

(2) 来访者的社会文化背景。主要包括家庭背景(如父母的职业、文化程度、宗教信仰、兴趣爱好、健康状况、教育方式、对子女的期望等),学校背景(如教师态度、班风、校风、学校的文化环境等),工作背景(如所在工作单位的社会声誉及经济效益,与领导及同事之间的人际关系,工作单位的管理模式,本人在组织中的地位等),社区背景(如居住社区的社会治安状况、文化、卫生服务设施等)。

(3) 来访者的心理问题。这是收集信息的核心内容,常见的问题有学习问题、工作问题、社会适应问题、智能发展问题、人格发展问题、情绪困扰问题、人际冲突问题、性心理和婚恋问题、行为或品德问题、职业选择问题等。

**2. 建立相互信赖的咨询关系**

美国心理咨询专家拉斯(S. W. Russ)曾说,"咨询者与来访者之间建立一种坦率、信任的关系,是咨询过程中头等重要的事情,是有效咨询的前提条件"。建立相互信赖的咨询关系的方法包括以下几个方面:

(1) 给来访者留下良好的第一印象。要使来访者感觉到咨询者是一位和蔼可亲的人,是一位善解人意的人,同时又是一位确有才能的人。有了良好的第一印象,会增加来访者对咨询者的信赖。

(2) 要以平等的身份对待来访者。只有咨询者以平等的身份对待来访者,来访者才会对咨询者产生信赖感,才会向咨询者吐露真情。如果不以平等的态度对待来访者,将会增加来访者的压抑感和不满意情绪,失去对咨询者的信赖,难以进行深层次的沟通。

(3) 耐心倾听来访者的叙述。咨询者要善于启发来访者谈出自己的问题及其原因,耐心倾听并细心观察来访者的言谈举止,不要轻易打断来访者的话题,更不要流露出某种不耐烦的情绪。这些都是建立良好咨询关系时需要注意的。

**（二）中期阶段**

**1. 对来访者问题的诊断分析**

（1）咨询对象的区分：来访者可能是精神病患者、脑器质性病变的患者或有人格障碍的患者，这些都超出了心理咨询的工作范围，应该介绍来访者去相应的医疗机构。除此之外的来访者，一般来说都可进行心理咨询。

（2）来访者问题的确认和分析：对于适合心理咨询的来访者，要进一步确认他的问题并分析其原因。①问题的具体情况，要搞清楚发生了什么问题？问题是何时发生的？问题在何处发生？来访者对问题的反应是什么？来访者对自身问题的看法怎样？②问题形成的可能原因。问题形成的原因多种多样，可能与来访者看问题的方法有关；也可能与其个人经历、人格特征有关；也可能与其家庭、单位等环境背景有关；还可能是生活中发生了重大变故；或与事前的原因、事后的强化有关。可能的原因有很多，咨询者要边提问、边分析，一个一个地排除，最后找出问题产生的真正原因。

**2. 确立咨询目标**

确立咨询目标有助于咨询双方明确努力方向，有助于双方积极合作，有助于对咨询效果进行评估。确立咨询目标的原则有以下几个方面：

（1）咨询双方共同制订咨询目标：这要求咨询双方在心理问题的确认和原因的分析上取得一致意见，咨询者将自己的认识、看法、结论反馈给来访者并得到认可；引导和鼓励来访者思考并提出自己的要求以及希望达到的目标，在此基础上逐步达成一致。

（2）中间目标与终极目标相统一：中间目标是向终极目标发展的步骤，以终极目标引导中间目标，通过中间目标的实现增进终极目标的达成。

（3）目标要具体化：心理咨询的目标必须具体、可行，否则难以操作也难以实现。要把抽象、笼统的目标具体化，使其具有可行性。

**3. 选定方案，解决问题**

（1）选定方案：选定方案对解决问题有重要意义。一般来说，解决问题的方案可有多种选择。例如，考试焦虑的矫治，可以采用自信训练进行自我调整，也可以运用放松疗法进行调控，还可以使用系统脱敏技术逐步消除，或者使用多种方法综合矫治。究竟采用哪一种解决方案最为合适，咨询者应认真进行比较筛选，并适当征求来访者的意见，然后根据咨询双方的实际情况和成功的可能性做出选择。

（2）解决问题：方案选定之后，就要依据方案具体实施。在解决问题时，首先要注意解决关键性问题，次要问题留待逐步解决。由于心理现象的复杂性、多变性，某些心理问题在解决过程中会出现反复或显效迟缓，这在咨询过程中是常见的。关键在于咨询双方都应对咨询过程的这一现象有足够的认识,互相合作、彼此信任、持之以恒,这样才有可能达到预期的效果。

### (三) 后期阶段

#### 1. 做出结论性解释

在咨询结束之前,咨询者要与来访者作一次全面的总结,回顾整个咨询过程,强调咨询要点,使来访者对自己有一个更清醒的认识,进一步了解自己问题的前因后果,明确今后的努力方向。帮助来访者运用所学的经验。咨询者要渐渐退出自己的角色,摆脱来访者的依赖,引导来访者把咨询中学到的新经验应用到日常生活中去,逐渐做到不需要他人指点也能应付周围的环境。

#### 2. 追踪研究

通过追踪研究,可以评估诊断是否正确,帮助指导是否有效,而且可以起到强化咨询效果的作用。这也是心理咨询过程中不可忽视的一步。

## 七、心理治疗的类型

依据心理学的主要理论与治疗实施要点,心理治疗可以分为分析型心理治疗、认知型心理治疗、支持型心理治疗、行为型心理治疗、人际关系型心理治疗等多种。按照心理治疗的方式又可分为个人心理治疗、夫妻治疗、家庭治疗、集体治疗等。按时间长短则可分为长期心理治疗、短期与限期心理治疗等。

### (一) 根据理论分型

(1) 分析型:在于探求个体的心理与行为如何受自己童年期经验的影响而形成的潜意识,经过内心的分析,理解自己的内心动机,特别是潜意识中存在的症结,经领悟理解以改善自己的行为。

(2) 认知型:又称认知治疗。认知型理论认为个体对己、对人、对事的看法及观念,都直接或间接地影响其情绪和行为。其非适应性或非功能性的心理与行为,常是由于不正确的或扭曲的认知而产生的,如果更改或修正这些不正确的或扭曲的认知,则可改善其心理和行为。所以,其治疗的重点在于矫正其对人、对事错误的及扭曲的认知。

(3) 行为型:其理论根据是巴甫洛夫的经典型条件反射和斯金纳的操作型条件反射学说,以及班杜拉的模仿学习理论。这两种理论都认为:人的任何行为,经过适当的奖励或惩罚,都可获得改进。

(4) 人际关系型:是从"人与人的关系"这样一种特殊角度来理解人的心理与行为的现象,他认为人的所思所想、所作所为都脱离不了人与人的关系。其治疗的重点是如何改善不妥当的、有困难的人际关系。并认为人与人之间的关系改善了,一切问题就迎刃而解了。

（5）支持型：所谓支持型心理治疗是强调施治者应理解患者的处境并以此为依据用语言、行为等各种方式支持患者。一方面发挥患者自己潜在的自我调节能力，一方面运用患者周围的环境优势系统来改善患者目前的困境，特别是当患者心里焦虑或抑郁时，施治者更要尽量支持患者，同时还应调动其家属或同事对患者的支持，以减轻患者的心理困境与症状。

**（二）根据治疗时程分型**

（1）长期心理治疗：精神分析是最典型的个别长程心理治疗。心理治疗师通过患者的自由联想来收集资料，运用医患关系、追溯童年经历和对梦的分析等方法，从不同角度去解析患者早年的问题是如何反映在当前面临的心理问题中。精神分析每周 3～5 次，疗程很长，可达几年时间或者更长。

（2）短期心理治疗：主要方法有短程精神分析、认知-行为治疗和患者中心治疗等。这些治疗的共同特点是疗程时间基本限定，但是受限的时间长短不等。一般可分为 3 类：1～6 次，7～25 次和 26～40 次。短程心理治疗的目标明确、结构紧凑、操作性强。

# 八、心理治疗的疗效评定

在心理治疗领域中，疗效评价的客观性是一个有争议的问题，因各种心理治疗的目标不同，疗效的评价标准也不同。例如，行为治疗的目标是消除症状或行为模式的改变，所以只要症状改善就认为治疗有效；而精神分析则认为症状改善是表面的、暂时的，不能认为治疗有效，只有从根本上改变患者的态度或人格的治疗才是有效的。正因为如此，在疗效评价研究中出现一些矛盾的结果，在临床实践中也存在类似的问题。

近年来，在疗效评价中出现一种倾向：无论采用何种心理治疗方法，在评价治疗效果时必须采用多种客观的、可靠的、有效的评估工具，评价多方面功能的改变，包括外显的症状、情绪和行为，内在的认知模式、自我强度和人格特征，以及总体的社会功能和生活质量。这就是所谓"疗效评估的客观化"趋势。由于对疗效采用客观的评价方法，所以疗效研究结果具有较强的可比性，结果更一致、更令人信服。除了用客观的评估工具外，治疗者对疗效的主观评价和患者对治疗效果的自我评价也是必要的，因为有些心理功能是难以直接测量的。另一个问题是，有些评估工具缺乏信度和效度；有些评估工具虽然有较高的信度，但对治疗性改变不敏感；有时观察到改变有统计学意义，但不一定有临床意义。这些问题均有待今后解决和完善。治疗者对疗效的主观评价和患者对治疗效果的自我评价，再辅助症状、情绪、行为、认知模式、人格特征等，已成为疗效评价客观化的重要标志。

值得注意的是，不同的文化背景有着不同的价值取向，对如何评估心理治疗的效果未必有统一的看法。笔者的经验是中国人往往比较实在,侧重于消除精神痛苦和改善社会功能,对完善人格结构这样的治疗目标似乎缺乏兴趣,因此欧洲流行的长程精神分析在中国未必有很大的市场。

## 九、心理咨询及治疗师的职业准则

心理治疗师必须遵循一定的行为准则。首先,心理治疗师的工作模式必须符合生物-心理-社会的医学模式。心理治疗师不仅要从生物、心理、社会的多角度去评价患者,而且要从这些方面着手进行干预和治疗。其次,心理治疗师必须具备自己的职业道德。对心理治疗师最基本的道德要求如下:

(1) 维护患者的利益。心理医生必须要以患者为中心,在治疗过程中当各种利益发生冲突时,医生应该把患者的利益放在首位。

(2) 充分估计自己的能力。心理治疗师应充分衡量自己的能力。当医疗中遇到难题无法解决,或者患者已不再适宜自己继续予以治疗时应该及时转介,推荐患者到更合适的地方继续接受治疗。

(3) 注意保密。心理治疗师必须为患者保密,不能向任何人谈及患者的隐私。如果心理治疗师知道了患者有明显的自杀意图,为了抢救患者的生命,可以采取积极的防范措施。

(4) 限定医患关系的范围。由于治疗性医患关系是心理治疗的基础,心理治疗师需要明确限定自己医疗关系的范围。通常,心理治疗师不宜接纳患者的家人、亲属、好朋友或亲密的同事作为自己的治疗对象。

(5) 不能自我推崇。心理治疗师切忌向患者推崇自己,不应以自己的某些成绩为手段来拉拢患者,更不能向患者做出任何对疾病的预后没有把握的允诺。

## 第二节　精神分析治疗

## 一、精神分析概述

精神分析(Psychoanalysis)又叫精神分析疗法、分析性心理治疗,是心理治疗中最主要的一种治疗方法。精神分析的启蒙者是催眠术的先驱者麦斯麦,在此基础上弗洛伊德创立并发展和完善了精神分析学说。以后在弗洛伊德的精神分析基础上衍生出多种心理治疗方法,那些与精神分析法关系较为接近的治疗方法称为心理动力学心理治疗,与精神分析法关系不很紧密的方法称为人际关系治疗。精神分析治疗是著名奥地利精神病学家西格蒙德·弗洛伊德所创建的一种特殊心理治疗技术,既可适用于某些精神疾病,也可帮助人们解决某些心理行为问题。它是建立在潜意识理论基础上的。弗洛伊德认为许多神经症(癔症、强迫症、恐怖症、焦虑症等)的发病原因,主要根源于压抑在潜意识内的某些本能欲望、意念、情感、矛盾情绪与精神创伤等因素的作祟。这些被压抑的东西,虽然人们自己不能觉察,但在潜意识内并不安分守己,而是不断兴风作浪,从而引起患者个人也不理解的焦虑、紧张、恐惧、抑郁与烦躁不安,并产生各种精神障碍表现。有些精神分裂症、躁郁症与偏执性精神病的精神病性症状,也可以通过精神分析,从其潜意识的心理机制方面获得较深的理解。此外,人们日常生活中发生的失言、笔误、错误言行与意外事故等心理行为问题,莫不与人们的潜意识心理活动有关,也可通过精神分析治疗得到帮助。精神分析治疗的原理是:发掘患者或求诊者潜意识内的矛盾冲突或致病的情结,把它们带到意识域,使就诊者对其有所领悟,在现实原则的指导下得到纠正或消除,并建立正确与健康的心理结构,从而使病情获得痊愈。

以精神分析的理论及治疗技术为基础,弗洛伊德的同辈、学生以及后人又做了进一步的发展,因而形成了几个发展阶段:①弗洛伊德精神分析。②新精神分析学派。主要有个体心理学(individual psychology),创立者为 Alfred Adler,认为要真正了解一个人,同时了解他的家庭情况以及家庭成员之间的相互关系十分重要,治疗需要加入家庭的元素。③后精神分析学派。主要有自我心理学(ego psychology),创立者为弗洛伊德的女儿 Anna Freud,她提出自我比本我和超我更为重要,主张要加强对自我的分析以及关注当前的困难与冲突,力图增加自我的功能。

弗洛伊德精神分析强调心理决定论,认为我们所有的想法、情感和行为都是由预先的精神活动所决定,而这些精神活动都是在潜意识中进行的。他认为人们童年时期在生物学和情感方面的需要没有得到满足,就会将这些痛苦的记忆放逐到潜意识中,虽然心理防御机制能够避免意识和面对这些内容,起到暂时的抗焦虑作用,但是却消耗了机体整体的心理能量(libido)。精神分析治疗的目的就是为了帮助患者洞察到自己困扰的来源。患者由于潜意识中的某些无法接受的内容而产生焦虑,精神分析家就试图让患者把这些内容带入到意识层面,从而意识到这些潜意识的内容和信息。当心理冲突从潜意识转入到意识层面之后,患者就获得了内省,得到了转变。同时因心理防御机制的使用减少,所释放的心理能量也不再侧重注入心理防御机制,可使用到其他更为合适的功能方面。

## 二、精神分析治疗的基本理论

### (一) 心理结构理论

弗洛伊德将人们的心理活动分为 3 个层次,即意识、前意识和潜意识。

（1）意识（consciousness）：是心理结构的表层，是人们心理活动的外显部分。人的心理活动有些是能够被自己觉察到的，只要我们集中注意力，就会发觉内心不断有一个个观念、意象或情感流过，这种能够被自己意识到的心理活动叫作意识。

（2）潜意识（unconsciousness）：是心理活动的深层次结构。一些本能冲动、被压抑的欲望或生命力在不知不觉的潜在境界里发生，因不符合社会道德和本人的理智，无法进入意识被个体所觉察，这种潜伏着的无法被觉察的思想、观念或痛苦的感觉、意念、回忆常被压存在潜意识这个层次，一般情况下不会被个体所觉察，但当个体的控制能力松懈时比如醉酒、催眠状态或梦境中，偶尔会暂时出现在意识层次里，让个体觉察到。潜意识是人类心理原动力的所在。

（3）前意识（preconsciousness）：是介于意识和潜意识之间的心理活动。即当前未曾注意到，但在集中注意、认真回想、没有干扰时能进入意识的活动。前意识的作用是保持对欲望和需求的控制，使其尽可能按照外界现实要求和个人的道德来调节，是意识和潜意识之间的缓冲。

**（二）人格结构理论**

弗洛伊德认为人格结构由本我、自我、超我三部分组成。

（1）本我：即原我，是指原始的自己，包含生存所需的基本欲望、冲动和生命力。本我是一切心理能量之源，以快乐原则行事，它不理会社会道德、外在的行为规范，唯一的要求是获得快乐、避免痛苦，本我的目标乃是求得个体的舒适，生存及繁殖，它是无意识的，不被个体所觉察。

（2）自我：其德文原意即是指"自己"，是自己可意识到的执行思考、感觉、判断或记忆的部分，自我的机能是寻求"本我"冲动得以满足，而同时保护整个机体不受伤害，它遵循的是"现实原则"，为本我服务。

（3）超我：是人格结构中代表理想的部分，它是个体在成长过程中通过内化道德规范，内化社会及文化环境的价值观念而形成，其机能主要在监督、批判及管束自己的行为，超我的特点是追求完美，所以它与本我一样是非现实的，超我大部分也是无意识的，要求自我按社会可接受的方式去满足本我，所遵循的是"道德原则"。

**（三）驱力理论**

弗洛伊德认为，人的精神活动的能量来源于本能，本能是推动个体行为的内在动力。人类最基本的本能有两类：一类是生的本能，另一类是死亡本能或攻击本能。生的本能包括性欲本能与个体生存本能，其目的是保持种族的繁衍与个体的生存。弗洛伊德是泛性论者，在他的眼里，性欲有着广义的含意，是指人们一切追求快乐的欲望，性本能冲动是人一切心理活动的内在动力，当这种能量（弗洛伊德称之为力比多）积聚到一定程度就会造成机体的紧张，机体就要寻求途径释放能量。死亡驱力(death-drive)又被称为毁坏冲动、攻击本能或死亡本能,是一种要摧毁秩序、回到前生命状态的冲动。根据弗洛伊德的学说主张,认为每个人的身上都有一种趋向毁灭和侵略的本能。

**(四)心理发展理论**

弗洛伊德将"性本能"称为力比多(Libido),认为它是一种能量并藏在本我之中,"本我"中的本能欲望,在个体发展的不同阶段,总要通过身体的不同部位或区域得到满足并获得快感。而在不同部位获得快感的过程,就构成了人格发展的不同阶段。力比多要达到成熟,真正行使生殖职能必须经过一系列的发展阶段,由于力比多在不同的发展阶段,集中投注的部位不一样,这些不同的部位被称"性感带"(erogenous zone),儿童的快乐、挫折感和自我表现都来自这些快感区。所以,弗洛伊德根据力比多发展经过"性感带"为标准,把力比多的发展分为 5 个阶段,即口唇期(oral stage)、肛门期(anal stage)、前生殖器期(phallic stage)、潜伏期(latent stage)和两性期(genital stage),其结果是导致人格发展受到影响。弗洛伊德的人格发展理论中,总离不开性的观念,所以他的发展分期解释就被称为性心理发展期。其中前 3 个时期是以身体的部位命名,原因是在 6 岁以前的个体,其本我中的基本需求是靠身体上的部位获得满足的,因此这些部位即称性感带区。在力比多的发展过程中会遇到两种危机:固着(fixation)和退行(regression)。固着是指力比多由于在某一阶段得到过度满足或过度失望而停留在原先的阶段,不再继续发展到下一个阶段;退行是指发展到下一阶段的力比多又倒流回先前停顿的地方。在弗洛伊德看来,一个人的个性或人格在 5 岁左右就已经形成了,所以早期力比多的发展无论是固着还是倒退都是不正常的现象。

1. 口欲期(0～1.5 岁)

婴儿出生后,最大的生理需要是获得食物和营养,所以新生儿的吮吸动作是快感的来源,口唇是产生快感的中心,是力比多集中的地方。有时婴儿虽然不饥饿也会把手指或其他能抓到的东西塞到嘴里去吮吸、咀嚼,这种寻求口唇快感的自然倾向就是性欲的雏形。这一阶段的性感区是唇和舌,诸如吸吮、触咬、吞咽等是性欲满足的主要来源。吸吮行为是最使幼儿感到快乐的行为,吸吮行为满足了口唇性感区的要求,使幼儿得到一种愉快体验。这时候母亲的乳房满足了幼儿营养和快乐两个基本的需要。从出生到 1 岁半左右,此期婴幼儿以吸吮、触咬和吞咽等口腔活动为主满足其本能和性的需要。口唇期的重要性不仅在于饥饿需求的满足,更重要的是口腔黏膜的刺激。如果这个时期口欲的满足不当,如满足太多,使人失去向前发展的动机;满足太少,也会使人畏惧进入下一阶段,这时就会发生滞留现象。滞留现象是指人虽然继续成长或到了成年,但仍希望得到和早期阶段相同的满足。例如,人的发展滞留在口唇期,成年后仍会努力寻求口腔的满足,嚼口香糖、咬指甲、吸烟、喜欢狂吻、滥吃东西、嗜酒等。

弗洛伊德又将口唇期细分为前后两期：前期是 0～6 个月，此时期儿童还没有现实的人和物的概念，世界仿佛是无对象的，只是渴望得到快乐和满足；后期是6～12 个月，这一时期儿童开始分化人和物、开始认识自己的母亲，母亲的到来会感到快乐，离去会感到焦虑。

弗洛伊德强调儿童的早期经验对其人格发展的影响。认为如果在这个时期性的满足不适当（太多或太少），就会产生口部类型的人格。例：吮吸、哺乳、哭叫过多就可能发展成依赖人或纠缠别人的人格。若口欲满足太差，就可能形成一种紧张与不信任的人格。在弗洛伊德看来，成人乐观、开放、慷慨等积极的人格特点和悲观、被动、退缩、猜忌等消极的人格特点都可以从这个发展阶段偶然产生的事件中找到原因。弗洛伊德认为，与口唇期相应的人格特征是口唇性格，指人到成年之后仍表现出口唇期发展的特征。口唇性格的人是自恋的，主要对自己感兴趣，总是要求别人给予或是向别人索求，依赖别人满足他的需求，有时他也给予别人但却是为了回报和得到赞赏。口唇性格的人在工作中追求安全，扮演被动、依赖的角色。他害怕失去，怕别人欺骗他，遇到挫折时易怒或想不开。在行为上表现贪吃、酗酒、吸烟、咬指甲等，甚至在性格上悲观、依赖、洁癖者都被认为是口腔性格的特征。在口唇期较早阶段，过度满足进食要求或过度关照所致的固着会产生口唇期依赖型人格。这类人非常容易轻信、被动，总是要求得到他人的关注。在口唇期较后阶段，挫折所致的固着会产生口唇期攻击型人格。这种攻击性经常是以撕咬的形式表现出来。具有这种人格倾向的成人，喜欢争论并刻薄地挖苦人，疑心很重，甚至喜欢盘剥他人。

2. 肛欲期(1.5～3 岁)

这一时期的婴儿其快乐来源于忍受和排粪便，肌紧张地控制。其性感带转移到肛门，婴儿可以在大小便时体验到快乐。在父母对婴儿施行排便训练之初，婴儿总是反抗，然而婴儿最终会接受这一训练养成了用厕所的习惯，这时性感带也从肛门转移。在这一时期，弗洛伊德特别要求父母注意对儿童大小便训练不宜过早、过严。因为在父母训练婴儿排便时，婴儿总是反抗，如果父母与婴儿间的冲突总是很强烈，可能导致所谓的肛门人格。一种是肛门排泄的人格特征，如表现为邋遢、浪费、无条理和放肆，另一种肛门便秘的人格特征，如过分干净、过分注意条理和小节，固执小气。这一阶段力比多与肛门联系起来，儿童的注意力转移到排泄过程中，性感性由唇和舌发展到肛门和大肠，通过体验粪便的保持和排泄得到快乐，因为在排泄时会有一种紧张消除的快乐之感。此期儿童欲望的满足主要来自于肛门或排便过程。在这一阶段儿童开始接受排便习惯的训练，他必须学会控制自己的排便行为以适应社会的要求。此期儿童经历排除与保留等方面的冲突，一方面他想根据自己意愿排便,追求满足;另一方面他受到父母的控制,必须忍耐和等待。儿童可利用"排泄"或"不排泄"的方式,来获得赞许或表示反抗。儿童在肛门期欲望的满足和他在大小便训练过程中所学到的人际关系方式,对他未来的人格形成产生较大影响,过于放纵或过于严厉的大小便训练都可能导致肛门期的固着,并表现为相应的人格特质。这一阶段也叫肛门受虐狂性阶段,因为排便总有毁灭的含义,在父母训练孩子排便时,孩子往往和父母形成一种对抗性情绪,他们通过保持和驱逐来对抗父母,他们的反抗主要通过在适当的时机禁止排便,而在不适当时机进行排便这一方式进行,试图以此来控制他人。弗洛伊德认为,在肛门阶段产生固着,就会形成肛门性格,如父母阻碍了肛门性欲的满足,特别是由于如厕的训练而产生的固着,就会产生肛门定向。肛门性格分为两类;一类是肛门保护型,此类型的人一般表现为整洁、小气、做事有条理;另一类是肛门驱逐型,此类型的人一般表现为不整洁、大方、做事缺乏条理。过于放纵或过于严厉的大小便训练都可能导致肛门期的固着,并表现为相应的人格特质。肛门期-排泄型人格,即"随意排泄"型人格,这类人不讲规则,具有破坏性、残忍、龌龊。肛门期-滞留型人格,即"憋着不排泄"型人格,这类人固执、吝啬、守规矩,但过于死板,有强迫性洁癖。

3. 生殖器期(3~5 岁)

儿童此时的快乐来源于生殖器部位的刺激和幻想、恋父或恋母,力比多集中投放在生殖器部分,欲望主要通过生殖器来满足。性器官成了儿童获得快感的主要来源,表现为这个时期的儿童喜欢抚摸生殖器、显露生殖器以及性欲幻想。

弗洛伊德说,"儿童由 3 岁起,其性生活即类似于成人的性生活。所不同的是:①因生殖器未成熟,以致缺乏稳固的组织性;②倒错现象的存在;③整个冲动力较为薄弱"。这里,弗洛伊德所说的 3 岁后的所谓"性生活"主要是指儿童依恋异性父母的俄狄浦斯情结(Oedipus complex),即男孩产生恋母情结,女孩产生恋父情结。按照弗洛伊德的说法,这个时期的男孩十分爱恋自己的母亲,十分嫉恨自己的父亲,可是他又害怕父亲的惩罚,因而把对父亲的恨转为模仿父亲的行为,以此来博得母亲的爱。女孩的情况则相反。此期,男孩会经历"恋母情绪"(Oedipus complex)。Oedipus 是希腊神话中的一个王子,成人后杀了他父亲而娶了自己的母亲。他十分爱恋自己的母亲,对父亲则是又嫉妒、又恨又怕,因为父亲是他的对手,他怕父亲会阉割他的生殖器,产生所谓"阉割焦虑"。为了寻求解脱,男孩需要对父亲进行认同,即仿效父亲的行为,学习父亲的言谈举止,想象自己与父亲分享了母亲的爱。当男孩努力使自己变为父亲的样子时,父子之间的对抗就会结束,之后男孩会开始接受父亲的价值观,并形成自己的良心。

由于男女的生理特征不同,便产生了两种不同的人格特征。男性性器阶段。这时男孩认为母亲是自己快乐的目标,因此就想得到母亲,以得到性欲的满足,而且认为女性是快乐的源泉。但当他看到父亲与母亲的关系时,他又产生了对父亲的嫉妒和敌对情绪,这就是弗洛伊德所谓的"俄狄浦斯情结"或"恋母情结"。如果其他因素正常的话,孩子会顺利地渡过此情结。如果母亲反对孩子的狂想和性欲望,以及孩子由于父亲的反对而产生"阉割焦虑"的话,此阶段的结束就还需要经历两个解决过程。第一个解决过程或方式是"压抑",由于孩子怀有对母亲的可怕的性欲望和对父亲的憎恨,却又不敢表现出来,就只有使它们被迫进入无意识状态,通过压抑来解决俄狄浦斯情结;第二个解决过程或方式是以其父亲自居,认同其父亲的行为。这时孩子不再想到他的父亲,而去认同父亲的行为方式,认同父亲的行为标准。也正是在这种认同的过程中,孩子形成了善恶的标准,而这些又成了他超我的一部分。弗洛伊德认为,在此阶段由于环境特别是父母的影响,往往使孩子产生固着。在此阶段造成固着的环境有两类:一类是"外伤事情",包括受到父亲或母亲的吸引,并产生了不可思议的冲动,而当他看到父母的性关系或性行为时所形成的外伤,或看到成人性器时产生的一种阉割焦虑所形成的外伤。此外,兄弟姐妹的出生也是一种外伤,因为他们造成了他的俄狄浦斯欲望的满足的减少。第二类环境是"慢性态度"。父母无意识地把孩子作为自己的爱物,如父亲把女孩子作为自己的爱物,这样就加深了俄狄浦斯情结,在某种程度上父母可以察觉到此行为,因此产生恐惧和犯罪感,接着对孩子产生愤怒和反对,这样孩子就产生了一种不一致的经验,这正是过度的不满足的体现,从而造成外伤。

女性性器阶段。与男孩子相对应,在此阶段女孩也会产生一种现象,即"厄勒克特拉情结"或"恋父情结"。在性器阶段之前,男女几乎是没有区别的,女孩子从女性器得到快乐,并且与其母亲联系起来,到了后来,她的引力从母亲转移到父亲。弗洛伊德认为,男女孩子间的俄狄浦斯情结有很大的区别,虽然由于阉割情结使两者都产生恐惧心理,但男孩子要求解决此情结,女孩子则没有此压力。事实上,正是这种情结使她进入安全的状态中去,成为正常的女性。另一方面,她又为失去母亲而恐惧,而且要求取代其母亲而成为父亲的爱物。但后来她又发现这是不可能的,以至于到最后才使此情结被驱除掉。如果女孩子没有安全地解决好这个问题,她们在性格上会产生这样的特征:即女性的虚荣性。女性往往把自己的风韵评价得过高,而这正是对她原先的那种生理上的劣势的一种弥补。而且女性具有嫉妒心,这来源于对男性性器的嫉妒,她们往往因男孩子们具有阉割焦虑而高兴,这也能弥补她们的那种先天劣势,因此她们既看不起男人,又看不起同性。没有解决好此情结而产生的固着还会产生第二个结果,即"强烈的男性情结的形成"。女孩子不得不承认她们生理结构上的劣势,从而用夸大她的男性特征的方式来弥补之,因此,她们很可能把另一个女性当作恋爱的对象。

弗洛伊德认为,在男女的性器阶段如果出现固着,就会出现不同的人格特征,形成性器型性格。性器型的男人往往做事不考虑后果,而且非常自信,过高地评价自己性器的价值,并力求证明他是一个真正的男子汉,因此他们常常自负自夸。性器型的女人,会出现"受阻性"综合征,她们力求在多方面都优于男子,并且去寻找典型的男性职业,并且她们对谴责、诋毁男人很感兴趣。

在口腔期、肛门期和性器期的发展过程中,大部分人格特征便已形成。因此,5岁以前是人格发展的关键时期。儿童这一阶段的矛盾和冲突的解决,对其将来性别特征的形成和对异性的态度及性生活是很重要的。如果这一阶段发展滞留或失败,可以导致将来的许多行为问题,如所谓的"性器官人格"。对于男性,他经常表现自己的男性气概和能力,粗鲁、自夸、竞争、追求成功;女性则表现为天真,表现自己的魅力、调情以吸引男性。生殖器期的固着是在3~6岁期间形成的。具有生殖器型人格特质的成人,爱虚荣、爱出风头、敏感、自傲、有自恋倾向。

4. 潜伏期(5~12岁)

这时的儿童对性不感兴趣,不再通过躯体的某一部位而得到快感,而是将兴趣转向外部,去发展各种知识和技能,以便应付环境的需要。随着儿童年龄的增长,孩子逐渐放弃了俄狄浦斯情结,男孩和女孩开始各自以同性父母为榜样来行事,弗洛伊德将这种现象称为"自居作用"。此时儿童进入潜伏期,其性的发展便呈现一种停滞的或退化的现象,也可能完全缺乏,也可能不完全缺乏。这个时期,口唇期、肛门期的感觉,前生殖期的恋母情结的各种记忆都逐渐被遗忘,被压抑的性感觉差不多一扫而光。因此,潜伏期是一个相当平静的时期。在这一时期,虽然性力冲动默默无闻,但是他并没有消失,而是转移到另外的目的,例如学习、游戏、体育运动及同辈团体活动等社会允许的活动中。这是一种升华作用,是性力在发展过程中的一种更有目的的作用。在此阶段几乎没有明显的性发展表现,此阶段时间很长,几乎是前三个阶段总和的两倍。弗洛伊德认为,此阶段在儿童的个性形成中是极为重要的。此阶段最突出的特征是儿童失去了对与性相联系的活动的兴趣,把他们的能量集中在其他的事情上,如学校里的功课学习上,良好的习惯形成上,他们把自己局限于全部是女性或全部是男性的群体里。正是如此,弗洛伊德才把它称为"潜伏期",因为性在此时暂时隐没了。七岁以后的儿童,由于他们对自己的身体和父母感情转变到周围的事物,故而从原始的欲力来看,呈现出潜伏状态。此一时期的男女儿童之间,在情感上较前疏远,团体性活动多呈男女分离趋势。

5. 生殖期(genital stage)(12~20岁)

儿童开始进入青春期,生理发展趋于成熟。在心理方面,儿童也逐渐从自私的、追求快乐的孩子,发展出利他的精神,从对父母依赖中解脱出来,有导向地选择配偶,成为较现实的和社会化的成人。在青春期,迅速增加的性能量会激活此前各阶段中未能得到解决的心理冲突。根据弗洛伊德的解释,这就是为什么青少年期充满情绪混乱和各种困难的原因。童年期发展的滞留和对人格的影响,将会在青春期和成人生活中体现出来,决定了人的性格和行为特点。生殖期结束时,人完全形成了成熟的爱和成人的性生活能力。

弗洛伊德的人格发展理论特别强调童年经历对人格形成的影响,重视父母对儿童的态度,这对于认识人格发展是很有意义的。事实上后来许多研究也证实,早期经验对日后行为的影响至关重要。生殖期始于人的青春期,青年人逐渐形成一种建立具有社会性的两性关系的潜力。弗洛伊德认为,儿童期的性快乐欲望对人格发展具有持续的影响。

弗洛伊德把口唇、肛门、性器三个阶段称为前性阶段,在此阶段,性活动是由自发性欲所引起的,孩子们一直追求的是肉体的愉快。在潜伏期之后即青春期,产生了第二次性欲的冲动,这种生理的压力使孩子感到了这种冲动的作用。弗洛伊德认为,此时的性本能通过性高潮而得以满足,而且力比多开始投射于所爱的事业上,人们开始产生了性爱。这时,性本能因对更有价值的目标的追求而减弱了自己的紧张,但此方式仍受下意识的本能所控制。如其他的创造性活动和社会活动也都有无意识的根源。经过暂时的潜伏期,青春期的风暴就到来了。从年龄上讲,女孩约从 11 岁,男孩约从 13 岁开始进入青春期。青春期有什么特点呢?根据弗洛伊德及其女儿安娜的观点,可以看到他们对青春期特点的看法。首先,青春期的发展,个体的最重要的任务是要从父母那里摆脱出来;同时,容易产生性的冲动,也容易产生对成人的抵触情绪和冲动。

## 三、精神分析治疗的常用技术

### (一) 催眠与暗示

自古以来催眠就为人们所熟悉,并在医疗中得到广泛应用。但真正尝试对催眠现象做出科学解释的人,至 19 世纪上半叶才出现,他便是英国的外科医生布莱德。布莱德在其《神经催眠学》一书中认为,催眠现象是一种特殊的类睡眠状态。由于被催眠者眼睛的凝视或思想观念上的凝注时间太长,即可进入催眠状态,这是一种生理上的原因,并无任何神秘的超自然力量。而催眠的要素便是暗示。以后许多心理医生、生物学家和教育家都对此产生了兴趣,并提出了种种理论,催眠术也得到了较为广泛的运用。

若不是药物麻醉的方法传入欧洲,催眠术的研究者极有可能把它发展得更完备。但是,催眠术作为一种心理治疗方法,因其见效快、费时较短、所需条件简单,不少心理医生仍然乐于使用,对采用心理分析疗法的医生来说尤其如此。

暗示是个体所固有的一种普遍的心理现象,它不只是催眠的要素,也同样是心理治疗特别是心理分析治疗的重要因素。暗示可分为他人暗示和自我暗示。

"他人暗示"是指被暗示者从别人那里接受某种观念,使这种观念在其意识中和无意识中发生作用,并使它实现于动作或行为之中,更典型者还可能引起生理上的变化。据说某权威催眠师曾站在受试者后,把一滴凉水滴在其皮肤上,当水滴即将接触皮肤之际,催眠师大吼一声"烫水",受试者的皮肤马上隆起了一个水泡。在实际生活中,也有被医生误诊为绝症而使身体状况一落千丈的事例。

"自我暗示"是源于自己,一般他人暗示能起作用也是因有自我暗示的加强所致。如"医生说我患有绝症"(他人暗示),"我患有绝症,难怪身体愈来愈糟"(自我暗示),如此循环,暗示的作用便加强了。据说某人看到耶稣被钉在十字架上的模样后,便常想:"这钉子穿过手心可不是滋味",这种观念在心头萦绕不散,后来手心果真红肿溃烂了,这也是暗示作用而引发的不良后果。

暗示与说服不同。说服是作用于人的理智方面,从大脑的"正门"进入,"看门人"常常会加以批判后再接受;暗示则是作用于人的情绪或意志方面,从人脑的"后门"进入,它避开了"看门人"的检验。但是说服尽管时常有可能受到意识的抵触,但经过一定的时间以后,在某种场合下,它又可能起着类似暗示的作用。正如电视广告一样,观看时不以为然,甚至反感,但当有一天正好需要购求某商品时,头脑中又忙于搜索曾经看过的广告,广告的暗示作用便出现了。所以催眠虽不为所有的心理医生采用,但暗示却是任何心理医生都采用的方法,只是程度上不同而已。正如弗洛伊德在著作《精神分析引论》中所说,"催眠的暗示和精神分析的暗示有下述的区别:催眠术的疗法想要将心中隐事加以粉饰,而分析法则在暴露隐事而加以消除。前者在求姑息,后者在求彻底。前者用暗示来抵抗症候,它只增加压抑作用的势力,求病源之所在;引用暗示,以改变这些矛盾的后果"。也正因为如此,弗洛伊德在认真钻研和使用了一段时间的催眠术后又放弃了它。引发矛盾、暴露矛盾、挖掘被遗忘的记忆、增加克服抗力的本领,这便是心理分析法中对暗示的应用,它既不同于催眠暗示那样隐晦,也不同于认知领悟暗示那样明了。所以弗洛伊德称它是一种"有教育意味的暗示"。

### (二) 自由联想

要求治者毫不保留地说出自己想到的任何事情,而求治者又可能经常受到一些障碍,即"阻抗",施治者就得设法穿过阻抗区,将无意识召回到意识中来。在这一过程中,对移情反应的分析又成为关键。在移情中,求治者根据过去积累的信仰体系和态度,对施治者产生一种强烈的、无现实根据的情感或期望,并将其视为自己的配偶、父母或仇人等。施治者在对求治者进行治疗时,便应假定自己将在训练治疗中制定出的问题,此即"反移情"。这既有利于使求治者的自由联想穿过阻抗区,又有利于通过移情分析真正了解求治者情感生活的重要线索,还可将求治者产生的新依赖有所预防。

### （三）梦境分析法

弗洛伊德认为,梦并不一定表明未来怎样,但它可能说明以前如何。他认为梦是人的愿望的满足,这种满足的方式可能有3种情形:

(1)愿望的直接满足。如梦见吃东西,刚出一个馆子,又进另一个馆子,见到什么都想吃。这极可能是因为当时你腹内空空,的确需要进食。

(2)愿望的反向满足。如梦见得到了一笔奖金,欣喜若狂。那么事实可能是近日单位评先进,你极想得到却无你的份,也即中国人说的"梦反"。

(3)愿望的象征满足。如某男士接连两晚做了同一个梦,梦见自己骑马,每次跨上去,便被马摔下来,总想驯服它,却终究驯服不了。心理医生说:"你是否最近在追求一个女孩,但常遭冷遇?"这先生不由得十分佩服。

常说梦是无意识得以发泄的最佳场所,所以有人说:"若以梦中的行为做出判罪的依据,那么人人都是罪犯。"这类似的看法其实柏拉图在其名著《理想国》中就有阐释。他认为在梦中"人们会犯下各式各样的一切愚行与罪恶——甚至乱伦或任何不合自然原则的结合,或杀父,或吃禁止食用的食物等罪恶也不除外,这些罪恶在人有羞耻心及理性的伴同下是不会去犯的"。所以,弗洛姆在其著作《梦的精神分析》中说:"柏拉图与弗洛伊德一样,把梦当作我们内心无理性野兽天性的表现。"但是,弗洛伊德又认为,人们在梦中也不是完全肆无忌惮的,由于"检察官"或"看门人"的作用,梦境常经由化装后才能象征性地呈现出来。所以,弗洛伊德在《精神分析引论》中说:"梦的表面意义无论是合理的或荒谬的、明了的或含糊的,我们都不会理会,这绝不是我们所要寻求的潜意识思想。"

同样的梦境可能因梦境分析者对其显意、隐意及象征意义有不同的理解,其解释的结果也就可能迥然不同,甚至大相径庭。所以,心理医生在为被分析者释梦之前,都必须对其生活环境、生活习惯、心理状况有个大致了解。对不熟悉的被分析者,可通过交谈或自由联想而掌握线索。在韩文领等编著的《怎样解梦》一书中,把科学解梦概括为:"解梦者可根据析梦的需要,询问这类梦境的出现是经常的或偶然的,做梦者的体会是什么,做梦者平时对梦是否有兴趣,做梦者生活的顺递,再结合做梦者的性别、年龄、素质强弱、性格、职业、服装、音容笑貌、近时生活状况等方面综合分析,得出结论。"与其说释梦是一门科学,还不如说释梦是一门艺术。正如弗洛姆在《梦的精神分析》中说的,"它正如其他任何艺术一样,需要知识、才能、实际操作与耐心"。

### （四）直接分析疗法

直接分析疗法由罗森首创,是一种现代心理动力学疗法,施治者不是去等待求治者产生顿悟,而是提出自己的解释并且向其直接陈述这些解释。施治者采用通俗的语言,让求治者产生一种看得见或通过视觉能增强的思想,以切断求治者的习惯和避免对基本关注的防御之间的联系。这种方法常用于治疗精神分裂和妄想型精神分裂症,但对那些思维混乱和退缩型患者或心理障碍者也很适用。直接分析疗法不像传统的心理分析疗法那样,通过漫无边际的自由联想或对梦境和过失作一番分析再去接触"原始冲突",然后剥去其伪装,化潜意识为显意识,待求治者产生顿悟后方施予"再教育"。它也不像认知疗法那样,把一般的情绪都看成是由认知发动和维持,以为把歪曲的认知予以矫正便可使紊乱的情绪条理化,行为便有良好的适应。但直接分析疗法又与上述两种治疗方法有相似之处。在形式上,它更像认知疗法中合理情绪法和领悟疗法,即都是向被分析者直接进行陈述和解释;在理论上,这又与传统的分析疗法一样,对求治者的原始冲突的解释常常集中于性欲。适应证包括心理创伤、性心理障碍、人际关系障碍、抑郁症和适应障碍等。

　　总而言之,精神分析疗法是目前应用较为广泛的一种心理治疗。他们采用自由联想的方法,鼓励患者用语言来表达深埋于潜意识中的思想或情感。在谈话过程中不加任何限制,不管所讲出的内容是否合乎逻辑,甚至带有淫秽的词句,但经过治疗者的分析和联系,从而推论出患者在潜意识中存在的矛盾或内心冲突。治疗者对患者谈话的解释,或指出其所述的内容有什么心理动力学的含义,其目的就是让患者领悟,进而克服自己的防御反应,并建立起新的行为。有关梦境的解释,也是精神分析疗法的一个重要手段。按照弗洛伊德的观点,通过自由联想未能呈现出明显的潜意识内容,可以从其他侧面探求解释。梦境是人的希望和欲望的表现象征,可以由此了解潜隐的梦意。精神分析疗法的其他两个重要方面是阻抗和移情。阻抗是患者自觉或不自觉地回避那些轻浮小事或敏感的话题。移情是患者将治疗者当作自己的配偶,父母或其他重要人物来对待的情景。若能深入分析阻抗或移情的情感,治疗者就可获得患者生活中至关重要事件的线索,从而易于治疗。在此应该指出,移情不是对治疗者"产生爱情",也不是有其他什么意图,这是治疗中的一个基本部分。精神分析治疗是让患者了解自己的意识和潜意识过程,即将原经受到压抑的全部需要、欲望、经历等都召回到意识中来,患者的行为不再被隐藏很深的动机所左右,或为积累已久的个人自我防御所困扰,此时患者自己能做出较合理的选择。为达这一目的,患者在治疗者的帮助下,进入过去被禁止的区域,抛弃那些不成熟的情绪和反应,并鼓励患者进入工作。换言之,即让患者如实地认识自己,从而促使症状消失。精神分析疗法的最后结果是人格的深度改变,使患者能现实地对待问题,又不会旧病复发。由于精神分析疗法要求时间很长,有的需坚持几年,经济上花费亦大,难以推广,因而被其继承者进行修改,采用非经典的精神分析疗法。

## 四、精神分析案例评析

某女,大学三年级学生,23 岁,恋爱 2 年,身体发育状况良好,身材丰满圆润,无家族与个人重大精神与躯体疾病史,恋爱顺利。多次徘徊犹豫,终于下定决心,兜里带着一叠面巾纸前来咨询,自述准备在咨询室大哭一场擦泪使用。

主诉:自从 15 岁起,总是怀疑自己曾经遭到家乡本地一男性的摧残伤害,此男性在当地名声不佳,据传曾经伤害邻居家小女孩。当自己大概 5、6 岁时,一起玩耍的小朋友经常议论此人极其恶事,导致害怕此人,在外见此人,就飞跑回家,关门顶杠,即使其叫门也不给开。这种曾经受到伤害的想法已经持续了近八年,早就想寻求检验和了解,但是一直没有机会,也没有条件,更没有胆量,于是迁延至今。最近一段时期以来,这种怀疑和想法加剧,总有一种冲动,想去医院检查处女膜,但是害怕医生嘲笑,犹豫再三,终于走到咨询室寻求咨询帮助。

咨询师:你的家长知道此事么?

来访者:他们从未提及此事。

咨询师:你当年害怕此人,对你的父母讲过吗?

来访者:从未讲过。

咨询师:你还记得些什么,比如,他是如何伤害你的?

来访者:好像记不得了。

咨询师:一点印象都没有吗? 放松些,我会为你保密的,你放心。

来访者:让我想想。好像是在一个大坑,很模糊,又好像他把我领到那个大坑,然后有什么东西进入我身体,我就什么都不知道了。

咨询师:后来呢?

来访者:记不得了。

咨询师:你家长一直都没有发现什么不对劲的吗?

来访者:没有,我只有一点点记忆,而且很模糊,很不清晰,其他的一概都没有印象。

咨询师:后来你的身体有什么反应? 比如疼不疼,走路受不受影响?

来访者:没有,什么影响都没有。

咨询师:仔细想想。

来访者:真的没有。

咨询师:你家长对待你有什么异常吗?

来访者:其实我观察我的家长好多年了,特别是我妈妈,她应该关注女孩的问题。可是据我观察,好像她一点都不知道,根本就不知道,没有一点反常。我曾经多次试探把话题引到那个人身上,他们也没有什么异样的反应,所以我就怀疑这事是不是真的发生过。

咨询师：你来咨询想达到什么目的？

来访者：其实我也不知道，我想知道事情真假，其实我也能自己检查出来。

咨询师：自我检查？

来访者：(脸红)嗯。

咨询师：检查过吗？

来访者：没有。

咨询师：你自己了解自己的生理结构吗？

来访者：其实我自己也不好检查，我有男朋友。

咨询师：你男朋友学医的？

来访者：(脸红)不是。

咨询师：你仔细想想看，你到底受到过侵害吗？为什么家长没任何反应？如果你受到过侵害，他们会发现不了吗？当年你才6岁，想想看。

来访者：你是说我没有受到过伤害？我可是好多年有这种怀疑了。

咨询师：我是说，也可能是对童年噩梦的记忆？或者是对童年想象的记忆？或者是对童年惧怕的记忆？或者是对别人受到伤害，你错记成是发生在自己身上了？

来访者：是吗？

咨询师：想想看。

来访者：哎呀，你这么一说，我还真的是杞人忧天了。是不是我的担心是不必要的？

咨询师：你急于要检查，有什么其他目的吗？

来访者：(脸红)没什么，就是想了却一个心结。

咨询师：现在了却吗？

来访者：好像我不需要检查是吗？

咨询师：也许你在结婚前做个婚前检查更合适，现在有没有必要你自己决定。

来访者：(笑)你看老师，我都带了这么多的纸巾，本想大哭一场，结果让你分析成什么事都没有了，谢谢你，我心里亮堂多了，轻松多了，看来我的忧虑是多余的。现在想想看，也是的，如果6岁我受到伤害，会很疼的，也会流血，但是我一点记忆都没有。再说我家长也不会发现不了，特别是我妈妈，根本就像没事人一样，看不出对我有什么担心。看来你的分析是正确的。原来我还设想，让您给我做个催眠分析，现在看来不必要了，我的问题解决了。谢谢您！

咨询师：不客气。有问题以后再来。

案例分析：这是一例典型的需要运用精神分析理论和技术才能恰当解决的咨询案例。来访者因为青春发育，萌发了性冲动，但是一直受到压抑，自己浑然无知，把童年发生在其他小朋友身上的事情错记成发生在自己身上，无论是记忆的错位，还是童年的想象、惧怕、梦，总之是一种错误记忆发生作用产生的结果，让当事人信以为真。特别是在谈男朋友两年时，这种要"检验"的想法更加突出，直接流露了想发生性行为的愿望，但是又害怕如果果然受过伤害，自己不是处女，被男友发现无法交代。例如该女生多次暗示自己可以"检查"，但是倾向于否认到医院检查，流露出一种倾向：如果是自我检查，客观上根本不用反复向咨询师说明；又不愿意说到底怎样个自我检查，被怀疑是想通过与男友发生性行为"检查"，又害怕自己确实是受过伤害，被男友发现，因此处于矛盾冲突之中。

这个案例本身不适合进行催眠治疗，因为即使真的来访者童年受到过伤害，回忆复现也没有积极效果，只能加重心理伤害。

进一步的咨询是这样进行的：继续坚持原来的分析结果。但是来访者问：如果我真的不是处女了怎么办？咨询师：有相当多的女孩子，处女膜很薄，容易不经意损坏，例如骑车、体育运动等，说不定何时就损坏了，这很正常。懂得科学的人是不会在意这个的。你担心的是什么呢？

经过三四次咨询，来访者的问题得到解决，心情轻松愉快地投入到学习中，多年笼罩在心头的阴云消散了，同时能正确认识与性有关的一些问题了。

感想与体会：通过见习这个案例的咨询，我认为，精神分析理论和技术并非如原来想象的神秘莫测、难以驾驭，也不一定非要针对长期心理咨询的来访者，这个案例只用了三四次短程咨询问题就迎刃而解，而且效果相当好，是很成功的咨询。

通过这次咨询，发现精神分析理论的观点特别适合一些来访者。针对这些来访者，最好的咨询技术应当是精神分析式的，当然，这次咨询是暗用精神分析进行分析，明用逻辑推理分析进行说理引导，让来访者朝向消除疑问，并健康发展的角度发展。对此来访者，不适合告诉她"你是性冲动，是不是想与男朋友发生性行为找借口啊？"因为针对中国大陆地区的来访者，还要注意其文化接受能力，不能盲目冒失。

## 第三节　行为治疗

### 一、行为治疗概述

行为治疗（Behavior therapy）是由行为主义理论发展形成的心理治疗方法，是一种常用的心理治疗方法。行为治疗始于20年代50年代末期，最初的治疗成果大多建立在苏联生物学家巴普洛夫（Pavlov）的经典条件反射和美国心理学家斯金纳(Skinner)的操作性条件反射的理论基础上。

巴普洛夫在对狗的实验中发现,将铃声这种无关刺激与食物一起组合刺激,就能将铃声变成与食物一样的刺激信号,最后可以单独引起狗的唾液分泌,这便是经典条件反射实验。美国心理学家华生(Watson)对巴普洛夫的工作进行了改进,将此原理应用于人类行为,从而为行为治疗有效地应用到临床提供了重要的依据。与此同时,南非的精神病学家沃尔普(Wolpe)亦根据"交互抑制"原理发展出一种治疗引起焦虑的恐惧行为的方法,称为"系统脱敏疗法"。

斯金纳的操作性条件作用则关注行为结果的处理,行为的结果能改变行为的出现及频率。斯金纳将操作性条件作用的原理应用到复杂的人类行为中,提出心理学家应该将注意力集中到可观察测量的行为和控制这些行为的环境因素,并提出了行为矫正的概念。

经典和操作性条件反射理论都研究可观察的、个体的外显行为,而班杜拉(Bandura)的社会学习理论则与之相反。社会学习理论认为,个体通过观察和知觉环境学习时涉及了内部的认知活动。

近20年来,随着认知心理科学的发展,行为治疗逐步借鉴和引入了有关认知改变的技术。目前,在临床上更多的应用认知和行为结合的治疗方法,称为认知行为治疗或行为认知治疗。

## 二、行为治疗的基本理论

### (一) 经典条件反射理论

巴甫洛夫在研究狗的消化过程时注意到,狗在食物将要放到舌头前就已经流出唾液。在进一步的研究和观察后,他得出结论,狗是通过环境事件得知要被喂食,环境事件包括看到有关的食物或是听到送食物的声音等。食物作为非条件刺激(unconditioned stimulus, UCS)引起唾液分泌的反射过程称为非条件反射(unconditioned reflex, UR)。当食物和铃声总是同时出现,经过一段时间后,铃声就成了食物的信号,即铃声成了条件刺激(conditioned stimulus, CS)。此时,由铃声引起的唾液分泌过程,称为条件反射(conditioned reflex, CR)。此后,巴普洛夫还研究了条件反射的泛化、辨别等规律,用来解释行为的建立、改变和消退。

华生受到巴普洛夫的经典条件反射理论的影响,进行了更多人类行为的研究。在著名的小阿尔伯特实验中,华生演示了个体也可以对某种恐惧行为建立条件反射。小阿尔伯特是一个11个月大的婴儿,起初阿尔伯特并不害怕白鼠。但是每当阿尔伯特试图去摸白鼠时,就会有令人可怕的吵闹声出现。经过7次重复后,小阿尔伯特看见老鼠便大哭起来。而5天后,阿尔伯特出现了对兔子、狗、山羊泛化的恐惧反应。小阿尔伯特对老鼠(条件刺激)和与老鼠相似的有毛动物(泛化)形成了恐惧性的条件反射。

经典条件反射理论将人的行为归结为后天学习得来的,即当个体处于良好环境,经过适当学习,就可能形成正常的健康行为;当个体处于不利环境,又经过不适当学习,就可能形成不健康的行为。因此,治疗在于利用条件反射建立或消退规律,创建良好环境,引导患者进行适当学习,消除不良行为并获得健康行为。

### (二) 操作性条件反射理论

美国心理学家桑代克曾经做过一个实验:他将一只猫关入一只迷箱,门被滑杆拴住,猫只有拉开滑杆才有可能逃出箱子。经过反复试验,猫学会拉开滑杆开门逃离,而且所需时间越来越短。猫的这种逃离行为能力并非马上出现的,而是随着时间在反复实践中逐渐获得并得到增强的。通过实验,桑代克发现愉快的行为后果更有可能促使行为的再现,而不良的行为后果则更可能减少行为的再现。桑代克称之为"效果律"(law of effect)。

以效果律为起点,美国行为学家斯金纳发展了此学说。他把行为效果促进操作行为的发生称作强化(reinforcement)。强化有两种基本形式,积极强化是通过在某行为反应后呈现愉悦的刺激以强化该反应,例如对饥饿的动物来说食物就是积极强化物;消极强化则是通过减少或消除令人厌恶的刺激而强化某一反应,例如系紧安全带就可消除刺耳的嘟嘟声。惩罚(punishment)的效果与强化相反,强化可以增加行为反应频次,惩罚则会减少行为反应频次。同样,惩罚也可分为积极惩罚和消极惩罚。积极惩罚通过提供一个令人厌恶的刺激来减少反应频次,例如打屁股;消极惩罚则通过撤销一个令人渴望的刺激以减少反应频次,例如取消零花钱。斯金纳将操作性条件反射应用到人类行为上,提出人类许多的行为包括心理疾病在内都是操作性习得性行为。

与经典条件反射理论一样,操作性条件反射理论也认为人的行为是后天习得的。不同之处在于,后者通过操作的方式积极寻求刺激,强化或惩罚是动因,会使个体趋向某种特殊活动或形成某种特定行为。因此,治疗在于改变强化方式从而改变病态行为。

### (三) 社会学习理论

班杜拉做过一个经典的实验。在实验中,孩子们看到成人对一个充气小丑(BoBo 玩偶)又踢又打,而且很享受这个过程,此后,孩子们也对这个玩偶表现出类似的攻击行为。这就是班杜拉的 BoBo 玩偶研究。这个实验的重要意义在于,观看了成人暴力行为的孩子比对照组那些没有观看这一暴力行为的孩子表现得更为暴力。后续的研究也显示,孩子们还会模仿在电影中看到的攻击行为。班杜拉的研究提示了：人类通过模仿和观察，通过他人或榜样的行为来进行学习。如果榜样的行为能够得到奖励和强化，那么模仿者也会以同样的方式行事。

班杜拉的社会学习理论也认为人的行为是后天习得的，但并非一定以直接强化为动因，而是以一定的榜样为观察、模仿对象，通过注意、保持、再现和建立动机这4个阶段学习而来的。通过这些阶段的学习，个体把榜样从头脑中的表象变为实际仿效过程，从而使个体形成与榜样相似的行为。有一些因素会促使模仿学习，如被模仿者的特征如能力、地位等与模仿者相似，被模仿者知名度高，模仿者依赖性强，缺乏安全感等特征以及模仿者主动参与学习等。

该理论认为，治疗的关键在于避免接触对患者不利的模仿对象，提供对患者有利的模仿对象，从而帮助患者习得良好行为。

## 三、行为治疗的常用技术

行为治疗技术种类繁多，以下仅介绍其中一些常用技术。

### （一）肌肉放松训练

肌肉放松训练是心理治疗中的一项常用技术，它既可用来单独处理一些心理问题，如焦虑、紧张、应激、功能性疼痛等，也可作为其他治疗的辅助技术来使用。肌肉放松训练可有效降低自主神经的兴奋性，减轻肌肉紧张、心悸、四肢发冷、呼吸急促、出冷汗等自主神经兴奋的症状表现，从而使机体调整到放松、平静、舒适的状态。

肌肉放松训练通过教会患者有意识地去体验肌肉群紧张和放松时的感觉，而达到心身放松的目的。训练需遵循一定的步骤，这些步骤包括：基本原理和练习过程的介绍；治疗师的技术示范和肌肉放松引导；练习后评估；布置家庭作业和复习等。其训练方法简述如下：

（1）简述治疗原理及治疗过程，并提醒患者需要反复大量的练习。

（2）在宁静无干扰的室内，请患者穿着宽松的衣着、脱下眼镜，躺在一张舒适的躺椅或靠椅上练习。治疗过程中，请患者挂掉电话，并关闭门窗，以避免外界干扰。

（3）治疗师进行技术示范及肌肉放松引导。请患者首先握紧右拳，保持5～7秒，然后慢慢放松，以体会紧张与放松两种状态的差异。之后保持松弛状态5～10秒，让患者感受放松后局部肌肉的舒适和轻松。然后，根据以下的顺序，依次对全身的每组肌群进行紧张及放松练习。①握拳曲腕：先双手握拳，向上弯曲手腕，然后松开拳头，伸直手腕，自然放松。②屈肘耸肩：前臂向上弯曲，双肩向耳部耸起，然后放松。③皱眉闭眼：睁开双眼，皱起眉头，然后舒展眉头，放松脸部。紧闭双眼，咬紧牙关，之后再自然放松。④下巴贴胸：下巴贴近胸部，感觉颈前部肌肉的紧张,然后放松。⑤拱背挺胸:拱起后背,挺起胸部,然后放松。⑥收腹:绷紧腹部肌肉,憋气,然后放松腹部肌肉,呼气。⑦提肛收臀:收缩肛门括约肌,收紧臀部,然后放松。⑧伸腿跷趾:伸直双腿,脚趾向上跷,使大腿、小腿和脚部肌肉紧张,然后放松。最后放松全身。

(4) 评价放松训练效果。评定放松水平,紧张和放松状态下的感觉,练习中存在的问题等。和患者一起讨论解决发现的问题。

(5) 布置家庭作业。要求患者每天练习 1～2 次,每次 15～20 分钟,并完成日记,记录每次练习的效果,存在的问题。请患者在下一个会期把作业带来讨论。一般每 1～2 周进行一个会期。

**(二) 系统脱敏(Systematic desensitization)**

系统脱敏治疗又称交互抑制法,最初由 Wolpe 所创立,以后被他本人及其他一些治疗者经由实践和研究证实是一种有效的行为干预技术,现被广泛应用于恐怖症、强迫症和焦虑症的治疗中。该治疗方法主要是通过指导使患者逐步分级暴露于所恐惧的情境中,并通过放松训练来对抗患者在恐惧情境中产生的焦虑情绪。在此过程中,患者的焦虑逐步降低乃至消失,一般不会再回避恐惧的情境。经多次反复的练习,患者的恐惧和回避行为逐步减退,从而达到克服恐惧的目的。系统脱敏包含 4 个步骤。

(1) 讨论确定系统脱敏的靶目标。系统脱敏的第一步是由患者和治疗师共同确定进行脱敏治疗的靶目标。目标应当是明确、具体、可操作的。例如:针对特定场所的恐惧、社交恐惧或是对特殊事物的恐惧等。

(2) 肌肉放松练习。使用上述肌肉放松法进行放松训练,使人体肌肉进入放松状态,各项生理反应指标,如呼吸、心率、血压、肌电等均达到放松的反应指标。一般需经过 6 次以上的练习,以达到全身能迅速进入松弛状态为合格。除此之外,其他一些放松方法,如瑜伽、气功、冥想等方法也可以产生深度的肌肉放松,均可用以放松训练。

(3) 评定主观不适单位,制定等级脱敏表。主观不适单位(Subjective Unit of Disturbance,SUD)指不同引发情境引起的情绪反应的主观感受强度,通常以五分制、十分制和百分制为计量单位。治疗师首先需要确定引起患者焦虑的所有情境(刺激源),然后按照患者产生焦虑的主观严重程度顺序列一份 10～20 个引发情境的等级表,让患者进行评定,等级相近的情境予以合并,通常保留的情境在 10 项左右。一般按 SUD 从小到大的排序构成等级表,以轻松自如为 0 单位,极度焦虑为 100 单位,相邻两个项目的 SUD 不超过 10 单位(百分制)。表 10‐1 是一个社交恐怖症患者的等级脱敏表。

表 10 - 1　某社交恐惧患者的等级脱敏表

| 序列 | 恐惧情境 | SUD |
|---|---|---|
| 1 | 看到教室的照片 | 5 |
| 2 | 想象坐在教室里 | 10 |
| 3 | 坐在教室最后一排听课 | 20 |
| 4 | 坐在教室中间听课 | 30 |
| 5 | 坐在教室第一排听课 | 40 |
| 6 | 下课时和同学交流 | 50 |
| 7 | 和老师单独对视对话 | 60 |
| 8 | 在 4～5 个同学组成的小组里发言 | 70 |
| 9 | 上课时当众回答老师的问题 | 80 |
| 10 | 在陌生人团体里发言 | 95 |
| 11 | 在众人面前演讲 | 100 |

（4）分级脱敏训练。让患者在肌肉深度放松的状态下，生动逼真地想象等级脱敏表上的某一情境，进行脱敏练习。练习所选择的情境按照从轻到重的顺序排列。一般来说，在进入下一个情境的练习前，患者对现有场景应该只有轻微的焦虑，而每一个场景的想象可能需要重复多次才能使焦虑降到轻微的水平。只有患者在对某一等级的恐惧情境只有轻微焦虑或对该情境不再引发焦虑时，才能在征得患者同意后进入后一级恐惧程度更重的情境进行训练。一般在治疗中，要求患者每天做 1～2 次自我练习和放松训练，在治疗后期可鼓励患者逐渐加入真实情境的自我练习，直至对恐惧情境完全脱敏。通常治疗频率为每周一次。

（三）满灌疗法

满灌疗法又称为冲击疗法或暴露疗法，是让患者快速暴露于能产生强烈焦虑的刺激性的环境或事物中，并保持相当的时间，使之承受并适应这种刺激的环境和事物，从而达到消除焦虑和预防条件性回避行为的目的。

满灌疗法的原理是：由于恐怖是经过经典和条件反射作用而习得的，因此，由恐惧引起的行为反应是一种条件反射。某一事物或情境在一个人身上所引起的恐惧体验，会激发他产生逃避行为，而不管此事物或情境是否真的构成了对他的威胁。这种逃避行为会影响恐惧体验的强弱，从而起着负强化的作用，反过来增强其逃避行为。因此，不如让患者面对恐惧的刺激，阻止其逃避行为，打破其条件反射，从而达到治疗的目的。

与系统脱敏疗法不同,在使用满灌疗法时不需要经过任何放松训练,一开始就让患者进入最令其恐惧的情境中。通常首先鼓励患者想象最使他恐惧的场面,或者是治疗师在其旁边反复地讲述患者最害怕的细节,或者使用录像或幻灯片放映最使患者恐惧的镜头,以加深其焦虑程度。同时,治疗中不允许患者采取堵耳朵、闭眼睛、喊叫等逃避措施。即使患者表现出过分紧张害怕甚至出现昏厥的征兆仍鼓励他继续想象或聆听。在治疗前可事先告诉患者,在治疗室里有各种急救设备,医护人员也随时等在身旁,他的生命是绝对安全有保障的,因此他可以立即想象、聆听或观看使他最害怕的情景。经过反复的恐惧刺激,即使患者因焦虑紧张而出现心跳加剧、呼吸困难、面色发白、四肢冰冷等自主神经兴奋的反应,但患者最担心的可怕灾难并没有发生,焦虑反应也就相应地消退了。

### (四)厌恶疗法

在系统脱敏治疗中,治疗师帮助患者用一个积极轻松的反应来替代原先的消极害怕反应。而在厌恶疗法中,治疗师则试图用一种消极害怕(厌恶)的反应来代替对原刺激物的积极反应。

厌恶治疗的原理是:在某一行为反应之后紧接着给予一种厌恶刺激(如电击、体罚等),最终能够抑制和消除该行为反应。以治疗酗酒者为例:治疗师给酗酒者提供诱人的酒品时,同时让他随酒吞下令人严重恶心反胃的药品。通过把酒精和强烈的恶心不适感联系起来,治疗师把患者对酒精的积极反应(愉悦感)转换成了消极反应(恶心感)。经过多次重复后,患者对酒精的渴望明显降低,从而达到戒除酒瘾的目的。

除了用于治疗酒依赖或药物依赖以外,临床上厌恶疗法也常用于性欲倒错,如窥阴癖、恋物癖等,以及其他冲动性或强迫性行为障碍。

### (五)角色扮演

角色扮演是一种常用的行为治疗技术。行为治疗师常常把角色扮演用作自信心训练、职业咨询、厌恶治疗和其他一些治疗的辅助技术。使用这种技术的关键是通过治疗师的言传身教帮助患者学会某些基本技能,例如社交技能、谈话技巧等。在治疗时,治疗师首先需了解患者的主要问题,问题所涉及的情境,以及患者在该情境下的反应。然后治疗师根据所收集的资料和行为矫正原理,设计一个虚拟剧本。之后,由患者、治疗师及助手扮演剧中相应的角色,进行模拟演练。通常先有治疗师扮演患者的角色,然后要求患者扮演自己的角色。当患者掌握了这些技能后,再要求他带着作业到现实生活中继续练习。如果在实景练习中,患者遇到具体困难,可以继续进行角色扮演或使用其他技术作进一步的指导。

## 第四节 认知治疗

### 一、认知治疗概述

认知治疗(Cognitive therapy)是从 20 世纪 70 年代发展起来的一种心理治疗方法。最初由美国心理学家 A. T. 贝克(Beck)在宾夕法尼亚大学创立了一种定式、短期、针对抑郁症提供的现时导向(present-oriented)心理治疗方法,这种方法直接针对患者目前的问题并修正存在功能障碍的想法和行为。之后,贝克及其他治疗师又将这种疗法应用于其他精神病性障碍患者,并证实了其有效性。

除了 A. T. 贝克的认知治疗法,A. 埃利斯(Ellis)的理性情绪疗法,D. 梅钦鲍姆(Meichenbaum)的认知行为矫正法和 A. 拉扎鲁斯(Lazarus)的多模式疗法等都对认知治疗的发展做出了重要的贡献。

认知治疗是根据个体的认知过程影响他的情感和行为的理论假设,通过认知和行为技术来改变患者的不良认知的一类心理治疗方法的总称。认知治疗过程是治疗师和患者共同协作进行实证调查、试验、现实检验和解决问题的过程。目前,认知治疗被广泛应用于临床,适用于各种心理障碍的治疗,包括抑郁症、焦虑症、恐怖症、强迫症、创伤后应激障碍(PTSD)、进食障碍、精神活性物质依赖、人格障碍,以及慢性疼痛、各类心理困扰等。随着认知治疗的发展,它的适应证范围也在继续扩展,并延伸到教育、服刑等领域。

### 二、认知治疗的基本理论

#### (一) 认知治疗的理论基础

1. 贝克的认知疗法

贝克在他的精神病理学的认知模型中强调:思维对于引发和维持抑郁、焦虑和愤怒起到重要的作用。认知偏差容易把这些情绪问题归咎于丧失或失败等负性生活事件,而这些负性生活事件又被以一种夸张的、个体化的和负性的方式解释。贝克的认知模型认为认知评价具有多重水平,最直接的水平就是自动想法,它是自发产生的,看上去似乎很有效,并且常与有问题的行为或紊乱的情感相联系。这些自动想法可根据其特定的偏差或歪曲进行归类,例如读心术、非黑即白、灾难化、全或无等。基于自动想法的情绪问题是由个体所持有的潜在假设或规则(例如"我必须得到每个人的认可才有价值")以及潜在的个人图式(如"我不可爱")引起的。这些适应不良的规则和假设常常是僵化的、过度概括和不可能实现的,并常常把这些情绪问题归咎于之后的抑郁或焦虑状态。因此,这些认为自己必须得到每个人认可的个体更有可能出现抑郁和焦虑。而抑郁的个体更可能集中选择那些与他们的潜在假设和个人图示一致的信息,而忽略掉那些不一致的证据,从而进一步增强其负性的个人信念。在负性认知的影响下,个体沉湎于负性情感而难以自拔,并导致不适当行为的产生。例如:思维("因为我不可爱,所以她拒绝了我")-情感(情绪低落)-行为(回避人际交往)。

根据贝克的认知模型,治疗师的工作就是寻求各种方式以改变患者的认知,患者思维和信念系统的改变可导致情感和行为的持久改变。

### 2. 埃利斯的理性情绪疗法

埃利斯的理性情绪疗法比其他治疗师更多地聚焦于功能失调性思维。埃利斯认为,个体经常通过他们自身歪曲的、不真实的和非理性的思维模式,使自己成为情绪的牺牲品。理性情绪疗法治疗师的任务就是纠正来访者的思维模式,尽可能减少非理性想法,同时帮助他们改变功能失调性感觉和行为。

埃利斯最重要的理论就是适应不良行为的 ABC 理论。埃利斯认为,应激性生活事件(A:activating events)不会直接引发心理障碍或情绪反应的后果(C: consequence),而非理性信念(B:irrational beliefs)或不现实的解释是导致个体对所遭遇的生活事件产生心理障碍的真正原因。之后,埃利斯又加入了促进和维持改变的 DEF 方法,D(disputing irrational beliefs)代表的是与非理性信念和想法做辩论;E(effect)是指辩论或治疗对于来访者的效果,当达到一定效果时,来访者对情境形成了一种更加有效的信念系统;F(new feeling)代表新的情感和行为,为来访者产生与情境有关的新情绪。

### (二) 认知治疗的基本原理

虽然不同的治疗流派、不同的患者所涉及的治疗方式不尽相同,但有一些认知治疗的基本原理是适用于每个患者的。

(1) 认知治疗是以患者认知发展的系统形式和问题为基础的:在治疗中,治疗师需识别患者当下存在的功能失调性思维、相关的问题行为、问题的促发因素以及患者既往经历的一些事件及其解释的模式。在整个治疗期间,治疗师通过认知模式帮助患者观察他的经历,并帮助患者学会评价和制定更多的适当的想法,从而改善他的情绪及使其行为具有良好的功能。

(2) 认知治疗需要良好的治疗联盟:治疗师需要花时间通过各种不同的方式与患者建立互动良好的工作联盟。尤其对于那些具有人格障碍的患者,需要更多地把重点放在治疗师和患者的治疗关系上,以创造一种良好的工作联盟。

(3) 认知治疗的重点在于合作和积极参与:治疗师鼓励患者与其合作,一起做决定。例如,讨论每次治疗的主题、会面的频率以及决定做什么家庭作业等。在治疗师的鼓励下,患者成为治疗期间更积极的参与者。

（4）认知治疗要确定目标、关注问题:治疗师在第一次的治疗中即要求患者列举自己的问题并确定治疗目标。治疗师需要特别注意那些阻碍患者解决问题和达到目标的障碍,给出直接的指导和适当的干预。

（5）认知治疗首要的重点是当下(now):绝大多数患者的治疗涉及的焦点在于目前的问题和困扰患者的某些特殊情境。解决和/或更真实地评价目前困扰患者的处境,通常可使症状减轻。因此,治疗师通常倾向于从检查当下的问题开始治疗。

（6）认知治疗具有教育意义,目的在于教会患者成为自己的治疗师,强调防止复发。通过治疗,治疗师教会患者识别自己的认知模式,帮助患者学会设定目标、识别和评价自己的想法、信念以及如何制定和执行改变行为的计划等。即便治疗结束后,患者也可以从中获益,并自己使用在治疗中学会的技术以巩固疗效。

（7）认知治疗是有时间限制的,绝大多数的抑郁症和焦虑症患者需要 4～20 次的治疗,最初治疗的频率为每周一次。两个月后可减为每两周一次,然后是一个月一次。治疗结束后,还可进行一年每 3 个月一次的定期支持性会谈。

（8）认知治疗具有结构性:无论是何种诊断或在治疗的哪个阶段,认知治疗师倾向于每次的治疗会谈都坚持固定的结构。通常每次治疗,治疗师要求患者首先简要回顾本周的情况,共同制定本次治疗的议程,引导出前一次治疗的反馈,复习家庭作业,讨论议程中的每个问题,再布置新的家庭作业,以及每次治疗结束时进行反馈。这种结构在整个治疗过程中保持不变。采用固定的格式可使患者更容易理解治疗过程,而且增加了治疗结束后患者进行自我治疗的可能性。

（9）认知治疗教会患者识别、评价自己的功能不良思维和信念,并对此做出反应:治疗师帮助患者识别功能不良思维,评价这种想法的效度,制定行动计划。通过温和的苏格拉底式对话帮助患者确定其想法的准确性和现实性,从而推动患者行为的改变。

（10）认知治疗使用不同的技巧来改变思维、情感和行为:尽管认知技巧如苏格拉底式对话帮助患者获得新的发现是认知治疗的中心,但是从其他理论中获得的技巧如行为治疗和格式塔治疗也可被用于认知治疗构架中。治疗师基于对患者的系统理解和不同的治疗目的,可灵活地选择治疗技巧。

## 三、认知治疗的常用技术

贝克强调,认知治疗对心理障碍的治疗重点在于减轻或消除那些功能失调的活动(activity of dysfunction),并帮助患者建立适应性的功能;鼓励患者对导致障碍的思维和认知过程,以及情感、动机等内部因素进行自我监察。以下是贝克提出的 5 种主要的认知治疗技术。

### （一）识别自动思维

自动思维是一种思维流。这种思维不仅仅见于有精神痛苦的人，对普通人来说也是很平常的。尽管稍加训练个体就可以轻易地把这些思维引入意识之中，但大部分时间人们是意识不到它们的。

由于这些思维已构成患者思维习惯的一部分，多数患者不能意识到在不良情绪反应以前就已经存在着这些思维。因此，在治疗过程中，治疗师首先要帮助患者学会发现和识别这些自动化的思维过程。识别自动思维的第一个方法是识别患者在会谈当中产生的自动思维，例如：当患者在会谈中出现情感变化或者情感增强时，治疗师可提问"刚才您心里在想什么"。第二个方法是通过回忆、想象、角色扮演或假设的方式，引导患者识别对会谈之间所遇到的困境曾产生的自动思维，例如，当患者对困境进行描述时，治疗师可提出上述问题或是问"这一处境对您意味着什么"。

### （二）识别认知错误

所谓认知错误是指患者在概念和抽象性上常犯的错误。典型的认知错误包括非此即彼（用两分法看待事物而不是将事物看作一个连续体，例如"没有全面成功就是失败"）、灾难化（消极地预测未来而不考虑其他的可能性，例如"我会彻底失败的"）、贴标签（将自己或他人贴上固定的标签，不顾实际情况下结论，例如"他一无是处"）、度人之心（坚信自己懂得别人的心思，而不考虑其他可能性，例如"他在想我不懂这件事"）等。这些错误相对于自动化思维更难于识别。因此，治疗师应听取并记录患者诉说的自动思想，以及不同的情境和问题，然后要求患者归纳出一般规律，找出其共性。

### （三）真实性检验

将患者的自动思维和错误观念视为一种假设，然后鼓励患者在严格设计的行为模式或情境中对这一假设进行验证。通过这种方法，让患者认识到他原有的观念是不符合实际的，并能自觉加以改变。这是认知治疗的核心。

### （四）去中心化

所谓去中心化，就是帮助患者将自己从当下的情绪、思维或问题中转移开，给予患者足够的空间去思考。当患者和他的症状保持一定的距离时，就可以从一个更为广阔的视角来看问题，并能够去观察自己头脑中出现的某种想法。当能够意识到想法仅仅只是想法，而不是"自己"或者"现实"的时候，也就能从自己所创造出来的被扭曲的现实中走出来，进而更清晰地洞察自己的生活，并有更多的掌控感。

### （五）忧郁或焦虑水平的监控

多数抑郁和焦虑患者往往认为他们的抑郁或焦虑情绪会一直不变地持续下去，而实际上，这些情绪常常有一个开始、高峰和消退的过程。如果患者能够对这一过程有所认识，那么他们就能比较容易地控制自身的情绪。所以，治疗师要鼓励患者对自己的忧郁或焦虑情绪加以自我监控,就可以使他们认识到这些情绪的波动特点,从而增强治疗信心。这也是认知治疗常用的方法。

<table>
<tr><td>第五节</td><td>人本主义心理治疗</td></tr>
</table>

## 一、人本主义治疗概述

20 世纪 60 年代,一些人格心理学家开始对弗洛伊德只关注人的消极面表示不满。弗洛伊德更多的对"病态"的人的基本动机进行研究,而人本主义心理学家则关注"健康"的人是如何努力自我决定和自我实现的。这其中,马斯洛(Abraham H. Maslow)和罗杰斯(Carl Ranson Rogers)是人本主义最著名的两大先驱人物。两者都强调人的潜能和以人的角度来看待世界。

## 二、人本主义治疗的基本理论

### (一)马斯洛的自我实现理论

马斯洛提出的最著名的观点就是需要层次理论(见图 10 - 1)。马斯洛认为人类的需要层次构成了人类行为的动机:如果我们的生理需要得到了满足,我们就开始追求个人的安全;如果我们获得了安全感,我们就开始寻求爱与被爱;当我们爱与归属的需要得到了满足,我们就开始寻求自尊;在获得自尊后,我们就开始寻求自我满足,这便是人类发挥潜能的全过程。

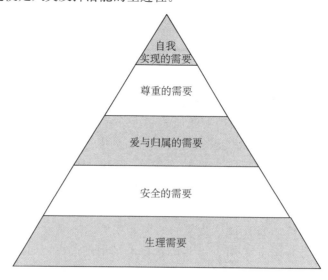

图 10 - 1 马斯洛的需要层次理论

马斯洛相信,如果人的基本需要得到了满足,就会努力寻求更高层次的潜能。而人的内在力量不同于动物的本能,其要求的内在价值和内在潜能的实现乃是人的本性。人的行为是受意识支配的,人的行为是有目的性和创造性的。马斯洛从人的需要出发探索人的激励和研究人的行为,他的理论对企业管理者如何有效地调动人的积极性有启发作用。

**(二) 罗杰斯的以人为中心的观点**

罗杰斯是著名的美国人本主义心理学家,他认同马斯洛的许多想法。罗杰斯认为人性本善,人天生具有自我实现的潜能。如果不是受到环境的阻碍,抑制了个体的成长,我们每个人都渴望成长和有所成就。罗杰斯有着积极和乐观的人性观。他在治疗心理疾病的过程中发现,心理疾病的治疗与人的健康成长息息相关,与人际关系的交往有密切的关系,心理治疗应以治疗师和来访者之间的真诚关系为基础。1942 年,随着《咨询和心理治疗》的出版,罗杰斯的个人中心治疗初具雏形。50～60 年代,通过对治疗关系的研究,罗杰斯的个人中心疗法得到了进一步的发展。60～70 年代,罗杰斯进一步发展出个人成长团体——会心团体。其个人中心治疗的理论有以下基本特点:

(1) 对人性持正面而乐观的看法:重视人的内在主观经验,强调来访者的积极主动的角色,以及具有自我负责和自我指导的能力。相信每个人都具有自我成长和适应的能力。

(2) 以人为中心而不是以问题为中心:注重强调人而不是人所呈现的问题,治疗以来访者为中心。强调治疗师应将注意力集中于来访者的自我观念,重视和理解他的内心世界,理解他们内心深处的情感体验和愿望。并相信来访者自身存在着自我疗愈的潜能,自己有责任寻找改变现状的途径。

(3) 治疗过程是关系导向而非技术导向:个人中心治疗强调良好的治疗关系是使来访者改变自我、自我成长的重要条件,关系本身就是一个成长的历程。罗杰斯认为,促进成长的环境即建立良好的治疗关系所需具备的三个基本条件就是,真诚、接纳和共情。根据罗杰斯的观点,他人的真诚(genuine)才能使得个体成长,这种真诚就是表达内心的感受;接纳(acceptance)就是给予无条件积极关注(unconditional positive regard),是一种仁爱的态度,即使知道来访者的不足但仍然珍爱他们;共情(empathy)就是分享和反映来访者的感受以及表达出他们所要表达的意思。

(4) 重视治疗师的人格和态度,而不是他的理论和技术:在治疗关系中,治疗师不是专家,不是权威,而是以一种真诚、尊重、信任和温暖的态度陪伴来访者。治疗师的人格特质以及他在治疗过程中的态度才是激发来访者的积极性、促进其人格改变的关键因素。

(5) 个人中心治疗并不单纯是一种心理治疗理论,它同时也是一种信念和态度。它不仅适用于患者,也适用于所有人。

## 三、人本主义治疗的基本技术

罗杰斯的个人中心治疗不是被广泛使用的人本主义心理治疗方法。个人中心治疗并不追求特殊的策略和技术,而是把重点放在创造一种良好的治疗关系上,使得来访者能够在真诚、温暖、安全的氛围中自由地探索自己的内在感受。个人中心治疗师强调个体有意识的自我知觉,治疗师在治疗倾听中并不加以评价和解释,避免指导来访者倾向于某一领悟。这种治疗策略被称为非指导性治疗。

在个人中心治疗中,使用的最主要技巧就是倾听技巧。在这里,"倾听"是指罗杰斯所使用的积极倾听技术(active listening),即:开放式询问、回应、重申、澄清来访者所表达的内容以及了解他所表达的情感。治疗师全神贯注地倾听,只有在需要重申和肯定来访者的情感,或是表达对来访者所述内容的理解时,才会打断他。

除了积极倾听技术外,其他常用的个人中心治疗技术还包括以下几个方面:

(1)共情的回应:指治疗师对来访者的内心世界有准确的了解,如感同身受一般,同时治疗师还需将这些感受传达给来访者。要做到共情,治疗师必须无条件接纳来访者的感情和态度,设身处地的从来访者的角度看待和感受事物,并且能通过语言与非语言的形式表达出对来访者的了解。

(2)观察:在治疗过程中,治疗师的观察是全面的。这意味着,治疗师不仅要从来访者的语言信息来了解对方,还需要通过来访者的非语言表达来寻找线索。此外,还包括从来访者所使用的词汇、语音语调的变化来了解他的情绪状态;从来访者的面部表情、眼神、手势、坐姿等来了解他的内心感受。

(3)对质:当治疗师发现来访者的表达、认知、行为出现不一致或矛盾时,需向他指出并提问,以做出澄清。对质的前提是双方已建立了接纳、尊重、真诚、温暖的关系,否则对质将会威胁治疗关系。对质的目的是促进来访者进一步了解自己的感受、信念、行为及所处境遇;帮助来访者发现和了解自己对他人的一些混淆的感受和态度;使来访者有机会对自己错误的假设或假想世界有所觉悟而得以重建合理的假设或对现实做出正确的认识。对质最终的目的是帮助来访者提高领悟,并推动他采取行动。

## 第六节 │ 其他心理治疗

## 一、家庭治疗

家庭治疗是以家庭为对象实施的团体心理治疗模式,其目标是协助家庭消除异常、病态情况，以执行健康的家庭功能。家庭治疗的特点：不着重于家庭成员个人的内在心理构造与状态的分析，而将焦点放在家庭成员的互动与关系上；从家庭系统角度去解释个人的行为与问题；个人的改变有赖于家庭整体的改变。

## （一）基本概念

### 1. 人际交往环境

家庭治疗的基本前提是，人是其所在环境的产物。个人与其家庭成员间的互相交往，在很大程度上会影响他的行为。治疗师试图通过每周与来访者谈 50 分钟来对其进行治疗，这 50 分钟的影响力会小于他们在这周剩余的 167 小时中所接触的人的影响力。所以，通常帮助人们解决问题的最有效方法就是会见他们和他们生活中的重要他人。

### 2. 互补性

任何人际关系中，一个人的行为都与其他人的行为联系在一起。人的行动，大多数是互动的一半。如果一个人改变了，关系就改变了——另一个人自然会受到影响。家庭治疗师一旦听到一个人抱怨另一个人时就要考虑到互补性。例如，丈夫经常抱怨妻子唠叨。一个人被认为唠叨，可能意味着长时间没有人倾听她所关心的事情。互补性意味着互相影响，适当互补能使夫妇划分工作和相互支持，而僵硬的互补限制个人充分发挥潜力，使关系僵化。

### 3. 循环的因果关系

行动通过一系列递推的回路或不断重复的循环而相互联系。这个理论认为，不要与家庭一起毫无结果地分析、搜寻到底是谁引发了什么事情，问题是由一系列正在进行的行动与反馈维系的。"谁引发的"是无关紧要的。

### 4. 三角关系

Bowen 认为，3 个人组成的系统，是人类关系中变化最小的稳定团体。两个人的系统是不稳定的，当两个人的关系出现问题的时候，一方或者双方将转向其他人的同情或冲突将吸引第三方。比如夫妻的争吵有时无法解决，会抓一个孩子进来，也就是把孩子牵扯进来。比如，丈夫工作忙，妻子会把快乐和注意力转移到孩子身上。第三者并不是被动拉进来，而是自己会跑出来帮父母维持快乐家庭。一个人未能达到高度的自我分化，是因为他陷入了三角关系。三角关系导致家庭成员不能面对家庭的真正问题。如一家三口，儿子可能倾听了夫妻双方的抱怨而与双方都很好，但这对夫妻问题依然没有真正的解决。

### 5. 家庭结构

家庭结构是指家庭中能够影响家庭成员相互交往的功能性结构。家庭由亚系统组成，亚系统可以按辈分、行为、共同兴趣以及功能划分，并由人际交往界线分割开。界线保护家庭及其亚系统的独立性与自主性。例如，不许在晚饭时间打电话的规则就是一个界线,它保护家庭不受干扰。没有受到界线充分保护的亚系统会限制人际交往技能的发展。如果孩子被允许可能随便打断父母的谈话,辈分间的界线就被侵袭,夫妻关系就被父母角色所破坏。如果父母总介入孩子间的争执,孩子就无法学会如何打赢自己的战役。僵硬的界线可以培养自主,但不利的一面是缺乏温暖与感情。缠结的家长为孩子提供亲密感,但过分亲密会削弱其主动性。

6. 症状的意义

患者的症状对家庭有稳定的作用,把这种固有平衡的影响叫作症状的功能。在一篇叫作《情绪障碍的孩子是家庭的替罪羊》的文章中,指出那些有情绪障碍的孩子都毫无例外地参与到父母紧张的关系中,父母的冲突转移到他们孩子身上,这样他们就能够保持一种稳定的关系。症状服务于功能的观点已经被广泛质疑,但在一些案例中还是值得考虑存在有这种可能性的。比如,母亲的抑郁或孩子拒绝上学都有可能被证明是保护家庭的功能。

7. 家庭生命周期

家庭生命周期是指家庭生活的不同阶段,从与自己父母分离到结婚、生子、年龄越来越大、退休直至最终死亡。包括离开家的单身青年人,相爱之人通过婚姻联结形成家庭,第一个小孩的到来,家有青春期的孩子,孩子离家独立生活,生命后期的家庭生活。生命周期就像一个校准的时钟,到点时家庭的内在功能和发展任务就要做出相应的调整,否则就容易出现问题。比如离开家的单身青年人,要从经济和情感上与原生家庭有较好的分化,需要建立亲密的同伴关系,逐渐成为一个可以独立生活的成熟的人。这时需要原生家庭和青年人都要能够做出一些调整,家庭能够给孩子一个适度空间,对孩子在家庭以外的发展给予一定的鼓励和支持。

**(二) 主要流派**

1. 鲍恩家庭系统治疗

由 Bowen 首先提出,因此也被称为 Bowen 理论。他倾向于把家庭当作一个系统理论去理解,而不是将其当作一套干预的方法。在他的理论中提出了 6 个重要概念:自我分化、三角关系、核心家庭情感程序、代际传递、情感隔离、社会情感过程。其中,"自我分化"是 Bowen 的核心理论,其功能就是个人处理压力的能力,自主性和独立性差的人往往都与家庭过分纠结,这样很容易造成功能不良。"三角关系"是 Bowen 提出的另一个重要概念,他认为导致情感三角活动的主要因素是焦虑。焦虑的增加会使人们更加需要彼此情感而接近,当个人之间出现问题时,被害人的感觉会促使个人去寻求其他人的同情,或者将第三方拉入冲突之中。第三方的卷入,可以将焦虑分散在三角关系中,从而得到缓解。Bowen 的这个理论是对家庭治疗的重要贡献,也成为家庭治疗的启蒙性观念。在家庭治疗的先驱中,Bowen 的家庭治疗师对精神分析原理进行拓展,并为在家庭治疗中研究人类行为和问题提供了更为广泛的视野。

### 2. 结构派家庭治疗

Minuchin 于 20 世纪 60 年代早期,便开始了他的家庭治疗职业生涯。当时他发现有问题的家庭共有两种模式:一些家庭缠结,处于混乱并且紧密的相互联结;另一种家庭则脱离,孤立并看似无关。这两种家庭类型都缺乏对权利的清晰界线,过于纠缠的父母过分卷入到他们的子女之间,由此丧失了父母的领导权和控制权。结构派家庭治疗提供了这样一个蓝图,并且提供了组织策略治疗的基础。结构派家庭治疗有 3 个最基本的组成要素:结构、亚系统和界线。结构派家庭治疗的技术主要包括两个一般性的策略,首先治疗者必须适应家庭以真正地"加入"到家庭中。挑战家庭所偏爱的关系模式往往会引发家庭的阻抗,相反,若治疗者开始理解并接受家庭,家庭更可能接受治疗。一旦实现了最初加入家庭的目标,结构派治疗者便开始使用重新组织的策略。

这些积极的策略通过增强松散的界线以及放松僵硬的界线已达到打破功能不良的结构的目的。1981 年,Minuchin 搬到纽约并成立了当今非常著名的 Minuchin 家庭治疗中心。另外,对与结构派家庭治疗还有一些简单实用有效的技术值得介绍:模仿意指以效仿行为举止、风格、情绪范围或沟通内容等方式参与家庭的过程。治疗师可能谈到个人经验。这些做法有时候是自发的,有时候是设计的;无论如何,他们通常具有增加治疗师与家庭的关联的措施。行动促发是指治疗师将外在的家庭冲突带入治疗会谈中,使得家庭成员可以展示其处理方法,治疗师也可以观察其过程,并且开始找出修正其互动和造成结构改变的方法。治疗师使用这种技术,主动地在治疗时间内创造出使家庭成员表现出功能不良沟通的场景。

### 3. 策略派的家庭治疗

策略派治疗几十年中最深远的影响来自于 Milton Erickson,尽管这些影响是在他去世后才产生的。在 20 世纪 70 年代中期到 80 年代中期,策略方法吸引了很多家庭治疗师。原因之一是因为其将注重实务和以问题解决为中心,这不仅成为策略派魅力的同时也成为其迷惑人的地方。Erickson 的才能得到广泛的赞美和模仿,然而非常遗憾的是很多治疗者都没能掌握可预见的治疗原理,相反,他们只是模仿 Erickson "非同一般的技术"。然而策略派治疗表现出对来访者的强烈控制,从独特的思维角度出发,表现出鲜明的创造性和操作性。与此同时,策略的出现会掩盖抵抗且会激发家庭改变。90 年代处于主导地位的治疗方法提升了认知的地位,使认知的地位超出了行为,并且鼓励治疗师与来访者进行协作,而不再是操控来访者。这样的变革使策略派治疗逐渐退出了人们的视线。

### 4. 经验性家庭治疗

经验性家庭治疗发端于心理学中的人本主义思潮,受表达性治疗的启发,强调了及时的、此时此地经验的作用。家庭治疗早期阶段，从个体治疗和团体治疗中借用了一些技术，当时经验性家庭治疗很是流行。它从格式塔治疗和会心团体中借用了唤起技术，如角色扮演和情感对质，同时其他的表达性治疗方法，如雕刻和家庭绘画，对艺术和心理剧都产生了深刻的影响。在经验性家庭治疗的流派中，出现了两位巨匠：Carl Whitaker 和 Virginia Satir。Whitaker 倡导了一种自由的、直觉的方法，目的是打破伪装，解放自我，使每个家庭成员回归真我。他首次把心理治疗运用在家庭中，虽然曾经他被视为是独立的，但最终他成为这个领域最杰出的治疗师之一。打破旧习，虽然在当时被认为是不可容忍的，然而 Whitaker 依然因为他在家庭治疗中的成就获得尊重。Virginia Satir 是家庭治疗发展中的关键人物之一。她相信一种健康的家庭生活，包括开放和共同分享感情、感受和爱。她也因为描述出家庭角色而著名，如"拯救者"和"安抚者"。她认为，家庭角色的功能是约束家庭中的关系。经验性家庭治疗建立于这样的前提：家庭问题的产生原因和影响结果是情感的压力。系统派家庭治疗师从家庭交往模式的角度看症状行为的根源，这些交往模式被看成家庭成员各自的防御投射的阴影下的结果。从这个角度出发，如果家庭成员最初能了解他们真实的感受——恐惧和焦虑，还有希望和愿望，那么在家庭中尝试一些积极的改变会更成功。因此经验性家庭治疗从内部入手，帮助个人表达他们真诚的情感，缔造更加真实的家庭纽带。

### 5. 精神分析家庭治疗

接受精神分析训练的临床医生们是最早从事家庭治疗的，但是当他们开始面对家庭，大多数还是运用系统理论中的深度心理学观点。20 世纪 80 年代中期，家庭治疗师对心理动力学的兴趣有一个复归，主要是客体关系理论和自我心理学。精神分析治疗的关键目的是帮助人们理解他们的基本动机，通过以健康的方式表达这些愿望来解决冲突。弗洛伊德的理论强调性驱力和攻击性冲动，自我心理学聚焦于被欣赏的渴望，客体关系治疗师专心于对安全依恋关系的需要。但是他们有一个共同的信念，如果家庭中的个体理解并开始解决他们自己个人的冲突，就可以帮助配偶和家庭成员更好的相处。精神分析家庭治疗师较少关注团体和他们的交往模式，更多关注个体和他们的感受，以探索这些感受为目的的精神分析理论，帮助临床医生理解人们挣扎背后的基本问题。

### 6. 认知行为家庭疗法

家庭症状被看作是习得的反应、无意识地获取和强化的结果。治疗一般是限定时间的和症状聚焦的。应用于家庭的行为方法是基于社会学习理论，行为时由于其结果而习得和维持的，同时可以通过改变其结果而发生变化。对于社会学习理论的一个必须补充是，Thibaut 和 Kelley 的社会交换理论，认为人们致力于使人际关系的"回报"最大化，同时使"代价"最小化。行为治疗师集中于改变问题行为的结果,这既是该方法的优点同样也有不足。通过出现的问题进行思考,行为学家已经足够发展出一系列有效的技术。而另一方面,行为只是个体的一部分,而表现出问题的人又只是家庭中的一部分。

如果未解决的冲突仍然让他们感到困惑,仅仅让他们做出改变是不够的。行为学家很少对整个家庭进行治疗,他们只注意目标行为所在的子系统。然而不幸的是,在治疗中不包括或考虑整个家庭可能造成不良后果,而且如果改变不是涉及整个家庭,那么新行为不可能强化和维持下去。尽管存在这些不足,行为家庭疗法为儿童问题和有问题的婚姻仍提供了有效的技术。行为疗法的最大优点是坚持进行观察,并对其发生的改变进行测量。第二个进步是从减少或强化具体"标志"行为逐渐发展到教授一般的问题解决、认知和沟通技巧。第三个进步是具有标准化的干预方案,以应付个体和家庭特定和不断变化的需要。

## 二、团体治疗

团体心理治疗,一般是由 1～2 名治疗师主持,治疗对象可由 8～15 名具有相同或不同问题的成员组成。治疗以聚会的方式出现,可每周 1 次,每次时间 1.5～2 小时,治疗次数可视患者的具体问题和具体情况而定。在治疗期间,团体成员就大家所共同关心的问题进行讨论,观察和分析有关自己和他人的心理与行为反应、情感体验和人际关系,从而使自己的行为得以改善。

团体心理治疗的主要特色在于随着时间的进展,团体成员自然形成一种亲近、合作、相互帮助、相互支持的团体关系和气氛。这种关系为每一位患者都提供了一种与团体其他成员相互作用的机会,使他们尝试以另一种角度来面对生活,通过观察分析别人的问题而对自己的问题有更深刻的认识,并在别人的帮助下解决自己的问题。

### (一) 基本原则

团体治疗并不像个别治疗那样有一套相对完整和系统的理论,任何一种个别心理治疗都可以根据自己的理论原则建立起相应的团体心理治疗方法。因此,就具体的治疗过程和方法,以及他们所依据的理论基础而言,各种团体治疗都有很大差异,但如果从宏观和整合的角度来比较各派团体治疗方法,仍可发现它们在理论上有许多共同之处。

无论哪一种团体治疗方法都强调心理问题、行为问题、行为障碍及各种适应问题是在人际交往中,或特定的社会环境下产生、发展和维持的,那么解决这些问题就必须通过集体关系的功能来实现,这一点是团体治疗所依据的最重要的理论思想。因此,各派团体治疗都十分强调群体关系的重要性。

人类的生活方式总是离不开群体关系。人在出生后,首先与家庭群体共处,在不断成长的过程中先后学会与邻居、同学、同事等许多不同的人相互交往,其中与许多生活中重要人物(如父母、配偶、老师等)的交往经验对个体的成长有更重要的影响。个体的各种心理活动也离不开人际关系,他在与他人及社会环境的相互作用过程中通过社会化的学习,逐步形成对周围环境中的任何事物以及对自我的认知体系,他们的情绪与行为反应也总是指向环境中一定的人和事,人格的形成与发展也不能脱离与他人和环境的相互作用而存在。

另一方面,个体的心理问题,如情绪障碍、人际关系障碍、不适应的行为方式,以及其他各种适应问题也是在社会生活不同群体关系的背景下产生和发展的。某些不适应的行为方式可能是环境中不正确强化的结果;个体在亚文化环境中形成的特殊反应模式可能会使他不能很好地顺应该社会的主导文化,从而产生各种适应性障碍;在某些神经症或精神病背后,也可能存在着某种特殊的家庭模式和成长经历。

总之,各种心理问题离不开群体和环境因素的影响,利用团体治疗的形式来促进这些问题的解决应该是合乎逻辑、顺理成章的事。传统的个别心理治疗往往把患者同其问题产生的环境隔离出来。在治疗过程中,患者的心理与行为表现,以及他对自己问题的描述往往与现实生活中的实际情况相脱节,而团体治疗则突破了这种限制,它创造了一种与患者的现实经验紧密相连的集体关系,也为每一位患者提供了实实在在的学习场所。

在这种治疗中,患者可以依据自己与他人所形成的特殊群体为参照框架,更为真实地观察、分析和描述自己的问题,并调动自己在实际生活中与人交往的经验,通过与其他患者的相互作用,在别人的帮助下,更有针对性地做出生活的适应和改进。

**(二) 有效原理**

1. 团体的情感支持

被他人授受与容纳——个人生活在社会里,假如不被家人、朋友或他人所接受与容纳,会感到孤苦伶仃,心情无所依托。假如自己有身心上的缺陷而被人拒绝或排斥,更是难受。团体治疗的基本功能就是让参与者感觉到自己被团体里成员所接受,为自己是团体里的一分子而感到心安,有所归属。假如是患病的患者,由于"同病相怜"可获得同情与授受。

2. 群体的相互学习

交流信息与经验——团体是传达信息的媒介物。通过成员间的交往,可增进患者的内省力、自我理解水平和交往能力。通过角色转变,可看到别人眼中的我,并可提高自我表达能力,增加对他人和知觉敏感性,学习如何解决冲突。

3. 群体的正性体验

享受群体团聚性——有些人自小没有经历过温暖的家庭生活或体会亲近的朋

友关系,对于人际关系持有负性的看法和态度。对于这样的人,很需要去尝试正性的群体经验。假如参加团体治疗的成员能经由治疗者的督促,逐渐建立有群体团聚性,体会到成员相互关心,团结一致,有共同的利害感,相互帮助,从而对人与人的关系持有健康的态度。

4. 重复与矫正"原本家庭经验"与情感

所谓"原本家庭群体"就是指每个人在自己小时候所体验的家庭关系。因为家庭是个体最早期体验的群体,称为"原本"的群体经验。由于人与人所经历的家庭有所不同,每个人都有不同的原本群体经验。有些人饱受父母的温暖与照顾,经历充满情感与喜爱的家庭关系;有些人却儿时被抛弃、欺负或虐待,存留下来不敢回想或怨恨的过去,特别是心情不稳定或有心理困难的人,往往有不悦的原本家庭经验。

**(三) 分类**

团体心理治疗的形式非常多样:参与者可以有特定精神科诊断,也可以没有;治疗师可以参与其中,也可以作为观察者;团体可以是开放式的,也可以是封闭式的。团体治疗或许有特定主题,例如戒酒、加强对精神药物的认识、出院准备;也可以没有固定主题,例如人际互动团体。

1. 从团体心理治疗理论上区分

可以分为以下 4 种不同类型:

(1) 活动团体(Activity groups)。当患者无法参与以下其他团体时,可以参与这种团体来加强社会技能,例如职能复健团体。

(2) 支持性团体(Support groups)。存在主义是支持性团体的理论基础。存在主义大师 May 和 Yalom 认为:人是能够自我反思、超越环境的。这是一种自我意识,如果能够扩延我们的这种自我意识就能提高丰富生活的能力。治疗师所扮演的角色比较接近教育者,精神病患者的家属或许可以从这样的团体中获益。

(3) 问题导向团体(Problem-focused groups)。例如戒酒团体。成员彼此支持,尝试辨认阻抗,发展出因应策略。

(4) 动力取向团体(Psychodynamic groups)。包含所有心理治疗与团体治疗的内涵,希望达到最终的内在改变。强调自我觉察、自我发现、自我认定和发展个人潜能,焦点也在个人内在于人际互动。

2. 从团体形式上区分

可以分为以下 3 种不同类型:

(1) 结构式与非结构式团体治疗。结构式团体心理治疗是指事先做了充分的计划和准备,安排有固定程序活动,让组员来实施治疗的团体;非结构式团体心理治疗是不安排有程序的固定活动,对组员实施治疗。

（2）封闭式与开放式团体治疗。开放式团体治疗是指组员不固定，不断更换，新组员有兴趣可以随时加入的团体；封闭式团体是指一个固定团体，从第一次聚会到最后一次活动，其组员保持不变，一起进入团体，一起结束。

（3）同质式与异质式团体治疗。同质式团体治疗指团体组员本身的条件或问题具有相似性；异质式团体治疗是指组员自身的条件或问题差异大，情况比较复杂，如年龄、经验、地位极不相同的人，组员所存在的问题也不同。

**（四）发展阶段**

**1. 依赖期**

在此期间，患者观望、揣测治疗师的意思；整个团体处于不确定状态，缺乏结构、没有议题、只有个人目标而无团体目标；患者想表现出最佳行为，表面上试着给建议、协助别人，而自己则小心翼翼、不愿冒险。

**2. 冲突期**

在这一时期，患者不愿依赖取代原先的依赖；对治疗师失望；表现成员间的冲突与竞争，会有挫败感与愤怒情绪（表现为不准时或缺席），成员间会出现粗话、攻击、嫁祸及不耐烦等；患者会表露负面情绪，试探团体是否值得信任。这种士气低落及失望是团体必须付出的代价，是迈向成熟健全团体治疗的必经之路。

**3. 亲密期**

在这一期间，患者表现出对治疗师有了更符合现实的看法，不认为他是万能的；成员间的冲突消失，"相互靠拢"取代"相互排斥"（我能否跟其他人更亲密靠近？）；团体表现出更大的信任、分享（分担）以及自我揭露。此时所表达出来的负面情绪是在互相了解的基础上、在充满支持力量架构的脉络中所产生。

**（五）疗效因子**

（1）利他思想：透过其对团体成员的协助而感受到自己蛮好的，或认识到自己的某些优点。

（2）团体凝聚力：团体成员体验到的一种"大家在一起"的感觉，即团队（团结）精神。成员有被接纳及不再和旁人隔离开来的感觉。

（3）普同性：成员接收到其他成员也有类似问题及感受，不再认为"只有我才是这样的"，从而降低了紧张不安的感受。

（4）人际学习：成员透过他人对自己的观感看法，从而更清楚了解自己问题的本（性）质。

（5）人际学习：团体为成员提供了一定的机会，让成员有机会以一种更能适应的方式和他人关联、交往。团体是成员练习新的行为方式的场所，是一个实验场。

（6）引导指示：透过治疗师或其他成员传递信息、分享信息、给予建议。

（7）情绪倾泄：成员在团体中将对过去或此时此地发生状况的情绪释放出来，

从而使情绪得到缓解。这些情绪包括愤怒、悲伤、哀愁等,而在过去这些是很难或不可能让它释放出来的。

(8)认同模仿:成员认为他就像团体中另一位成员或治疗师,因而在行为上模仿他。

(9)家庭重现:在团体中重现某些原初家庭的不良经验,并给予矫正重整的机会。团体中新的、有效的经验将取代既往的不良经验。

(10)自我了解:成员尽可能了解到自己行为的机制和起源,从心理上认识到自己的疾病。

(11)希望灌注:成员看到其他人进步了或正在进步中,因而觉得团体是有帮助的,对团体能帮助自己产生乐观的希望。

(12)存在因素:成员最终要接受他必得为自己的生命负责的事实。

**(六) 参加团体治疗的条件**

参加团体治疗需要 3 个条件:

(1)有动机、想改变,准备好要做改变。

(2)对团体治疗有信心,愿意参加治疗。

(3)有足够的心理成熟度,能反思自己、关注他人,能耐受治疗过程中暂时的不如意。

**(七) 团体心理治疗的目标**

1. 团体的目标

团体目标可分为一般目标、特定目标以及每次会面的目标共 3 种。

(1)一般目标:是指所有团体心理治疗都具有的。例如,减轻症状、提高心理健康水平、培养与他人相处及合作的能力、加深自我了解、提高自信心、加强团体的归属感和凝聚力等。

(2)特定目标:是指每个团体要达到的具体目标。例如,针对住院患者担忧焦虑情绪的"住院生活指导团体",针对丧亲人士的"走出情绪的低谷",针对吸烟人士的"戒烟团体"等。

(3)每次会面的目标:随集体的发展,每次会面目标也不同。例如,相识、增加信任、自我认识、价值探索、提供信息、问题解决等。

2. 团体的目标具有导向、维持和评估的功能

对团体目标的清晰理解有助于组长选择相关的活动,使团体活动朝一定的方向聚焦。

3. 不同理论指导的团体心理治疗的目标

心理分析团体治疗的目标是协助组员重整人格,进行自我性格的完善;行为治疗团体的目标是教导组员发展出一套自我管理的办法,从而能够控制自己的人生,

有效处理当前和未来的问题;支持性团体治疗没有明确的目标,只要组长为团体营造和维持充满真诚、尊重和共情的氛围,就可以导致组员自我形象和自主行为有所改变。

### (八) 适应证

现代团体治疗主要有 3 种:心理治疗、人际关系训练和成长小组。心理治疗的重点是补救性、康复性的,组员可以是精神患者,也可以是有心理问题的神经症患者;后两种团体是成长和发展性的,参加者是普通人,目的是为了改善关系,发挥潜能,自我实现。团体治疗已经广泛应用在医院、学校、企业、军队、监狱等领域,适于不同的人参加。

### (九) 专家观点

团体是一个微型社会的缩影,通过团体中成员之间的互动以及真实感受的反馈,了解自己在日常生活中人际交往的模式,促使个人在人际交往中观察、学习、体验、认识自我、分析自我、接纳自我,改善和调整人际关系,学习新的态度与行为方式,从而发展良好的生活适应。

团体治疗由于治疗同盟的建立,易使人产生归属感,通过设身处地地体会其他成员的思想、情感或行为而产生共情。通过帮助他人,产生利他感,通过学习,习得一些技巧,对自信心提高、改善疾病症状有好处。

很多时候个体咨询做了很久都找不出头绪的个案,放到团体里很快就会呈现出他的问题所在。尤其是对心理防御比较强,性格相对偏执的患者,在团体治疗里会很快暴露真实的人际模式,往往因为这些人际模式的互动给患者带来了很大的情绪困扰和困难,从而导致很多的心理问题,团体治疗中呈现出的问题(也许患者本人从来没有意识到的)恰恰是治疗和修通的非常重要的契机。

## 三、森田治疗

"森田疗法"又叫禅疗法、根治的自然疗法,日本东京慈惠会医科大学森田正马教授(1874～1938)创立,取名为神经症的"特殊疗法"。1938 年,森田正马教授病逝后,他的弟子将其命名为"森田疗法"。

森田疗法主要适用于强迫症、社交恐怖、广场恐怖、惊恐发作的治疗,另外对广泛性焦虑、疑病等神经症,以及抑郁症等也有疗效。森田疗法随着时代在不断继承和发展,治疗适应证已从神经症扩大到精神病、人格障碍、酒精药物依赖等,还扩大到正常人的生活适应和生活质量中。其实,森田疗法是一门人生学问。

### (一) 理论体系

1. 神经症分类

森田正马教授根据症状将"神经质症"分成以下几类:

（1）普通神经质症：失眠症、头痛、头重、头脑模糊不清、感觉异常、极易疲劳、效率降低、无力感（脱力感）、胃肠神经症、劣等感、性功能障碍、头晕、书写痉挛、耳鸣、震颤、记忆不良、注意力不集中等。

（2）强迫神经质症：对人恐怖（脸红、对视、视线、自己表情恐怖等）、不洁恐怖、疾病恐怖、不完善恐怖、阅读恐怖、卒倒恐怖、外出恐怖、口吃恐怖、罪恶恐怖、不祥恐怖、尖锐恐怖、杂念恐怖、高处恐怖、确认癖等。

（3）焦虑神经质症：发作性心悸亢进、焦虑发作、发作性呼吸困难等。

2. 神经质性格

森田正马教授认为各种神经症患者具有一些性格特点，称为神经质性格。其特点概括为：内向、内省、理智、敏感、爱担心等弱力性，追求完美、理想主义，好强、上进，不安于现状、执着、固执，有过强的生的欲望和对死亡的恐惧，对自己的健康过度注意，且持有难以消除的偏见。

3. 精神交互作用

对神经质的发生具有决定性的重要作用是森田正马教授称为素质的疑病性基调，对症状的发展具有决定性重要作用的是精神交互作用。所谓精神交互作用是指注意集中于某个感觉，此感觉变得过敏，这个感觉的过敏更使之注意固定于此，注意会进一步互相作用，感觉越来越过敏的精神过程。

此恶性循环反复的过程中，产生不安恐怖，引起自主神经系统的失调，即产生所谓的精神身体症状，精神交互作用又常常导致症状的固定，久而久之便形成一种固定的行为模式。

**（二）治疗**

1. 治疗原理

"顺其自然、为所当为"是森田疗法的基本治疗原则。消除思想矛盾，并对疑病素质的情感施加陶冶锻炼，使其摆脱疾病观念。针对精神交互作用这一症状发展的机制，顺应注意、情感等心理状况来应用些措施，并按照患者的症状和体会，经常使之体验顺从自然。

将问题放置起来不是所谓的"顺其自然"。将应当有的东西使其变成一定有的东西才是"顺其自然"。所谓"顺其自然"，并非随心所欲。情绪不是可由自己的力量所能左右的，想哭的时候想要变得愉快，也是勉强。反之，极度愉快时，想努力变得悲伤，也不可能。对不能被自己的力量所左右的情绪，并不逃避，顺其自然地接受，以行动去做应该做的事，这就是顺其自然。另一方面，即使想哭，但如果参加朋友的婚礼，则无论如何也要表现出笑脸，这也是顺其自然。

森田理论要求人们把烦恼等当作人的一种自然感情来顺其自然地接受和接纳它，不要当作异物去拼命地想排除它，否则，就会由于"求不可得"而引发思想矛盾和精神交互作用,导致内心世界的激烈冲突。如果能够顺其自然地接纳所有的症状、痛苦及不安、烦恼等情绪,默默承受和忍受这些带来的痛苦,就可从被束缚的机制中解脱出来,达到"消除或者避免神经质性格的消极面的影响,而充分发挥其正面的'生的欲望'的积极作用"的目的。森田疗法强调,不能简单地把消除症状作为治疗的目标,而应该把自己从反复想消除症状的泥潭中解放出来,然后重新调整生活。不要指望也不可能立即消除自己的症状,而是学会带着症状去生活。

2. 治疗方法

森田疗法不提倡追溯过去,而是要重视当前的现实生活,是通过现实生活去获得体验性认识。像健康人一样去生活,在生活中获得体验性的认识、启发,顺应情绪的自然变化,努力按照目标去行动。

(1)住院式森田疗法。

第一阶段为绝对卧床期:把患者隔离起来,禁止患者与他人会面、谈话、读书、吸烟及其他消遣的活动。除进食、大小便外,几乎绝对卧床。大约1周。

第二阶段为轻作业期:禁止交际、谈话、外出,卧床时间限制在7、8小时,白天一定到户外接触新鲜空气和阳光,晚上写日记,晨起及入睡前朗读古事记等读物。约3~7天。

第三阶段为一般作业期:患者可随意选择田间劳动、打扫卫生、手工操作等。但禁止交际、游戏、共同作业、无目的散步、体操等,只是自己做事或读书。约1~2周。

第四阶段为生活训练准备期:进行适应外界变化的训练,为各自回到实际的日常生活中做准备。患者要书写以行动为准则的日记,并交给医生批阅。

(2)门诊森田疗法。根据"如果有健康人的举止,心理自然健康起来"的治疗原则,可通过阅读森田的科普书籍或日记指导进行。

(3)生活发现会(可认为是一种集体森田疗法)。这是患者间在以互相帮助、相互启发为基本特征的基础上开展活动的一种组织。又分为地区性集体座谈会和学习会。

# 四、艺术治疗

表达性艺术治疗(Expressive Arts Therapy)是以各种艺术的媒介来表达人们内心的思绪、感受及经验。这些媒介可能是游戏、声音、身体、故事文本、书写、绘画、舞蹈、音乐等。而所表达的内容可能是意识,亦可能是潜意识的层面。其基本信念为相信每个团体成员均有与生俱来的能力,可以自我引导。在一个支持的环境中,透过外在的创作形式来表达内在的情感,借以发现我们深层的情绪,提供机会给自己更多的力量。进一步而言,表达性艺术治疗是以绘画、隐喻、行动演剧、叙说等方式来处理案主情绪上的压力,以一种非纯口语的沟通技巧来介入,应用在创伤者的心理重建历程上特别有效。以各种艺术的媒介来表达人们内心的思绪、感受及经验。透过音乐冥想、艺术涂鸦与创作、身体雕塑、演剧、重新创作等过程来经验自己的生命故事,是一个从抽象概念转化到生活具象的过程,借此展现艺术的穿透力,也将开展个人自发与创作的能力。

1980 年,Robbing 的研究认为表达性艺术治疗强调当事人的创作过程,假定个体的内在事实(reality)能够以外在的创作媒介具体呈现出来。因此,整个表达性创作过程能够让当事人经历到:人类经验的扩增、自动平衡(self-balancing)、生活整合、渐增的自我认识及达至难以接触的内在世界等感觉。

艺术之所以能在心理治疗的过程中占有一席之地,尤其在近年来更被广为推广,想必艺术在心理治疗过程中,必有其独特之处。许多的研究中都发现艺术治疗有其特色:①艺术作品不受时空限制,而且是真实存在的。②艺术表达较能突破口语表达的限制。③可以减低当事人的防卫机转。④艺术治疗过程是一个建构、复演(rehearsa)的过程。⑤艺术治疗比一般传统心理治疗的对象要更广泛。⑥在艺术治疗团体中,成员借着分享讨论作品的过程,易接纳已开放经验,流露真情感。

通过艺术治疗,体验者会有以下收获:①透过表达性艺术寻找自我,与真实自我连结,并经验自我。②提升对自我内在的觉察、探索自身内在能量和喜乐的源头。③提升自我情绪与压力管理技巧。④享受驾驭界限的美妙自我、人际和团队和谐互动经验。⑤找到一条自助之路,与自己为伴、让步入其道的不同的人自主成长。

## 五、危机干预

危机(crisis)是指人类个体或群体无法利用现有资源和惯常应对机制加以处理的事件和遭遇。危机往往是突发的,出乎人们的预期。如果不能得到很快控制和及时缓解,危机就会导致人们在认知、情感和行为上出现功能失调以及社会的混乱。因此,危机控(crisis management)、危机干预(crisis intervention)便成为人类处理危机、给处于危机之中的个人或群体提供有效帮助和支持的一种必然的应对策略。心理危机是指由于突然遭受严重灾难、重大生活事件或精神压力,使生活状况发生明显的变化,尤其是出现了用现有的生活条件和经验难以克服的困难,以致使当事人陷于痛苦、不安状态,常伴有绝望、麻木不仁、焦虑,以及自主神经症状和行为障碍。

心理危机干预是指针对处于心理危机状态的个人及时给予适当的心理援助,使之尽快摆脱困难。从心理学的角度来看,危机干预是一种通过调动处于危机之中的个体自身潜能来重新建立或恢复危机爆发前的心理平衡状态。目前,危机干预已经日益成为临床心理服务的一个重要分支。

早期的危机干预工作主要是由一些志愿者参与进行。这些志愿者或者是以往危机的受害者,或者是当前危机的受害者及其他受到危机影响的人,而早期出现的危机干预组织中较著名的有"消灭艾滋病委员会"等。但人们很快发现,危机干预中存在着非常复杂的问题,是志愿者的美好意愿所不能解决的。因此,危机干预越来越需要具有专业知识和技能的工作人员参与。心理咨询师在危机干预的专业人员中是一个最为活跃的群体。后来的事实证明,由于受过专门训练的心理咨询师的参与,危机干预的组织才逐渐从盲目走向成熟。那么心理咨询师为什么能在危机干预中扮演重要的角色,其专业性是如何体现又是如何得到保证的呢?

危机干预工作中需要专业人员的参与,而心理咨询师就是这样的专业队伍。他们不仅应具备该职业的基本素质,如道德素质、反省能力和诚实品质,而且还应具备特殊的专业素质,如生活经验、镇静心态、灵活性、充沛精力、快速反应能力和换位思考能力等。当然,除去日常专业训练所养成的各种素质以外,心理咨询师也要掌握有关心理危机干预技术,如关注、倾听、评估以及某些具体的危机干预措施。危机干预是借用简单心理治疗的手段,帮助当事人处理迫在眉睫的问题,恢复心理平衡,安全度过危机。干预的对象不一定是"患者",尽管大多数国家将此列为精神医学服务范围。干预的最低目标应是保护当事人,预防各种意外,故常动用各种社会资源,寻求社会支持。

当事人或求助者受到的常见心理冲击简括为以下 4 类:

(1) 财产、职业、躯体、爱情、地位、尊严等的丧失,例如亲人之故、失窃破产、失业下岗、受监禁或致残、失恋、离婚、事业及追求受挫等。

(2) 适应问题,包括新生入学、退伍、离休、动迁新居、初为人媳、移民等情况,多指对新的环境或状态时需要重新适应的心理应激。

(3) 矛盾冲突,面临各种急需做出决断的矛盾及长期的心理冲突等状况。例如弃学就商、商海沉浮、现实的趋俗与良心道德价值观的激烈冲突等,均可导致心理危机。

(4) 人际紧张,严重的或持续的人事纠纷极易陷入心理危机。

心理危机干预的常见方法技术有以下几类:

(1) 干预的方法可有电话危机干预、面谈危机干预及社区性危机干预等多种方式。干预技巧既有共性之处,也各有侧重。

(2) 电话危机干预比较方便、及时、经济且保密性强。但难度较大,因为互不见面,声音是获得信息、施行干预的唯一途径。治疗者的任务应迅速从音调、语气及简洁应答中判断求助者的心理状态。基本干预策略是先稳住对方的情绪,导其倾诉,晓之以理。

（3）面谈危机干预的基本方法为倾听、评价及干预。干预措施包括①调整认知；②改善应对技巧；③松弛训练；④充实生活内容；⑤扩大交往，建立支持系统。

（4）以社区为基础的危机干预，具体内容包括成立各种自助组织，及时识别高危人群（如抑郁悲观者、绝症患者、老人、残疾人及天灾人祸后的当事人等）。普及相关预防知识，在社区中宣传心理卫生知识，提高扶弱济困救危活动的公众意识，预防危机所产生的不良后果。

进行危机干预有以下原则：①迅速确定要干预的问题，强调以目前的问题为主，并立即采取相应措施。②必须有其家人或朋友参加危机干预。③鼓励自信，不要让当事者产生依赖心。④把心理危机作为心理问题处理，而不要作为疾病进行处理。

**参考文献**

［1］钱铭怡.心理咨询与心理治疗［M］.北京：北京大学出版社，2001.

［2］查尔斯·布伦纳.精神分析入门［M］.杨华渝，译.北京：北京出版社，2000.

［3］王伟.家庭治疗［M］.北京：人民卫生出版社，2011.

［4］Yalom I，Leszcz M.团体心理治疗：理论与实践［M］.5版.李敏，李鸣，译.北京：中国轻工业出版社，2010.

［5］田代信维，路英智，译.森田疗法入门：人生的学问［M］.北京：人民卫生出版社，2006.

［6］Case C.艺术治疗手册［M］.黄水婴，译.南京：南京出版社，2006.

［7］詹姆斯，吉利兰.危机干预策略［M］.5版.高申春，译.北京：高等教育出版社，2009.

［8］Beck J S.认知疗法：基础与应用［M］.翟书涛，译.北京：中国轻工业出版社，2001.

（王兰兰 陈维珺 仇剑鋆）

# 第十一章

## 医学心理学的研究方法

第一节 概　述

科学研究是指运用科学的方法,研究各种现象的客观规律、解决实际问题的活动过程,具有不同于一般人类探索活动的特征。科学研究之所以成效显著,是因为其运用了特殊的方法和程序。由于科学研究方法的运用,医学心理学作为一门科学得以不断发展、革新。

### 一、科学研究的特征

科学研究具有客观性、证伪性、重复性、系统性、开放性等特征。

#### (一) 客观性

研究者的个人观点可能使研究结果发生偏倚。当被试者知道自己正在受到观察,心理上必会受到影响并有意无意地改变自己的行为表现。为了尽可能地减少或消除可能误导结论的偏倚源头,我们通过实验设计或建立统计模型来将其排除。例如,在临床研究中,通常采取双盲法将患者分配到不同组别,并给予对照组安慰剂。同行评审也是提高研究客观性的一种方法。此外,如果在同一条件下,两个或两个以上研究人员进行独立研究所得结论一致,那么效度也就被进一步提高。

### （二）证伪性

科学研究总是在一定条件下进行，因此其得出的结论也在一定条件下才成立。超越了适当的范围，科学结论即有可能不成立。事实上，科学并不惧证伪，通过对原有理论的证伪研究，人们才逐渐找到有关理论、规律的真正的适用范围。

### （三）重复性

科学研究活动的过程和结果是可重复的，即不同研究者运用相同或类似的方法可以获得同样的结论。比如许多经典物理定律，都得到了大量重复研究的验证，这说明最初的研究具有可重复性，得出的结论是科学的。重复性是证实研究结果真实性和科学性的重要依据，不能重复就难以检验真伪。

### （四）系统性

科学研究是由一定的规则和结构组织起来的系统过程。一般过程如下：首先通过现有事实归纳出一定理论，根据该理论提出假设并进入研究过程，再对结果进行讨论与解释，提出新的结论和观点，对原有理论进行验证、补充、修正或重建。可见，科学研究始终在整体循环中不断发展进步。

### （五）开放性

科学研究具有开放性。研究者可以从不同的角度研究客观现象，采用的研究方法、过程和结果都是公开的。科学研究鼓励理性的质疑和辩论，例如，伽利略在哥白尼的"日心说"鼓舞下，向"地心说"发起挑战。此外，科学研究本身没有禁区，凡是能客观观测的事物都可纳入科学研究范畴。

## 二、医学心理学的研究过程

### （一）提出问题，明确目的，建立假设

通过对实践活动、理论、文献等的观察和总结产生疑问并提出问题，分析问题后明确研究目的，并根据已有的结论和原理对未知现象做出尝试性或假设性的推测，假设一般应尽可能简洁明了。

### （二）收集资料

研究中收集的资料应具备真实性、可靠性、完整性和可比性。可采用的方法包括观察法、调查法、个案研究、实验法、测验法等。无论使用什么研究方法，都应通过合理的设计，以减少偏差，使收集的资料尽可能客观。

### （三）检验假设

根据假设，采用适当的方法处理资料和数据进行检验。通常使用 SPSS 软件录入研究数据和统计分析，用统计表或统计图进行初步整理，随后通过数据分布特点选择合适的统计方法进一步深入研究。根据结果讨论假设是否成立。

### （四）得出结论

如果假设验证成功，就可能成为理论。如果反复不能得到证实，则假设不能成立。在研究过程合理的情况下，否定假设也是成功的研究，假设的否定可能会促发新思考，甚至产生新理论，也为后来者提供重要参考，避免重复错误。

## 三、科研伦理问题与科研不当行为

科研道德是指社会道德在科学研究活动中的特殊表现。伦理指人与人相处时应该遵循的道理和规则，西方的"伦理"一词源于希腊文 ethos，意为风尚、风俗等。科研伦理讨论的主要问题，是在科研过程中科研人员与研究对象以及科研人员之间应遵守的道德行为规范。上文曾提到科学研究没有禁区，但研究者在研究中的所有行为都不能回避伦理准则的约束。

### （一）医学心理学研究过程中的伦理学问题

#### 1. 被试者为人的研究

在研究中必须确保来参加研究的人即被试的权益不受侵犯，其中涉及许多伦理问题。《纽伦堡法典》(Nuremberg Code)是有关人体试验研究的第一部国际伦理法典，在此基础上诞生了《赫尔辛基宣言》(Helsinki Declaration)，进一步完善了以人体为研究对象的伦理准则，并被全球广为接受。1978年，"Belmont 原则"被提出，即著名的科研伦理三原则：尊重(respect for persons)、有利(beneficence)以及公正(justice)。

概括来说，被试者为人的研究的伦理规范主要包括知情同意、保密、欺骗以及事后解释。

（1）知情同意(informed consent)：研究者必须清楚地向被试描述研究程序、明确澄清研究的任何潜在风险，并解答被试对该研究的所有疑问，在研究之前还必须让被试明确知晓自己有随时退出研究的自由和权利，不可强迫被试完成研究，并避免被试产生退出研究会受到惩罚的误会。被试者则被要求在研究中不进行欺骗等欺诈行为，以恰当的行为方式做出反应，如被试应该听清或看清指导语并按研究者的要求完成任务。对于知情同意，美国心理学会(American Psychological Association，APA)有明确的伦理标准，一般研究者和被试之间会签署书面的知情同意书。

（2）保密：研究者应对被试资料保密，这是研究者的基本义务和责任。因此，在研究开始时，研究者就应该明确告诉被试可能接触其资料的人员范围，并确保其他人不能随意接触这些资料，同时还应该采取措施保护被试的隐私，比如使用代码或缩写指代被试，在研究结束后的规定时间内消除敏感信息等。但对于被试存在的心理问题、犯罪行为等情况，应根据实际情况向相关部门反映。

（3）欺骗(deception)：医学心理学研究中的欺骗指研究者故意隐瞒真实信息

或者有意误导被试对实验的理解及认知。除非研究者可以证明该研究有重大科学、教育等意义,否则就是不被允许的。若研究会给被试带来生理或心理痛苦甚至不良后果,则不得欺骗被试。研究者应尽早向被试解释欺骗为研究所需,时间不可迟于数据整理。若被试不同意,则可收回数据。

(4)事后解释:实验结束后,研究者应提供机会让被试了解研究的性质、结果及结论等信息,并采取合理措施来纠正被试可能会有的错误观念;当意识到研究程序会伤害被试时,应采取合理步骤使伤害最小化;如果出于对科学或人道价值的考虑需推迟或取消事后解释,也应该采取措施以降低危害的风险。

2. 以动物为被试的研究

心理研究同样会使用动物作为被试,使用动物被试的研究伦理问题虽不像使用人类被试那样敏感和复杂,但是动物的权益还是应该受到保护。研究对动物的使用应该是必要、恰当的,并且受到道德约束,不能虐待动物,即使需结束动物的生命,也应使痛苦最小化。

**(二) 报告研究结果过程中的伦理问题**

科学研究本身是为了探索真相、追求真知,欺诈行为和不实报告必然有害于科学,并对人们造成误导,因此研究者们必须讲究诚信。在科研结果的报告过程中存在的伦理问题一般如下:

1. 欺诈

科研数据的真实性对任何学科发展都至关重要。数据篡改表现多样,例如未经实验而捏造数据、修改已获取的数据和编造缺失数据。错误的数据会给科学带来不良后果。

2. 抄袭、剽窃

抄袭是指在以自己名义发表的论著或其他学术论文中,窃取他人研究成果或照搬他人学术思想和语言。引用第二手材料时,不标明出处也会产生学术剽窃。因此,在论文或报告的表述中,应当注意文献引用的使用。

## 第二节 | 实验研究设计

## 一、概述

研究设计(research design)指实施研究工作的计划和安排,没有科学、合理的设计,就有可能影响研究进程其至研究结论的可靠性和科学性。

## 二、研究设计的程序

### （一）明确研究目标和研究类型

1. 明确研究目标

明确科学研究的目标,有利于形成一个完善的研究计划,其讨论内容包含:研究的主要问题、研究该问题的意义、如何达成预期结果。

2. 明确研究类型

根据研究的选题及前期的文献阅读和总结,确定具体的研究类型。

（1）根据研究目的分类:可分为基础研究与应用研究。基础研究（basic research）是以探寻心理与行为现象的本质特征及其规律为主要目标的研究。应用研究（applied research）是以提出某些心理与行为问题的具体解决方案、对策为主要目的的研究。前者往往着眼于对一些理论假设的检验,后者则是将某种较成熟的理论技术化、操作化以解决一些实际问题。

（2）流行病学研究方法的分类:可分为描述性研究与分析性研究。描述性研究（descriptive study）包括病例报告、病例分析和横断面研究等,不设对照组,对疾病或临床事件的各种特征进行描述,并进一步分析和总结,为临床研究的深入阶段提供线索。描述性研究是临床研究的初步阶段,但研究的结论不能反映普遍、真实的结果,科学性和论证强度相对较差。分析性研究（analytic study）包括观察性研究（observational studies）和临床试验（clinical trials）,将研究对象分为研究组和对照组,根据两组资料进行分析比较,使结论具有一定的科学性。其中,观察性研究进一步分为病例对照研究和队列研究,而临床试验可以进一步分为随机对照试验、自身前后对照试验和交叉试验等。分析性研究是临床研究的深入阶段,科学性和论证强度较描述性研究高。

（3）根据研究性质分类:可分为定量研究和定性研究。定量研究（quantitative research）是指在非自然情景下,根据既定的研究程序进行客观研究,以试图寻找与个体主观状态分离的客观事实与行为原因。自然科学大多采用这种研究模式。定性研究（qualitative research）是社会科学研究常用的研究模式。在此需提及质性研究,质性研究和定性研究的英文都为"qualitative research",但有学者认为二者有不同之处,定性研究可能是相对定量研究而言,定义较宽泛,质性研究则是一种更为系统的研究方法,本文也采纳了这一观点,将会在下文对质性研究作单独介绍。

（4）根据变量间的关系分类:可分为相关研究和因果关系研究。相关研究（correlational research）用于探讨变量之间的关系,并据此对研究对象的特征或行为做出解释或预测。要注意,相关研究只能说明变量间是否相关,并不能说明这种相关是否有因果关系。因果关系(causal research)研究是指通过有计划地操纵某个或某些因素,观察、测量某个或某些变量的变化,揭示两者是否存在稳定的共变关系,以确定两者是否存在因果关系。

(5)其他分类:个案研究与样本研究;实验研究与现场研究;发展研究(纵向研究、横向研究、聚合交叉研究);跨文化或跨背景研究。

**(二)选择研究对象**

医学心理学研究总是针对某个特定群体进行的,例如强迫性障碍患者的人格特征、学龄前儿童的心理特点等。但是事实上我们不可能真的对所有强迫性障碍患者或所有学龄前儿童进行研究,因此在确定研究对象后,如何选取有代表性的样本成为关键。

1. 样本(sample)

样本是根据科学的抽样方法从总体中抽取一定数量的个体,构成能够代表总体的集合。所谓有代表性,是指有统计学意义上的代表性,通常采用随机取样的方法从总体选取样本。

2. 抽样的基本方法

(1)非限制性随机抽样(non-restrictive random sampling):即简单随机抽样,使用该方法时,总体中每个个体应有独立的等概率被抽取的可能,最能体现随机化原则。具体方法有抽签法和随机数字表法。使用非限制性随机抽样法时,应尽量多地抽取个体数目,以符合大样本要求,同时应保证总体中各单位被研究的主要标识的同质性。该方法的缺点在于,当总体数量庞大时,操作困难。

(2)限制性随机抽样(restrictive random sampling):对随机抽加以限制条件,以方便抽样。一般有以下3类:①系统随机抽样(system random sampling)。此方法可以均匀地在总体范围中有系统地抽取样本,比简单随机抽样更为精确。例如,要从200名学生中抽取40人,可将这些人随机编为1~200号,然后按序号分为40组,每组5人,抽取每组中心位置的编号,如3号,8号,13号,以此类推,即可组成样本。注意,如果总体中各单位有周期性循环变化时,该方法可导致系统误差,不宜使用。②分层随机抽样(stratified random sampling)。将总体分成若干层,随后从各层中独立、随机地选取样本。分层的方法很多,如按性别分,按年龄段分等。③整体随机抽样(cluster random sampling)。也称聚类抽样法,即把总体中各单位按某种标准分为若干个群,从中随机抽取若干群作为样本。例如,要调查全国大学生心理健康水平,可先将全国城市按方位划分为5个区域即5个群,再从各个群中随机抽取若干城市作为样本。

(3)非随机抽样(non-probability sampling):有时由于研究条件的限制或其他原因,不能运用随机抽样法,仅能从总体中选择具有代表性的个体,或者根据主观判断抽取样本,即为非随机抽样,包括判断抽样、定额抽样、简便抽样三种方法。非随机抽样带有极大随意性,故易产生偏移,较难保证研究质量。

(4) 系列样本:根据计算的样本量,可依照患者的就诊顺序纳入合格的样本,一般不得随意更改顺序,此方法在所需样本量不大或符合标准的研究对象数量稀少时使用。

### (三) 确定研究变量,选定观测指标

研究变量的选择非常重要,对其做出恰当的操作定义也是必不可少的环节。所谓变量的操作定义,是指说明观察或测量被定义变量所要做的实际活动。恰当的操作定义有利于研究者思考的具体化和明晰化,避免理解偏差。

为了观察或测量研究变量的具体特性,一般会使用具体观测指标。观测指标必须是可观察、可记录、可测量的。在研究过程中,往往可以使用多个指标观测一个研究变量。

心理变量的常用指标可分为:行为指标,如速度、频率、持续时间、正确率、强度等;生理指标,如肌电、脑电、生化指标、脑影像等;自我报告,如自陈式量表得分、被试的口头报告等。

### (四) 选择研究工具

研究者应当根据研究目的、研究对象的特点,选用或制作最合适的研究工具。医学心理学的研究工具主要有心理测验工具、实验仪器和设备。

1. 心理测验工具

心理测验工具数量庞大,需要研究者仔细查找、选择。一般可通过文献检索找到围绕该主题的已发表研究,继而发现其中使用的测验工具及其具体介绍、使用方法等,最终通过反复考量比对缩小范围确定工具,并通过正规渠道获取工具、申请其使用权等。

2. 实验仪器和设备

根据实验设计和具体观测指标选择稳定、客观性强、精度高的实验仪器和设备。仪器设备的水平在一定程度上影响着研究水平的高低。除了运用已有的仪器,研究者也可以自行开发一些高水平的研究仪器设备。

### (五) 明确研究操作流程

为了使研究者更好地观测研究数据,必须制定详细的操作流程。首先,要熟悉所有选用的仪器设备以及心理测验工具的使用方法、注意事项等,并学会熟练操作;其次,要明确操作研究变量的具体方法;再次,对于给予研究对象的指导语也需要提前拟定,包括任务内容、具体操作方法等。此外,对于研究过程中的无关变量,应有明确的控制方法,研究环境也需确定。

### （六）选择统计方法

每种统计方法都有特定的假设前提和适用范围,在进行数据分析时,必须根据研究目的和数据特点选择适当的统计方法。研究目的不同,对统计方法的要求也不同。例如,描述性研究的研究目的是对研究对象进行识别或判定,可采用描述性统计分析方法。而对于探寻变量间是否存在某种关系的研究,控制变量、建立因果关系模型等统计分析方法都会使用到。根据研究资料的性质也需选择不同的统计分析方法。例如变量个数、数据分布、资料收集方法等,均需考虑在内。

值得一提的是 meta 分析(meta-analysis),指对多个同类原始研究结果的整合统计分析。其基本原理是对多个独立研究的结果数据进行加权平均,从而得到一个综合结果,具有较好的客观性和科学性,正越来越被广泛使用。

### （七）研究误差

在医学心理学研究中,研究误差可分为抽样误差以及无关变量造成的误差。

抽样误差指样本的统计值和相应总体参数之间可能存在的差异。由于研究对象往往是从总体中抽取出的单位构成的样本,抽样误差往往难以完全避免,但研究者应该做到尽量减少误差,使其维持在研究允许的范围内。总体的标识变异度越小,抽样误差也越小,因此分层随机抽样经常被使用。一般而言,在其他因素相同的情况下,样本数越小,抽样误差越大,因此在兼顾研究成本和可行性的情况下,应尽可能多抽取一些单位。另外,抽样时,研究者应该了解不同抽样方法的适用范围和局限性,从而选择适当的抽样方法。

无关变量指除了研究规定的自变量,一切能够影响结果的变量,可导致系统误差和随机误差。系统误差是由恒定、规律的无关变量引起的,稳定存在于每一次测量中,其影响结果的准确性而不是一致性,常使用平衡法抵消。随机误差是由偶然的无关变量引起的,同时影响结果的一致性和准确性,且难以控制,一般通过增加样本量和测量次数控制。

## 第三节 | 医学心理学常用的研究方法

## 一、概述

在本节中,我们将重点介绍临床研究的常用方法,如横断面研究、病例对照研究、队列研究、临床试验等定量研究。此外,前文曾提及的质性研究以往主要在社会科学和心理学研究中被采用,但目前有越来越多的医学心理学研究亦采用了质性研究来分析疾病的心理社会学因素,本节也将对其进行简单介绍。

## 二、临床研究的常用方法

### （一）横断面研究

1. 概念和特点

横断面研究（cross-sectional study），又称为现况研究或现患率研究，通常归于描述性研究范围内，是在某一时点或在一个短暂时间内（如 1 天、1 周或 1 月）对某一人群中有关疾病或临床事件的患病（或发生）状况及其影响因素进行调查分析。横断面研究是描述性研究中最为常用的方法，与病例报告和病例分析等其他描述性研究相比，其研究设计相对严密，需要计算样本量，在选择研究对象、抽样方法、影响因素的调查及结果分析等方面均更为规范，因此科学性较其他描述性研究强。比如，患病率、实验室指标阳性率、治疗疾病有效率的研究等。值得注意的是，横断面研究强调在一个短暂时间内完成调查，若时间跨度较大，可能会带来调查结果分析和解释的困难。另外，所调查的疾病或临床事件的患病（或发生）状况与有关影响因素是同时存在的，因此横断面研究仅提供病因线索，不能做因果关系判断。

2. 类型和优缺点

横断面研究可以分为普查和抽样调查。普查是对选定的研究人群的所有对象都进行调查，以了解某种疾病或临床事件的患病率及其影响因素状况。抽样调查则是在选定的研究人群中随机抽取有代表性的一部分人作为样本人群进行调查。普查和抽样调查各有优缺点。普查能提供疾病分布情况或病因线索，但工作量大和成本高，不适合患病率很低的疾病。抽样调查节省工作量和成本，适用于调查患病率较高的疾病，但研究过程比较复杂，重复遗漏等不易被发现，不适用于调查变异较大的资料。

### （二）病例对照研究

1. 概念

病例对照研究（case-control studies）是属于分析性研究中的一种观察性研究方法，其基本原理是选择现在确诊的患有拟研究疾病的人群作为病例组，选择不患有该疾病但具有可比性的人群作为对照组，通过询问、检查等收集既往各种可能的危险因素暴露史，测量并比较两组暴露比例的差异，以研究暴露因素与疾病的关系。假如病例组的某种危险因素的暴露比例与对照组的差别有统计学意义，则认为该因素与疾病之间存在统计学的关联。这是临床研究中常用的方法，具有一定的科学价值。例如，C 型行为与癌症的关系、英国的早年父母丧亡与抑郁症关系的研究等。

病例对照研究的要素包括病例、对照和暴露。病例是指目前确诊的，包括新发病例、现患病例和死亡病例。对照是指不患有拟研究疾病的，一方面要与病例有可比性,另一方面要代表产生病例的人群。暴露是指曾经接触过外部环境中某种因素(物理、化学、生物等)或机体本身具备的某种特征(生物、心理、社会等)。

2. 特点

(1)非随机化分组:病例组和对照组并不是随机化分配而成的两组,而是根据有无拟研究的疾病来分组的。

(2)观察性研究:研究者收集病例组和对照组既往各种可能的危险因素暴露史,但不给予任何干预措施。

(3)回顾性研究:病例组和对照组的暴露情况,包括各种可能的危险因素,是由研究者从现在对过去的回顾而获得的。

(4)由"果"至"因"的研究:在研究过程中,先有了疾病再去调查暴露情况,通过比较两组暴露比例的差异,以研究暴露危险因素与疾病的关系。这属于统计学上的关联,难以证实因果关系,只能推测暴露与疾病是否有关联以及关联程度的大小。

3. 类型

(1)成组病例对照研究:也称为病例与对照不匹配,即在病例和对照人群中分别抽取一定数量的研究对象,组成病例组和对照组。一般对照组的例数应等于或多于病例组的例数,无其他特别限制与规定。

(2)配比病例对照研究:又称为病例与对照匹配,即要求对照在某些因素或特征上与病例保持一致,以排除配比因素的干扰,提高研究效率。例如,以受教育年限作为配比因素,在比较病例组和对照组的某些危险因素暴露比例时,就可以避免由于两组之间受教育年限构成的差别对于研究暴露与疾病关系的影响。但要注意的是,把不必要的或过多的项目作为配比因素所造成的配比过度,会丢失信息和增加工作难度,导致研究效率降低。配比病例对照研究还可以分为成组配比和个体配比两种情况。成组配比是指配对因素在病例组与对照组所占的比例一致,比如病例组的性别比例是男女各半,对照组也是同样的性别比例。个体配比是指以病例与对照的个体为单位进行配比,进行 $1 : 1$ 匹配时称为配对,进行 $1 : 2$、$1 : 3$、$1 : 4$ 等匹配时直接称配比。

4. 基本的分析方法

病例对照研究的基本分析方法是比较病例组与对照组的暴露比例,检验两组暴露比例的差异是否有统计学意义,若两组差别有统计学意义,说明该暴露因素与疾病有关联。正如表 11-1 所示,病例组的曾暴露率为 a/(a+c),对照组的曾暴露率为 b/(b+d),可用四格表卡方检验或修正卡方检验来比较两个比值的差异有无统计学意义。

**表 11 - 1　病例对照研究资料整理表**

| 暴露史或特征 | 病例组 | 对照组 | 合计 |
|---|---|---|---|
| 有 | a | b | a＋b |
| 无 | c | d | c＋d |
| 合计 | a＋c | b＋d | a＋b＋c＋d |

计算暴露的比值比(odds ratio，OR)，可进一步估计暴露因素与疾病的关联强度。比值(odds)是指某事物发生的概率与不发生的概率之比。当 OR＝1 时，说明暴露因素与疾病无关联；当 OR＜1 时，说明病例组的暴露率低于对照组的，暴露使疾病的危险度减少，即暴露有保护作用；当 OR＞1 时，说明病例组的暴露率高于对照组的，暴露使疾病的危险度增加，即暴露是疾病的危险因素，且数值越大，暴露因素与疾病的关联越密切。OR 值的 95％ CI 计算除了有助于估计变异范围的大小外，还有助于检验 OR 值的判断意义，如区间跨越度越大，则判断暴露因素与疾病关联强度的作用就越小。

5. 用途和优缺点

病例对照研究可用于探索疾病的可疑危险因素，在描述性研究的基础上检验病因假说，并为队列研究等提供进一步研究的病因线索。它的优点是所需样本较少，适用于罕见病；可在短期内得到结果，节省人力物力；在一次调查中可以同时获得多个因素与一种疾病的关系；采用回顾性方式，适用于长潜伏期疾病。病例对照研究的缺点是容易受到各种偏倚的影响，影响分析结果的正确性，比如选择病例组和对照组所带来的选择偏倚、回忆既往某些暴露史的信息时所带来的回忆偏倚以及较难控制的混杂偏倚；不能计算发病率、死亡率，故不能直接分析相对危险度和证实暴露危险因素与疾病的因果关系，只能通过计算比值比来估计。

(三) 队列研究

1. 概念

队列研究(cohort studies)也是属于分析性研究中的一种观察性研究方法，其基本原理是把一群研究对象按是否暴露于某种因素，或按不同的暴露程度进行分组，追踪其各自的发展结局，测量和比较不同队列之间所研究疾病的发生率(发病率或死亡率)的差异，以研究暴露因素与疾病之间有无因果关系以及关系的大小。例如，精神分裂症高危儿童的队列研究，以父母是否患有该疾病分成暴露组(研究组)和非暴露组(对照组)，用来明确遗传因素是否为精神分裂症的病因。之后，每半年或一年定期进行一次访谈和检查，随访一段时间(比如 20 年)，再比较两组的发病率。

病例对照研究的要素包括队列和暴露。队列泛指暴露于某种因素、具有共同特征的一群人。而暴露的概念与病例对照研究相似，是指接触外部环境中某种因素或机体本身具备的某种特征。

2. 特点

（1）非随机化分组：研究组和对照组并不是随机化分配的两组，而是根据是否暴露于某种因素，或按不同的暴露程度进行分组。

（2）观察性研究：暴露不是人为给予的，而是客观存在，并且不给予任何干预措施。

（3）前瞻性研究：研究过程是在已知研究组和对照组是否暴露于某因素之后，随访追踪不同队列的发展结局。

（4）由"因"至"果"的研究：由于研究是前瞻性的，疾病是发生在事先确定的暴露组中，因此能准确地估计人群发病的危险程度。

3. 类型

（1）历史性队列研究：研究工作是现在开始的，研究对象的确定和分组是根据历史资料中的暴露情况而决定，研究结局在研究开始时已经发生。历史队列研究时间短，节省人力、物力，出结果快，但暴露和结局信息的真实性和完整性受历史资料的局限。

（2）前瞻性队列研究：是队列研究的基本形式，研究对象的确定和分组是根据研究开始时获得的现实资料中的暴露情况而决定，研究结局需随访观察一段时间才能得到。前瞻性队列研究直接获得暴露和结局信息，结果受偏倚影响较小，但如果疾病的潜伏期长，需要观察的时间长，则使研究的可行性降低。

（3）双向性队列研究：在历史性队列研究完成之后，继续前瞻性队列研究，发挥了上述两种研究的优点，在一定程度上弥补了各自的缺点。

4. 基本的分析方法

队列研究能直接计算暴露组和非暴露组的发病率、死亡率，并对组间率的差异进行统计学检验，若差别有统计学意义则进一步确定暴露因素与疾病的关联强度。

相对危险度（relative risk，RR），又称危险比（risk ratio，RR），是暴露组的发生率（发病率或死亡率）和非暴露组的比值，可以用来反映暴露因素与疾病的关联强度。如表 11-2 所示，$RR = (a/(a+b))/(c/(c+d))$。如果结局事件是不良事件（如发病、死亡），且 $RR < 1$，说明暴露因素与疾病有"负"的关联，暴露越多，疾病越少，具有保护意义；如果 $RR > 1$，则说明暴露不但没有降低不良事件的发生，反而增加了不良事件的发生，是致病的危险因素；如果 $RR = 1$，说明暴露因素与疾病无关联。

表 11-2　队列研究资料整理表

| 是否暴露 | 结局指标 | |
| --- | --- | --- |
| | 阳性结果 | 阴性结果 |
| 暴露组 | a | b |
| 非暴露组 | c | d |

5. 用途和优缺点

队列研究的主要用途是深入检验一个或多个病因假设,随访追踪疾病的自然过程。它的优点在于较适用于常见病;在疾病发生前按是否暴露于某因素分组,由"因"至"果"的前瞻性观察,所以资料偏倚较小,论证因果关系能力较强;可计算暴露组和非暴露组的发病率、死亡率,直接分析相对危险度来反映暴露因素与疾病的关联强度;一次调查可观察多种结局;还可把暴露因素的作用分成等级,便于计算"量效关系"。队列研究的缺点是不适用于发病率很低的疾病;观察时间长,不易收集到完整可靠的资料;实施复杂,费用高,不能很快出成果;暴露组和非暴露组分配没有按照随机原则,容易出现选择性偏倚。

**(四) 临床试验**

1. 概念

临床试验是以患者为研究对象,可按照随机分配的原则分为试验组和对照组,以某种干预措施为研究内容,对临床治疗进行评价的方法。临床试验的目的是通过研究,如何科学有效地降低患者的致残率、病死率以及提高好转率、治愈率等。

临床试验的要素包括研究对象、干预措施和疗效判断。研究对象必须是确切的病例。选择研究对象时需注意是必须设定统一和明确的入组标准和排除标准,并严格遵守,以保证结果的可比性;基于伦理学,研究对象应得益于试验,对施加的干预措施易出现不良反应的患者应从研究对象中排除;研究对象能配合研究,依从性好。干预措施包括药物治疗、心理治疗或物理治疗等。研究前应明确规定,试验预期结果的判断指标作为评价干预措施的客观标准,比如精神心理症状量表评分的减分率等。

2. 常用的临床试验研究方法

(1) 随机对照试验(randomized controlled trial,RCT):是指按随机分配方法,将符合要求的研究对象分为试验组和对照组,给予相应的试验干预措施和对照措施,在一致的条件下或者环境里,同步地进行前瞻性观察,并用客观指标,测量和评价试验组和对照组转归、结局的差异和效果的临床试验。其设计模式图如图 11-1 所示。目前,随机对照试验已经被公认为临床治疗试验的金标准方法。它是一种前瞻性和试验性研究,是检验假设最有力的方法;有严格的入组和排除标准,对结果易于解释;有统一的结果判定标准,保证结果的真实性;重复性好,研究结果可靠。尽管随机对照研究设计严谨,但研究结果仍然受到样本大小、研究对象的病情特征等多种因素的影响;由于研究对象的选择较为严格,也限制了应用;费时、费力,推广效度低;如果对照组的患者没有得到应有的治疗或接受的是安慰剂,可能存在伦理学问题。

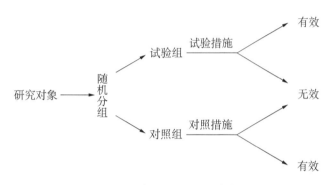

图 11-1　随机对照试验设计模式

（2）自身前后对照试验（before-after study）：实质上是自身对照试验,研究对象不分组,将试验分为前后两个阶段。第一阶段采用传统疗法或安慰剂,第二阶段为采用新疗法的试验阶段,两个阶段之间设置一段洗脱期（比如,体内的药物完全排泄所经历的间歇期）。该临床试验的优点是每个患者都有接受新疗法的机会,患者和医生更易于接受;不另设对照,节省样本,外部推广效度好。自身前后对照试验的缺点是适用范围窄,只适用于某些慢性疾病,但不适用于病情波动大的慢性疾病。

（3）交叉试验（cross-over design，COD）：是随机对照研究的一种特殊类型,将研究对象随机分为两组,在第一阶段,先将其中一组作为试验组,另一组作为对照组,治疗结束后经过洗脱期;在第二阶段,两组互换,即原来的试验组改为对照组,原来的对照组改为试验组,最后统一评价试验干预措施的效果。其设计模式图如图 11-2 所示。该临床试验的优点是试验设计不仅有组间对照,还有自身前后对照,从而降低了两组的变异度,提高了观察效率;节省样本。交叉试验的缺点是应用病种范围局限,不适合需要巩固维持治疗的疾病和急性病;试验周期长,易受内外多种因素（比如,患者无法坚持、研究对象治愈或死亡等状态）的影响。

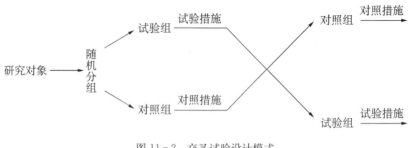

图 11-2 交叉试验设计模式

**（五）质性研究**

**1. 概念**

质性研究（qualitative research）至今没有公认和明确的定义。引用国内质性研究权威陈向明的观点，"质性研究是以研究者本人作为研究工具，在自然情境下，使用多种资料收集方法，对社会现象进行整体性探究，使用归纳法分析、形成理论，通过与研究对象进行互动，对其行为和意义构建获得解释性理解的一种活动"。本节内容仅对质性研究作一简单介绍。

**2. 质性研究的主要特点**

（1）自然主义：质性研究必须在自然情境下进行，其获得的研究结果更适合以文字形式呈现，因此质性研究报告多用文字、图片等表达，即使采用数据分析，也是为了描述社会现象，而不是对数据本身进行相关分析，这一点不同于之前所述的其他研究。

（2）解释性理解：研究者需要通过自己的亲身体验，对研究对象的生活故事和意义建构出解释。

（3）质性研究过程是演化发展的：质性研究过程中，研究者和被研究者双方都可能改变，收集资料、分析资料的方法可能改变，构建理论的方式也可能改变。

（4）归纳法的使用：研究者切身投入实时发生的事情中，了解各方面的情况，扩大对研究问题的理解，对相关人或事进行描述解释，最终将研究对象的故事和意义解释组合为一个完整故事。归纳法的应用使得质性研究的资料收集与分析同时进行，并且以缜密的细节表现来呈现资料，研究结果往往只适用于特定的情境和条件，不能推论到样本以外的范围。

（5）重视研究关系：质性研究中，研究者不可能脱离研究对象进行研究，正是由于双方的互动，研究者才能对对方进行观察和探究。

**3. 质性研究设计概述**

与其他研究方法相比，设计在质性研究中的地位非常特殊，即必不可少而且必须灵活。传统的研究设计模式一般为线性结构,即按照一定的前后顺序逐步进行研究。质性研究的各个部分并非线性关系,而是循环往复又不断演进的过程。研究者在研究过程中可以根据情况对原先设计的方案进行修改。

质性研究设计中,选择何种研究范式至关重要。范式指非常概括的关于世界本质的哲学式假设以及我们如何理解它,是同一领域的研究公认的一些假设。哲学的不同流派,如实证主义、结构主义、现实主义等就是范式的例子。阐释主义、批判理论等是更为具体的范式举例。

4. 质性研究在心理学中的应用

质性研究被运用于各种社会科学领域中,在心理学方面,如性格形成、生态心理学等都有对质性研究的运用。

生态心理学家主要使用描述的方法,通过对个体行为的具体描述发现其规律。例如,在自然环境下(如学校)观察某个学生一天的行为,并用平实的语言记录其行为中有目的取向的行为。被观察者往往不知道自己被观察,观察者应尽量使被观察对象自然地表现自己。

**参考文献**

[1] 王组承,方贻儒. 精神病学[M]. 上海:上海科技教育出版社,2011.

[2] 王家良. 临床流行病学[M]. 4版. 上海:上海科学技术出版社,2014.

[3] 姜乾金. 医学心理学[M]. 2版. 北京:人民卫生出版社,2010.

[4] 李功迎. 心理科学研究方法[M]. 2版. 北京:人民卫生出版社,2013.

[5] 陈向明. 质的研究方法与社会科学研究[M]. 北京:教育科学出版社,2000.

[6] Maxwell J A. 质性研究设计[M]. 北京:中国轻工业出版社,2008.

(李春波 范 青 陆 茜)